Edible Chinese Medicine
and Biological Activity

食药物质
及其生物活性

刘玮炜 刘 强 苏子钦 著

U0194406

化学工业出版社
·北京·

内容简介

食药物质本质为可食用的中药材，具有食药两用性，与大多数中药一样，它是由多成分组成的复杂体系，对人体的作用是由其所含有的成分决定的，其含有的成分是产生药效的物质基础。《食药物质及其生物活性》总结了食药物质的基本性状、有效成分及生物活性，一方面对其质量标准的科学制定、作用机制阐明、安全科学地使用具有非常重要的意义，另一方面可为创制安全有效的复方和剂型，开拓药理学、治疗学新视野提供有力支撑。

本书可供食品、中医药医疗和科研机构，高等院校以及有关食品、保健品等生产加工企业或健康服务及管理机构等相关方面的专业人士参考阅读。

图书在版编目（CIP）数据

食药物质及其生物活性/刘玮炜，刘强，苏子钦
著．—北京：化学工业出版社，2024.8
ISBN 978-7-122-45679-3

Ⅰ．①食…　Ⅱ．①刘…②刘…③苏…　Ⅲ．①食物
疗法　Ⅳ．①R247.1

中国国家版本馆CIP数据核字（2024）第099060号

责任编辑：李建丽　　　　　　　文字编辑：李宁馨　刘洋洋
责任校对：李雨晴　　　　　　　装帧设计：张　辉

出版发行：化学工业出版社
　　　　　（北京市东城区青年湖南街13号　邮政编码100011）
印　　装：大厂聚鑫印刷有限责任公司
710mm×1000mm　1/16　印张26¾　字数473千字
2024年8月北京第1版第1次印刷

购书咨询：010-64518888　　　　售后服务：010-64518899
网　　址：http://www.cip.com.cn
凡购买本书，如有缺损质量问题，本社销售中心负责调换。

定　　价：135.00元　　　　　　　　版权所有　违者必究

前言
PREFACE

食药物质本质为可食用的中药材，具有食药两用性，与大多数中药一样，它是由多成分组成的复杂体系，对人体的作用是由其所含有的成分决定的，所含成分是产生药效的物质基础。研究食药物质有效成分及其生物活性，一方面对其质量标准的科学制定、作用机制阐明、安全科学地使用具有非常重要的意义，另一方面可为创制安全有效的复方和剂型，开拓药理学、治疗学新视野提供有力支撑。

作者课题组在对大量文献调研的基础上，研究了二十多种食药物质，十几种可用于保健食品的中药的生物活性。本书总结了食药物质的基本性状、有效成分及生物活性，按照食药物质名称汉语拼音字母顺序进行编排，参考文献在本书最后，中文文献按作者人名汉语拼音顺序排列，英文文献按照作者人名英文字母顺序排列。

本书主要由刘玮炜撰写，江苏海洋大学药学院刘强、张建龙、胡继亮、周庆梅、栾佳宝、梁馨文及南京师范大学泰州学院苏子钦参与撰写。作者课题组实验项目的开展得到江苏省优势学科、江苏省苏北科技发展计划及各基金项目的支持，实验主要由邵仲柏、陈超、苏子欣、梁馨文、胡继亮、张建龙、刘强、陈永康、戴月斌、程龙等参与完成，中药图片由北京同仁堂有限公司拍摄提供，在此一并表示最诚挚的谢意。感谢使用本书的广大读者！

由于作者水平有限，书中难免存在不足，恳请广大读者提出宝贵意见并给予批评指正。

刘玮炜

江苏省海洋药用资源开发工程研究中心

2024年2月

目录
CONTENTS

绪 论

　　我国传统医学认为许多食物也是药物（简称食药物质），食药物质和药物一样能够防治疾病。唐朝时期的《黄帝内经太素》一书曾写道："空腹食之为食物，患者食之为药物。"它是人们在长期实践中对药物和食物关系的认识和概括，并在传统医药理论指导下应用到日常生活，药物和食物中代谢产物类型及比例的差异使得两者的性味及功效有异，进而使得食物侧重于养生、药物多用于治病，食药物质本质为可食用中药材，具有食药两用性。根据《食品安全法》，按照传统既是食品又是中药材的物质目录由国务院卫生行政部门会同国务院食品安全监督管理部门制定、公布。除了安全性评价证明其安全之外，还要符合中药材资源保护、野生动植物保护、生态保护等相关法律法规规定（对十三届全国人大四次会议第5928号、5929号建议的答复）。生产经营的食品中不得添加药品，但是可以添加按照传统既是食品又是中药材的物质（以下简称食药物质）。2021年11月10日，国家卫生健康委会同市场监管总局制定《按照传统既是食品又是中药材的物质目录管理规定》，清晰界定食药物质范围，对食药物质实施地方、国家两级安全性评价制度，并对食药物质目录实施动态管理（国卫食品发〔2021〕36号）。

　　现纳入目录的有：2002年公示的丁香、八角茴香、刀豆、小茴香、小蓟、山药、山楂、马齿苋、乌梢蛇、乌梅、木瓜、火麻仁、代代花、玉竹、甘草、白芷、白果、白扁豆、白扁豆花、龙眼肉（桂圆）、决明子、百合、肉豆蔻、肉桂、余甘子、佛手、杏仁（甜、苦）、沙棘、牡蛎、芡实、花椒、赤小豆、阿胶、鸡内金、麦芽、昆布、枣（大枣、酸枣、黑枣）、罗汉果、郁李仁、金银花、青果、鱼腥草、姜（生姜、干姜）、枳椇子、枸杞子、栀子、砂仁、胖大海、茯苓、香橼、香薷、桃仁、桑叶、桑椹、橘红、桔梗、益智仁、荷叶、莱菔子、莲子、高良姜、淡竹叶、淡豆豉、菊花、菊苣、黄芥子、黄精、紫苏、紫苏籽、葛根、黑芝麻、黑胡椒、槐米、槐花、蒲公英、蜂蜜、榧子、酸枣仁、鲜白茅根、鲜芦根、蝮蛇、橘皮、薄荷、薏苡仁、薤白、覆盆子、藿香87种（卫法监发〔2002〕51号），2010年增加玫瑰花（重瓣红玫瑰）、凉粉草（仙草）、夏枯草、布渣叶（破布叶）、鸡蛋花等5种（食品安全标准与监测评估司2010年第3号公告），2019年将当归、山奈、西红花、草果、姜黄、荜茇等6种物质纳入按照传统既是食品又是中药材的物质目录管理，仅作为香辛料和调味品使用（食品安全标准与监测评估司2019年第8号公告），2023年（食品安全标准与监测评估司2023年第9号公告）将党参、肉苁蓉（荒漠）、铁皮石斛、西洋参、黄芪、灵芝、山茱萸、天麻、杜仲叶等9种物质纳入按照传统既是食品又是中药材的物质目录。

随着经济发展和社会进步，追求健康已经成为人们生活的重要组成部分。《"健康中国2030"规划纲要》提出了"人民身体素质明显增强，2030年人均预期寿命达到79.0岁，人均健康预期寿命显著提高""全民健康素养大幅提高，健康生活方式得到全面普及"的目标。长期以来，特别是新冠肺炎疫情暴发以来，中药彰显特色优势，在救治患者中发挥了重要作用，其所展现出的疗效得到全社会的高度认可和关注，全球几十个国家和地区与我国签订了中医药合作协议，中医药的国际影响力正逐步提高。食药物质作为食品，有长期食用的安全性，无副作用；作为药品，一定程度上有普通中药一样的治疗疾病作用，能够满足长期服用安全且具有疗效的要求。其必将成为一种提高全民身体健康素质的重要物质，服务于"健康中国"，在国际市场上势必会得到进一步认可和发展。与大多数中药一样，食药物质是由多成分组成的复杂体系，其对人体的作用是由其所含有的成分决定的，是产生药效的物质基础。

八角茴香

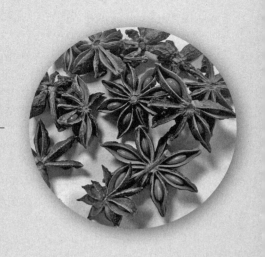

概述

　　八角茴香（ANISI STELLATI FRUCTUS）又名八角、大茴香、舶上茴香、八角珠等，为木兰科植物八角茴香（*Illicium verum* Hook. f.）的干燥成熟果实。八角茴香味辛，性温；归肝、肾、脾、胃经。具有温阳散寒，理气止痛等功能。主要用于寒疝腹痛，肾虚腰痛，胃寒呕吐，脘腹冷痛等症。古代作为药物被用于茴香散、沉香鹿茸丸、老龙丸、茴香橘皮酒等方剂中。宋代王衮最早在《博济方》中将八角运用到处方中，使用的药名为"舶上茴香"，运用于沉香散、牛膝煎丸、烧石子茴香散等方中。八角茴香之名最早出现在本草著作中，是明代刘文泰的《本草品汇精要》。八角茴香主产于我国广西，在西班牙、俄罗斯、日本等国家和地区也有分布。2019年全球八角茴香产量达118万吨，我国产量占比超过世界总产量的85%，是世界上唯一能大规模生产和提供八角茴香资源的国家。

　　八角茴香为聚合果，气芳香，味辛、甜。茴香是一种气味辛香的香料，可去除肉类臭气，有人把它放在怀中，时常咀嚼，茴、怀音相近，并且有阳消阴剥的生长特性，故名之（李琳等，2023）。作为香料，八角茴香可使菜肴增添风味，还可作为食品、化妆品原料应用于生活的方方面面。市场上现售有多种八角茴香相关产品，如调味品十三香、八角茴香酒、牙膏、香皂、化妆品、糖果、饮料、日用香精及用于烟草产品加香等。

有效成分研究

八角茴香化学成分复杂，目前已从中分析出多种化学成分，大致可分为挥发油和非挥发性成分，反式茴香脑是挥发油的主要成分，而非挥发性成分则种类繁多，包括有机酸类、黄酮类、萜类、苯丙素类、甾醇类物质等（Zheng et al，2020）。苯丙素类成分主要分布在八角茴香的根、叶、果实部位，以简单苯丙素为主，与挥发油的主成分反式茴香脑结构上存在着生物合成关系。黄酮类化合物是八角茴香的主要活性成分之一，富含于果实和根，其存在形式为黄酮苷元及糖苷形式。槲皮素、山奈素和异鼠李素是八角茴香中常见的黄酮苷元类型，常与D-葡萄糖、D-木糖、L-鼠李糖等组成单糖或二糖类黄酮苷化合物。酚酸类化合物是八角茴香中最活泼的抗氧化剂，具备抗炎、抗肿瘤活性。八角茴香果实中的酚酸含量最多，包括原儿茶素、没食子酸、香草酸等，且还存在萜烯、萜醇、脂肪酸、矿物质等多种成分。有研究者从八角茴香中分离得到了一些三萜类化合物（孔馨逸等，2022）。脂肪酸方面，不同产地的八角茴香中的脂肪酸主要成分差异较小，其成分主要包括十六烷酸、十七烷酸、十八烷酸、亚油酸、油酸等。

生物活性研究

抑菌活性 >>>

八角茴香的多种提取物对4种植物病原菌（玉米小斑病菌、小麦纹枯病菌、番茄褐斑病菌、棉花黄萎病菌）都有一定的抑制作用。八角茴香多酚提取物对小麦赤霉菌、水稻立枯丝核菌、马铃薯晚疫病菌、油菜菌核病菌等植物病原菌也有抑制作用。八角茴香中含有多种抑菌成分，有研究报道反式茴香脑是八角茴香的主要抑菌成分，也有报道倾向表明八角茴香抑菌活性与少数萜类化合物有关，如 α-蒎烯、月桂烯、水芹烯、芳樟醇、对茴香醛、松烯、松油醇、香叶醇等，可作为次要成分对反式茴香脑的抑菌效果起到协同作用（Yu et al，2021）。

抗炎、镇痛活性 》》》

八角茴香提取物和反式茴香脑通过调节 T 淋巴细胞和抑制小鼠中的 Th2 细胞因子来减轻卵清蛋白诱导的气道炎症。从八角茴香果实中鉴定出 2 种新化合物，sesquicaranoic acid C 和 difengpiol C，能够较好地抑制脂多糖诱导的 NO 产生，从而发挥抗炎活性（Ning et al，2018）。八角茴香能有效减少醋酸致痛小鼠的扭体次数，也可以改善实寒证大鼠的物质能量代谢，减少腹腔冷痛小鼠的扭体次数。

抗氧化活性 》》》

研究发现，八角茴香挥发油及其提取物具有抗氧化和自由基清除作用，这与八角茴香中含有的酚类成分和黄酮类成分有关（Wang et al，2019）。有研究用三种同一树种不同时期的八角茴香果实（大红八角、干枝八角、角花八角）探讨八角茴香挥发油的抗氧化活性，结果发现干枝八角与角花八角挥发油对·OH 与 O· 的清除能力较强，抗氧化性较好，推测其抗氧化活性可能与茴香醛的含量有关。八角茴香壳与籽挥发油对 DPPH· 和·OH 均具有清除作用，有望开发为天然抗氧化剂，应用于食品、药品、化妆品等行业。

杀虫、抗病毒活性 》》》

八角茴香具有杀虫作用，且具有广谱性。现有报道显示八角茴香主要杀虫活性物质是反式茴香脑，可作为杀虫剂直接使用，还可作为其他杀虫剂的辅助剂，具有协同增效作用。八角茴香精油的反式茴香脑含量较高，因而具有更好的杀虫活性，在较低剂量下，即可对印度谷螟、黑菌虫、淡色库蚊等昆虫灭杀率超过 90%（Choi et al，2022）。有研究发现从八角茴香中分离出的对香豆酸龙脑酯具有很强的抗病毒活性，对 H1N1 甲型流感病毒 IC_{50} 为 1.74 μmol/L，远优于磷酸奥司他韦和利巴韦林。

抗肿瘤活性 》》》

八角茴香果实和茎提取液在非细胞毒性浓度时，对人脐静脉内皮细胞诱导的管形成具有很好的抑制作用。八角茴香乙醇提取液可以增加小鼠肝脏质量，显著提升 7- 乙氧基香豆素 -O- 脱乙基酶和微粒体环氧化物水合酶的活性，促进致癌物苯并芘和黄曲霉毒素 B_1 的代谢。细胞毒性药理实验表明，八角黄烷酸对肺癌细胞有较好的抑制作用（Wu et al，2016）。有研究报道，八角植物中的苯丙素类化合物具有抗肿瘤活性，且异戊二烯基化苯丙素类比其他苯丙素类有更高的抗肿瘤活性，显示出更强的抗肿瘤促进剂活性，是潜在的癌症化学预防剂。

其他活性 ▶▶▶

八角茴香活性成分反式茴香脑对雄性小鼠表现出明显的抗焦虑作用。有研究发现添加八角茴香提取物能够有效缓解食用人造黄油带来的副作用，起到预防动脉粥样硬化的作用。八角茴香提取物能降低糖尿病大鼠血糖、尿素、血脂、肝功能参数和肾晚期糖基化终末产物水平，具有预防糖尿病相关并发症的潜力（Khan et al，2022）。

毒性和安全性 ▶▶▶

八角茴香因含丰富的生物活性成分，适宜神经衰弱、胃寒呕吐、寒疝腹痛、消化不良等人群使用，阴虚火旺者则不宜用。但八角茴香具有一定的毒性，其中的混合八角素能使小鼠表现出痉挛和致命毒性作用，低剂量也会使小鼠出现低体温现象。有研究报道，1名女性炒食20g左右的八角茴香20min后，会导致急性中毒性脑病。成人使用量应控制在6g以下，过量会引起中毒，但致毒机制尚不明确（吴玲等，2019）。

白扁豆

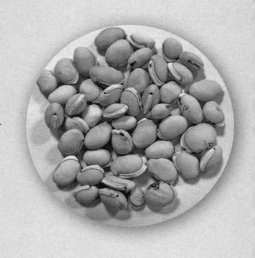

概述

　　白扁豆（LABLAB SEMEN ALBUM）别名鹊豆、沿篱豆、蛾眉豆等。本品为豆科植物扁豆（*Dolichos lablab* L.）的干燥成熟种子。白扁豆味甘，性微温。归脾、胃经。具有健脾化湿，和中消暑的功能。主要用于脾胃虚弱，食欲不振，大便溏泻，白带过多，暑湿吐泻，胸闷腹胀等症。炒白扁豆健脾化湿。用于脾虚泄泻，白带过多。白扁豆始载于《名医别录》，曰："藊豆味甘，微温。"因"藊"同"扁"，以形为名，现代多以"扁豆"为名，扁豆"和中下气"，可升清降浊，因而有调肝和胃的功效。《药性论》开始明确用"白扁豆"入药，并以白扁豆为药名。主要分布于辽宁、江苏、安徽等地。

　　白扁豆呈扁椭圆形或扁卵圆形，略有光泽，气微，味淡，嚼之有豆腥气。在白扁豆中测量常见人体必需的维持生命正常活动的营养物质，发现单位含量的白扁豆中淀粉含量占据主要部分（郑家龙，1997）；多糖含量占的比例位居第四；在其原料中还测量出胡萝卜素。其嫩荚可作蔬菜食用，也可用于做山药扁豆粥，具有健脾化湿的功效。目前关于白扁豆的产品并不多，有白扁豆粉、八珍糕、八珍粉等。

有效成分研究

　　白扁豆的营养成分丰富，含有脂肪、多糖、蛋白质、甾体、苷类以及钙、铁、磷、维生素等营养物质，其中含蛋白质2.27%。目前国内对于白扁豆蛋白质成分的研究较少，主要研究的是胰蛋白酶抑制剂、淀粉酶抑制物、酪氨酸酶、豆甾醇、血凝素A、血凝素B等生物活性物质。白扁豆含有的多糖有棉子糖、水苏糖、果糖等。在白扁豆中还发现了一种DDMP皂苷，并命名为扁豆皂苷Ⅰ（Yoshiki et al，1995）。维生素主要有维生素A、B族维生素、维生素C，此外还含有钙、磷等。

生物活性研究

降血糖活性

　　白扁豆多糖能够显著降低2型糖尿病大鼠空腹血糖（FBG）水平和血清胰岛素（INS）含量，改善2型糖尿病大鼠体重减轻和糖耐量受损症状（付王威，2021）。此外，白扁豆多糖可通过抑制高血糖介导的下丘脑-垂体-肾上腺皮质（HPA）轴亢进和小肠组织SGLT1的高表达，改善2型糖尿病大鼠胰岛素抵抗水平，发挥降血糖作用。在对消化酶的活性抑制实验中，白扁豆对α-葡糖苷酶、α-淀粉酶和脂肪酶的抑制率均大于50%，具有潜在降血糖活性。

抗氧化活性

　　白扁豆非淀粉多糖对·OH自由基和DPPH·自由基具有一定清除作用，清除能力与浓度呈现明显的量效关系。对正常小鼠体内抗氧化和免疫试验进行研究，发现白扁豆多糖可使超氧化物歧化酶（SOD）、谷胱甘肽过氧化物酶（GSH-Px）活力提高，提高小鼠抗氧化能力（弓建红等，2010）。

抗菌活性

　　白扁豆多糖对李斯特菌具有明显抑菌活性，且对大肠埃希菌也具有一定抑菌作用。其煎剂对痢疾杆菌有抑制作用。从白扁豆种子纯化出一种命名为 Dolichin 的抗菌蛋白，对镰刀霉、丝核菌具有抗菌活性（Ye et al，2000）。

抗肿瘤活性

白扁豆总皂苷可以通过下调前列腺癌细胞中 *ALDH7A1* 的表达抑制 PC-3 细胞生长，其可能通过下调 *ALDH7A1* 表达从而在体外抑制前列腺癌细胞的生长（袁强华等，2022）。并且有研究发现健脾益气化瘀方（白扁豆、茯苓等），配合西医治疗，可提高胃癌患者术后存活率。

免疫调节活性

白扁豆对机体防御机能降低的症状有促进其恢复的作用。白扁豆多糖可以除去体内的部分游离自由基，可以减少细胞因缺氧而产生的衰亡退行，缓解对细胞的抑制作用。环磷酰胺能使小鼠的免疫器官质量指数、血清溶血素、脾淋巴细胞增殖、脾脏自然杀伤（NK）细胞活性及小鼠血清细胞因子 IL-2、IL-4 和 INF-γ 水平均明显降低，而中、高剂量白扁豆多糖可明显减轻由环磷酰胺引起的各项指标的下降，表明白扁豆多糖能改善环磷酰胺所致免疫抑制小鼠的免疫功能（蔡帆等，2018）。

其他活性

此外，白扁豆对小鼠 Columbia SK 病毒有抑制作用，对食物中毒引起的呕吐、急性胃肠炎等有解毒作用。白扁豆多糖可通过 PI3K-Akt 信号转导通路抑制神经细胞的缺氧性凋亡，具有神经细胞损伤的保护作用。

毒性和安全性

白扁豆的证候禁忌最早出现于唐代《新修本草》，其云："患寒热病者，不可食之。"《食疗本草》亦载："患冷气人勿食。"后世大多引用两者的说法。单独食用或过多食用白扁豆，易导致滞气而伤脾，《得配本草》《本草备要》等多认同此观点。然而明代《神农本草经疏》提出："患寒热者不可食。盖指伤寒寒热，外邪方炽，不可用此补益之物耳。如脾胃虚及伤食劳倦发寒热者，不忌。"因此白扁豆的证候禁忌为，患冷气及寒热病者勿食。

白扁豆花

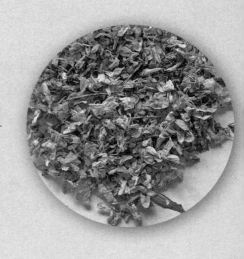

　　白扁豆花（FLOWER OF HYACINTH DOLICHOS）又名南豆花，系豆科植物扁豆（*Dolichos lablab* L.）的干燥花蕾。白扁豆花性平，味甘淡，入脾、胃、大肠经。具有解暑化湿、和中健脾之功效，主要用于治疗痢疾、泄泻、赤白带下等症，在我国具有悠久的应用历史。白扁豆花始载于《本草图经》，其曰："主女子赤白下，干末，米饮和服。"《本草纲目》，曰："焙研服，治崩带。作馄饨食，治泄痢。擂水饮，解中一切药毒。功同扁豆。"主要分布于辽宁、江苏、安徽等地。

　　白扁豆花多皱缩，展开后呈不规则扁三角形，体轻。气微，味微甘。现代医学研究发现，白扁豆花中含有大量有益身心健康的物质，例如蛋白质、脂肪、粗纤维、微量元素、甲硫氨酸、胡萝卜素以及维生素等，长期坚持服用可以有效促进身体抵抗力增强，特别适合在夏天服用消暑。在食用方面，其可作为配料，用以煎蛋、煲粥、做馅等。也可做成白扁豆花粥、白扁豆花瘦肉粥、白扁豆花馄饨、白扁豆花煎鸭蛋等。其具有良好的消暑效果。白扁豆花产品开发相对较少，有白扁豆花茶。

有效成分研究

白扁豆花植株中富含类黄酮、原花青素、皂苷、蛋白质和膳食纤维等多种成分。从中鉴定出6种化合物，其中黄酮类化合物有5种，它们分别是为木犀草素、大波斯菊苷、木犀草素-4'-O-β-D-吡喃葡萄糖苷、木犀草素-7-O-β-D-吡喃葡萄糖苷和野漆树苷（Liang et al，1996）。其脂肪酸含量很高，为79.10%，其中含量最高的是棕榈酸，此外，还含有月桂酸、肉豆蔻酸等多种脂类物质（张晓雪等，2020）。蛋白质含量为27.81g/100g（牛若楠等，2022）。

生物活性研究

抗氧化活性 ▶▶▶

白扁豆花含有的黄酮类物质具有一定的抗氧化作用，多项研究表明其可降低体内丙二醛（MDA）、NO的含量，提高超氧化物歧化酶（SOD）、谷胱甘肽过氧化物酶（GSH-Px）的活性，进而维持体内自由基的平衡状态。其多酚类以及黄酮类物质的含量约为（15.19±0.41）mg/g、（13.63±0.23）mg/g，表明白扁豆花具有一定的抗氧化能力（余祥雄等，2019）。

降血糖活性 ▶▶▶

从白扁豆花植物中富集了活性物质，这些提取物对模型糖尿病大鼠有很好的治疗作用。它的黄酮类化合物也具有降血糖活性（岳丹伟，2021）。

抗菌消炎活性 ▶▶▶

白扁豆花中含有的黄酮类物质对多种炎症引起的疾病有很好的作用效果，而且对多种耐药菌具有明显抗菌作用。抗炎机制有：花生四烯酸代谢途径、细胞因子及其受体、氧自由基及其他途径等。其所含有的月桂酸、肉豆蔻酸具有较强的抗菌活性。月桂酸可通过破坏细胞壁，干扰细胞的信号转导，调控相关因子的转录来发挥杀菌作用，且不易使病原菌产生抗药性（王乐山，2018）；

而肉豆蔻酸的抗菌作用常用于治疗寒痢、腹胀、腹痛及消化不良等症状（白兵，2017）。

其他活性 》》》

有研究发现，白扁豆花中含有的黄酮类物质具有一定抗肿瘤作用，主要是通过抑制肿瘤细胞增殖、诱导肿瘤细胞凋亡、影响肿瘤细胞周期、抑制肿瘤血管生成和侵袭转移以及抑制蛋白激酶活性等发挥作用。

毒性和安全性 》》》

白扁豆花，胸闷脘痞、恶心呕吐、大便溏泻、下痢脓血、暑热头痛、心烦不安者适用（王光铭等，2015），是市面上常见的药食两用品种。但目前对于其化学成分、现代药理学等方面研究不全面，且没有明确的实验数据证明白扁豆花具有潜在毒性。

白果

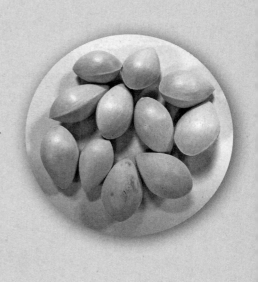

概述

白果（GINKGO SEMEN）又名银杏、鸭脚子，为银杏科植物银杏（*Ginkgo biloba* L.）的干燥成熟种子。白果性甘、苦、涩，平；有毒。归肺、肾经。用于敛肺定喘，止带缩尿。首载于元代吴瑞所著《日用本草》，《本草再新》曰："补气养心，益肾滋阴，止咳除烦，生肌长肉，排脓拔毒，消疮疥疽瘤。"《本草纲目》记载："白果，其气薄味浓，性涩而收，色白属金。"根据《三元延寿参赞书》，白果可用作肉食类拌料，但多食可令人腹胀。白果主产于我国广西、江苏、山东等多个省（区、市）。

白果略呈椭圆形，表面黄白色或淡棕黄色。气微，味甘、微苦。白果含有丰富的营养物质且极具保健功效，在食品领域具有很大的开发潜力。近年来，白果相关的高附加值保健食品、休闲食品成为白果食品产业的发展方向，主要有白果茶、银杏面、白果肉糕等产品（张其乐等，2022）。

有效成分研究

白果中主要含有黄酮类、萜内酯类、酚酸类等多种有效成分。其中酚酸类为主要成分，主要存在于白果外种皮、银杏叶及白果仁等部位，酚酸类成分有白果酸、白果新酸和氢化白果酸等，其中白果酸含量最高（李转梅等，2015）。白果内还含有蛋白质、脂肪、碳水化合物、维生素C、核黄素、胡萝卜素、矿物质、白果酚以及固醇酯等成分，营养价值极高。据相关测定，每100g白果中含有能量1485kJ，蛋白质13.2g，碳水化合物72.6g，脂肪1.3g，此外还含有银杏黄酮、银杏萜内酯、钾、钠、锰、钙、磷、铁、锌、铜、硒和尼克酸等多种功能成分，被誉为纯天然绿色保健佳品（吴志豪，2019）。

生物活性研究

改善血液循环活性

白果总黄酮类成分对心血管疾病有较好的治疗作用，能抑制血管内皮细胞增殖及血管生成，可改善冠状动脉粥样硬化性心脏病及心绞痛患者的临床症状。白果总黄酮可通过下调肝脏组织中核转录因子-κB、p65蛋白表达水平，进而减轻肝脏炎症病变，恢复肝脏脂质代谢平衡及肝功能。

抗肿瘤活性

白果多糖是从银杏叶、白果及外种皮中提取的多糖类成分。该多糖类成分可抑制肿瘤细胞过度增殖。银杏酸类成分可通过抑制肿瘤细胞脂肪再生途径，发挥对胰腺癌肿瘤细胞的抑制作用，阻滞其生长、发展（Liang et al，2020）。

神经保护活性

银杏萜内酯类成分主要存在于白果的种皮、种仁中，是白果的次级代谢产物，含量较低，但生物活性较强。银杏内酯类成分可通过抑制核转录因子-κB（NF-κB）信号途径，下调大脑皮层p53蛋白、胱天蛋白酶（caspase-3）的表达水平，实现对神经损伤的再修复（赵禹光，2023）。银杏素通过下调促炎细胞因子和阻断TLR4/NF-κB通路来保护神经元免受损伤（Li et al，2019）。

抗氧化活性

银杏多糖可提高血清及肝脏中SOD、过氧化氢酶的表达量，并降低丙二醛、一氧化氮含量及胆碱酯酶活性，以增强机体抗氧化能力（Choi et al，2018）。

抗菌活性 ▶▶▶

银杏酚酸对各种细菌、真菌均有一定程度的抑杀作用，作用强弱与其浓度有显著相关性，银杏酚酸对常见的植物致病真菌及动物病原菌有明显抑制作用，其中对枯草芽孢杆菌的抑制作用最强（魏砚明等，2018）。

毒性和安全性 ▶▶▶

白果内所含的氢氰酸具有毒性（张旭帆等，2020），故白果不宜多吃，更不宜生吃。目前，白果毒性不良反应也常见于临床报道，过量食用白果及白果仁可引起惊厥、恶心、呕吐等中毒反应，以及头晕、头痛、低热及胃肠道反应等不良症状。

银杏酚酸是白果中漆酚类物质，该酚酸类成分具有细胞免疫毒性及致敏性，也是银杏相关制剂引起中毒等不良反应的主要物质，发挥抗神经毒性作用的途径可能是抑制大脑内谷氨酸转变为 γ-氨基丁酸（黄莉清等，2023）。

白芷

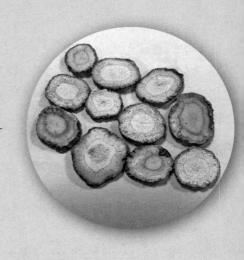

概述

白芷（ANGELICAE DAHURICAE RADIX）又名薛芷、芳香等，为伞形科植物白芷［*Angelica dahurica*（Fisch. ex Hoffm.）Benth. et Hook. f.］或杭白芷［*Angelica dahurica*（Fisch. ex Hoffm.）Benth. et Hook. f. var. *formosana*（Boiss.）Shan et Yuan］的干燥根。其味辛，性温；归胃、大肠、肺经。具有解表散寒，祛风止痛，宣通鼻窍，燥湿止带，消肿排脓等功能。主要用于感冒头痛，眉棱骨痛，鼻塞流涕，鼻衄，鼻渊，牙痛，带下，疮疡肿痛等症。有关白芷的最早记载是在《神农本草经》中，《滇南本草》《本草纲目》《袖珍方》收载了其"攻疮痛，排脓定痛"的功效。白芷的药用历史悠久，传统产区主要为浙江、四川、河南和河北四个省，被业内誉为白芷的"四大产区"，所产的白芷药材商品名分别为"杭白芷""川白芷""禹白芷"和"祁白芷"。

白芷呈长圆锥形，气芳香，味辛、微苦。白芷可经过加工成为美味又健康的食品，还可提取挥发油等成分加工成香料，四大腌菜之一的川东菜也用到了白芷挥发油制成的香料。白芷还作为原料被制作成很多特色食品及调味料，如能量棒、风干速食鱼、食用油、食用香料、佐料、减肥茶、燕窝等，目前白芷多是作为辅料以及调味料原料（蒋才云等，2023）。

有效成分研究

白芷中含有挥发油类、香豆素类、黄酮类、生物碱类及其他化学成分。

白芷挥发油中确定了12种醇类化合物，主要为十二醇和十四醇；48种烯类化合物，主要为β-蒎烯、$(3E)$-罗勒烯等；14种烷烃类化合物，如环十二烷、环十四烷等；6种酮类化合物，如2-壬酮、2-十一酮等；6种醛类化合物。有研究运用光谱测量数据和计算电子圆二色性方法从白芷中确定6种新结构的白芷碱A～F（1～6）、5种已知的吡咯烷酮-5-羧酸丁酯（Qi et al，2019）。对杭白芷进行研究，分离得到17种化合物，并发现了新的结构类型生物碱成分广金钱草碱。此外，白芷还含有多糖、氨基酸与矿物质等成分。白芷多糖分子中存在酰胺结构。组成白芷多糖的单糖有葡萄糖、半乳糖、甘露糖、鼠李糖、阿拉伯糖和木糖。白芷中含有17种常见氨基酸，其中来自四川安岳的白芷药材总游离氨基酸中必需氨基酸含量最高。白芷中存在Na、K、Ca、Mg、Fe、Zn、Cu、Mn等矿物质，其中Ca、Fe的含量较高（王艳妮等，2022）。

生物活性研究

镇痛、抗炎活性

高剂量的白芷提取物抗炎作用十分明显。白芷提取物及其活性成分欧前胡素能明显减轻尿酸钠（MSU）诱导的大鼠左踝关节肿胀，改善滑膜组织中炎性浸润，明显降低滑膜组织中半胱氨酸蛋白酶-1（caspase-1）、白细胞介素-1（IL-1R1）、白细胞介素-6（IL-6）等蛋白质及mRNA表达，表明白芷提取物及其活性成分欧前胡素均有较好的改善痛风性关节炎作用。此外，白芷及其活性成分、复方对溃疡性结肠炎、痛风性关节炎、过敏性皮炎等均有一定的治疗或改善作用（唐婕等，2023）。相同剂量下白芷挥发油和白芷香豆素镇痛效果相近，但白芷挥发油起效更快。白芷香豆素中欧前胡素可延长醋酸所致小鼠扭体反应的潜伏期，并且对小鼠扭体次数的减少有比较明显的作用。

抗肿瘤作用

异欧前胡素与水合氧化前胡素可抑制肿瘤细胞株，并呈现明显的量效关系。此外，其他研究也表明白芷的活性成分欧前胡素对结肠癌细胞增殖与凋亡有重要的调控作用，欧前胡素可促进临床癌细胞的凋亡，控制患者癌变细胞增殖（Zheng et al，2016）。有学者研究发现，白芷生物碱对实体瘤体的生长存在抑制作用，能够有效地抑制恶性实体肿瘤的异型性，降低肿瘤细胞的数量，同时白芷生物碱可以使肿瘤细胞坏死。

抗氧化活性

利用超声法提取白芷香豆素类成分得率为3.4mg/g，其DPPH·、ABTS$^+$·的清除能力实验表明，在一定质量浓度下，白芷提取物的抗氧化能力高于维生素C，并呈现出剂量依赖性。白芷挥发油也具有较好的抗氧化作用（黄培池，2021）。

抗菌活性

川白芷水煎剂能够对绿脓杆菌、大肠埃希菌、金黄色葡萄球菌及伤寒杆菌等产生抑制作用。据文献报道，川白芷提取物在体外对痤疮丙酸杆菌具有一定的抑制作用，可在一定程度上抑制痤疮，且此抑制作用与浓度有关（李巧玲等，2021）。川白芷粗提物对肺炎克雷伯氏菌有一定程度的抑制作用。

美白活性

有研究采用酪氨酸酶抑制试验及人体美白试验测定白芷不同提取部位的美白活性，结果显示，酪氨酸酶抑制作用较强的是白芷水提部位，人体美白活性也更高，而水提液中的香豆素类物质含量也较少，因此，若需要白芷发挥美白作用应选用其水提部位（李海馨等，2018）。

其他活性

白芷的醚溶性成分对离体兔耳血管有显著扩张作用，通过毛细管法测得白芷的水溶性成分有明显止血作用。少量白芷毒素可兴奋延脑呼吸中枢、血管运动中枢和脊髓，使呼吸兴奋，血压升高，心率减慢，因此白芷还有兴奋中枢的作用（周熠等，2022）。

毒性和安全性

《本草害利》谓："白芷，燥能耗血，散能损气，有虚火者忌，凡呕吐因于火者禁用。漏下赤白，由阴虚火炽，血热所致者勿用。"文献报道，过量的白芷毒素易导致呼吸兴奋、血压升高、心率降低、呕吐等症状（吴玲等，2019）。

百合

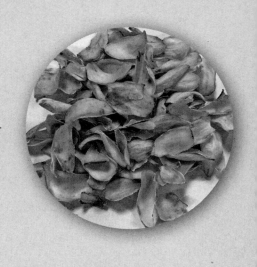

百合（LILII BULBUS）为百合科植物卷丹（*Lilium lancifolium* Thunb.）、百合（*Lilium brownii* F. E. Brown var. *viridulum* Baker）或细叶百合（*Lilium pumilum* DC.）的干燥肉质鳞叶。百合性甘，寒。归心、肺经。具有养阴润肺，清心安神等功能。主要用于阴虚燥咳，劳嗽咳血，虚烦惊悸，失眠多梦，精神恍惚等症。始载于《神农本草经》。百合在我国南北省（区、市）均产，以西南和华中地区居多，其中江苏宜兴、湖南邵阳、甘肃兰州、浙江湖州栽培历史悠久，为全国"四大百合产区"。

百合呈长椭圆形，气微，味微苦。百合食用与药用功效不完全相同，百合食用是在药用的基础上得到了更为广泛的利用。随着社会的发展，人们对健康也愈加重视，一派"食疗""养生"之象欣然展现。百合鳞茎含有丰富的淀粉，还含有其他糖类和氨基酸类等成分。其是亚洲烹饪中一种受欢迎的配料，主要用于炒菜、炖菜和煲汤等，百合鳞茎有助于缓解嗓子干、咳嗽等。目前关于百合的产品开发并不多，主要有百合安神饮品、花茶、蜂蜜百合酒、百合代餐粉、饼干等。

有效成分研究

从药用百合植物鳞茎中共分离或检测到上百种化合物，富含多糖类、生物碱类、甾体皂苷类、黄酮类以及酚类化合物等多种药效活性成分。酚类化合物主要分布在花、叶片和鳞茎中，其种类及含量随百合品种而异。多酚类有槲皮素、山奈酚等。皂苷类以异螺甾烷醇型甾体皂苷为主（罗林明等，2017）。有研究对百合的多糖成分进一步分离纯化，得到3种多糖：百合多糖Ⅰ（LLPS-1）、百合多糖Ⅱ（LLPS-2）以及百合多糖Ⅲ（LLPS-3）等。多糖含量丰富，总量在8.72%～19.42%，不同品种的百合多糖含量存在差异（张晓莉，2021）。除此之外，百合还含有多种氨基酸，种类齐全且含量较高，包含必需氨基酸和功能性氨基酸。

生物活性研究

抗肿瘤活性 >>>

百合多糖具有抑制小鼠肝癌细胞生长的作用（Han et al，2013）。百合总皂苷对肺癌细胞增殖具有抑制作用，其可通过下调增殖细胞核抗原（PCNA）的表达抑制肺癌细胞DNA合成，从而抑制细胞增殖（罗林明等，2018）。

抗炎活性 >>>

百合甲醇提取物具有抗炎作用，可显著抑制脂多糖诱导的NO、前列腺素E2（PGE2）、IL-6和TNF-α的含量，抑制RAW264.7细胞中诱生型一氧化氮合酶（iNOS）和环氧合酶-2（COX-2）的表达，发挥抗炎作用（Kwon et al，2010）。

抗氧化活性 >>>

百合属植物中具有抗氧化活性的主要化学成分是酚类化合物和多糖。从百合鳞茎中提取的酚类化合物在体外对DPPH·、ABTS+·和羟自由基具有较强的抗氧化能力和自由基清除能力。当百合多糖浓度达到4 mg/mL时，对DPPH·和羟自由基的清除率比较高（Hui et al，2023）。

免疫调节活性 >>>

百合多糖通过TLR4（Toll样受体4）介导的NF-κB信号通路显著上调巨噬

细胞中免疫反应性细胞因子的表达（Pan et al，2017）。其可大大提高免疫抑制模型小鼠对巨噬细胞的吞噬能力，促进正常及免疫抑制模型小鼠的炭粒细胞廓清的效率，表明其能促进小鼠非特异性免疫功能并增强机体特异性体液免疫功能。

抗菌活性

百合多糖BHP-1和BHP-2对肺炎克雷伯氏菌、藤黄微球菌、蜡样芽孢杆菌具有抑菌活性（Hui et al，2019）。秋水仙碱提取物对大肠埃希菌、金黄色葡萄球菌、枯草芽孢杆菌、白色念珠菌具有显著的抑制作用（陈莉华等，2011）。

降血糖活性

百合的降血糖作用显著，其降糖的作用机制与促进胰岛 β 细胞的分泌增殖功能以及促进体内糖类代谢有关，降糖活性成分主要为百合多糖及甾体皂苷。百合多糖可降低四氧嘧啶致糖尿病模型小鼠的血糖水平（Liu et al，2002）。

抗抑郁活性

百合皂苷是提高抑郁症模型大鼠大脑皮层多巴胺（DA）、5-羟色胺（5-HT）含量的有效成分。抗抑郁的机制有可能是通过增加脑内单胺递质水平和抑制抑郁模型大鼠亢进的HPA轴来实现的（郭秋平等，2009）。百合醇提物能升高抑郁模型大鼠大脑皮质多巴胺、5-羟色胺水平。

其他活性

百合粗多糖可以改善咳嗽症状，具有止咳作用。百合水提物可促进呼吸道分泌物外排，具有明显的祛痰作用。

毒性和安全性

在现代研究中，对百合毒性和临床不良反应的研究有限。百合知母汤对抑郁症样异常小鼠模型的治疗效果显著，其也被用于临床治疗抑郁症，无不良反应（Jia et al，2020）。有研究者发现，在中药百合固金汤治疗晚期肺癌合并肺炎150例的临床疗效和副作用中，未发现明显毒副作用。

荜茇

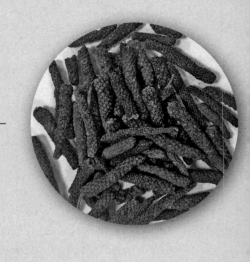

荜茇（PIPERIS LONGI FRUCTUS）又名荜拔、毕勃、荜拔梨，为胡椒科植物荜茇（*Piper longum* L.）的干燥近成熟或成熟果穗。荜茇味辛，性热，归胃、大肠经，具有温中散寒，下气止痛的功效。据《证类本草》记载，荜茇"主温中下气，补腰脚，杀腥气，消食，除胃冷、阴疝、痃癖"。《日华子本草》称其"治霍乱，冷气，心痛血气"。最新药理研究报道，荜茇具有降血脂、抗肿瘤、保护胃黏膜、保护肝等药理活性。

荜茇茎下部匍匐，枝横卧。在蒙医药中其根部也被用于治疗消化性疾病。另外，其根部与果穗中的化学成分不尽相同。根据荜茇的化学成分分析，生物碱类、挥发油类、黄酮类、萜类和甾体化合物均是荜茇质量标志物的重要选择（惠昱昱等，2021）。荜茇的食用价值也很重要，常作为调料用于日常烹调及食品工业。此外，作为矫味剂和增香剂，荜茇可与其他香辛料制作复合调料用于腌制肉品，也是粤菜卤水和重庆火锅汤料配方的重要成分；还经常用于甜点加工，与胡椒一样较适于各种粥、肉类及海鲜的烹制。

荜茇中含有生物碱类、挥发油类、黄酮类、有机酸类、萜类、甾醇类、氨基酸类、酰胺类以及微量元素等多种有效成分。酰胺类生物碱以胡椒碱为主，此外还有阿朴啡型生物碱和其他生物碱。挥发油类化合物主要包括萜类及其含氧衍生物、脂肪族化合物和芳香化合物等。荜芨中含有少量的黄酮类、黄烷醇类以及黄酮苷类成分，主要有槲皮素、水合儿茶素、桑黄素、牡荆素、荭草苷和芦丁等化合物（廖翠平等，2022）。酚酸类化合物有对羟基肉桂酸、阿魏酸和芥子酸等（韩金美等，2020）。有机酸类化合物有丁二酸、3,4-亚甲二氧基肉桂酸、胡椒酸、十九烷酸和二十四烷酸。荜芨中还检测到16种氨基酸，以及锌、铜、铁、锰等24种无机元素。

生物活性研究

抗氧化活性

胡椒碱可通过降低脂质过氧化和提高过氧化氢酶、超氧化物歧化酶活性发挥抗氧化作用（Verma et al，2020a）。胡椒碱可以降低脂质过氧化程度、谷胱甘肽水平与活性氧水平，从而阻止白内障的发展和其他晶状体混浊的形成。

抗菌、抗炎活性

胡椒碱能有效降低金黄色葡萄球菌诱导的NF-κB、IL-1β和IL-6的过度表达，而增加白细胞介素-10的表达（Rehman et al，2020），显著降低全身IL-1β水平，提示抑制全身炎症和上睑下垂（Zazeri et al，2020）。胡椒碱还对革兰氏阴性菌和革兰氏阳性菌等有较强的抑菌活性。用胡椒碱处理偏苯三酸酐诱导的特应性皮炎小鼠模型后，体内显著降低了耳朵厚度和表皮厚度，并减少了炎性免疫细胞IL-1β和TNF-α在耳组织中的浸润，体外能抑制小鼠脾细胞分离的CD4$^+$T细胞表面信号和转录激活因子6的磷酸化，抑制GATA结合蛋白3 mRNA的表达，并抑制IL-4诱导的角质形成细胞趋化因子配体26的mRNA表达，从而抑制趋化因子受体3细胞向炎性病变的浸润并改善特应性皮炎症状（Choi et al，2020）。

神经保护活性

槲皮素与胡椒碱联合应用对鱼藤酮和铁补充剂诱导的实验大鼠帕金森病有较好的抗氧化、抗炎和神经保护作用。胡椒碱对海马脱髓鞘模型的空间记忆障碍和脱髓鞘等症状有较好的治疗效果，胡椒碱可减少脱髓鞘的延长，并改善髓鞘修复的过程，并增强抗炎细胞因子活性、提高氧化应激水平和神经营养因子的表达水平（Roshanbakhsh et al，2020）。胡椒碱在永久性脑缺血损伤中能够维持低水平的细胞色素、胱天蛋白酶-3（caspase-3）和胱天蛋白酶-9（caspase-9），提示胡椒碱具有神经保护作用，有效地改善了几种神经疾病动物模型的学习和记忆功能障碍。

保肝活性 >>>

苦杏叶提取物与胡椒碱合用可增强杏仁叶提取物的保肝作用，其保肝作用的增强可能是由于胡椒碱的生物增强作用，也可能是胡椒碱和胡椒碱中植物成分的协同作用所致。苦杏叶提取物可以与胡椒碱配伍，以增强对几种肝脏毒物的抵抗作用（Mohammadi et al，2019）。

抗肿瘤活性 >>>

荜茇提取液及其单体成分对肝癌细胞株HepG2、宫颈癌细胞株HeLa、卵巢癌细胞株SKOV-3、前列腺肿瘤细胞株PC3、肺癌肿瘤细胞株A549和乳腺癌肿瘤细胞株MCF7等肿瘤细胞生长表现出抑制作用（Guo et al，2019）。荜茇酰胺可通过上调细胞内活性氧水平，来诱导乳腺癌细胞凋亡（陈镝，2020）。

其他活性 >>>

胡椒碱抗抑郁作用与脑源性神经营养因子的信号调节有关。荜茇根提取物可以提高血清胃泌素（GAS）的水平以及P21的表达，并降低血清TNF-α、胃黏膜环氧合酶（COX-2）mRNA的水平，来降低炎性物质水平、改善胃肠动力、促进黏膜修复（付彬等，2016）。

毒性和安全性 >>>

部分急性毒性和慢性毒性试验表明，荜茇主要生物碱成分如荜茇宁、胡椒碱及荜茇环碱等有极低毒性，但仍未见关于荜茇及其高剂量提取物的有关致死报道。荜茇提取物以剂量和时间依赖的方式有效地、选择性地抑制和诱导癌细胞的活力，且没有相关毒性。胡椒碱在传统药典中已有多年的使用和最好的实验模型，在体外和体内试验中都没有表现出遗传毒性作用，在接近日常食物摄入量的剂量下一般是安全的，可以显著降低各种化学致癌物对动物的致癌风险（Ren et al，2019）。

薄荷

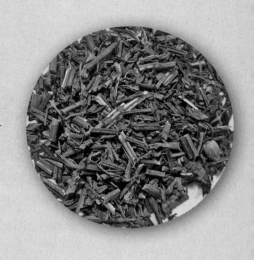

· 概述 ·

薄荷（MENTHAE HAPLOCALYCIS HERBA）又名苏龙、夜息香、升阳菜、仁丹草等，为唇形科植物薄荷（*Mentha haplocalyx* Briq.）的干燥地上部分。其味辛，性凉；归肺、肝经。具有疏散风热，清利头目，利咽，透疹，疏肝行气等功能。主要用于风热感冒，风温初起，头痛，目赤，喉痹，口疮，风疹，麻疹，胸胁胀闷等症。薄荷首载于《雷公炮炙论》，《本草正》载其"味辛微苦，气微凉。气味俱轻，升也，阳也"；《本草衍义》指其治实热，亦能"治骨蒸劳热"；《本草纲目》言其治"头痛头风，眼目、咽喉、口齿诸病，小儿惊热及瘰疬疮疥，为要药"。2020版《中华人民共和国药典》（以下简称《中国药典》）中收载含薄荷及其加工品的成方制剂共有177种，其中使用薄荷入药的共102种，薄荷脑入药的共51种，薄荷素油入药的共17种，还有7种成方制剂为两种药材共同加入（尹东阁等，2023）。薄荷作为中国常用的大宗药材，在我国主要产于江苏、安徽、云南等地，其道地产区在太和地区。

薄荷茎呈方柱形，表面紫棕色或淡绿色，味辛凉。薄荷的品种繁多，全世界至少有600个薄荷品种。主要是因为其分布广泛，适应性非常强，还能在自然环境中顺利完成杂交繁殖。作为我国国家卫生健康委员会公布的药食同源品种之一，薄荷具有医用和食用双重功能，主要食用部位为茎和叶，也可榨汁服用。在食用上，薄荷既可作为调味剂，又可作香料，还可配酒、冲茶等。

有效成分研究

　　薄荷的化学成分主要包括挥发油类、黄酮类、萜类、酚酸类、醌类、苯丙素类等，其中挥发油类成分是薄荷的特征性成分。挥发油类成分为薄荷的主要活性成分，包括醇、酮、酯、萜烷、萜烯等。《中国药典》规定薄荷药材含挥发油不得少于0.80%（mL/g），薄荷饮片含挥发油不得少于0.40%（mL/g）。其主要成分包括薄荷醇、薄荷酮、异薄荷酮、胡薄荷酮、异胡薄荷醇、胡椒酮、桉油精、芳樟醇、香芹酮、香芹酚、柠檬烯等。黄酮类成分也是薄荷的主要成分之一，主要有刺槐素、白杨素、橙皮素、橙皮苷、蒙花苷、柚皮苷、藿香苷、田蓟苷、香蜂草苷等。薄荷中萜类成分主要包括单萜类和五环三萜类两大类（Xu et al，2017）。薄荷酚酸类成分主要有苯甲酸、根皮酸、龙胆酸、琥珀酸、咖啡酸等。除上述成分外，薄荷中还含有21种氨基酸和10种核苷类成分，其中甘氨酸、谷氨酸、苏氨酸、胱氨酸、γ-氨基丁酸、脯氨酸、丙氨酸为主要成分；在核苷类成分中，尿嘧啶、腺嘌呤、胞苷、尿苷、鸟嘌呤、胸苷为主要成分（孙慧娟等，2020）。同时薄荷中还测定出丰富的矿物质，如铁、钙、锌等。另外薄荷中也存在棕榈酸、油酸等脂肪酸类成分。

生物活性研究

抗菌、抗病毒活性

　　薄荷对多种致病细菌有抑制作用。研究表明薄荷的水、无水乙醇和乙酸乙酯提取液对枯草芽孢杆菌、大肠埃希菌、沙门氏菌、金黄色葡萄球菌具有明显的抑制作用。研究人员通过体外抑菌实验发现不同化学型的薄荷挥发油均具有一定的抑菌活性，可有效抑制表皮葡萄球菌、肺炎克雷伯氏菌、铜绿假单胞菌等多种菌株。薄荷还具有一定的抗真菌作用。薄荷精油及其化合物D-香芹酮、D-柠檬烯对尖孢镰刀菌、腐皮镰孢霉菌、瓜果腐霉菌、灰霉菌等三七病原菌具有抑制作用（Chen et al，2020）。通过四甲基偶氮唑蓝法研究发现薄荷酚类部位具有较强的抗流感病毒活性。薄荷水提物对柯萨奇病毒A16型

（CVA16）具有抗病毒活性，可用于手足口病的治疗。

呼吸系统保护活性 >>>

薄荷挥发油中的薄荷醇可以通过调控瞬时受体电位M8（TRPM8）通道抑制香烟烟雾引起的呼吸道刺激（Ha et al，2015），这种抗刺激作用可以导致呼吸道产生新的分泌物，使黏稠的痰液易于排出，表现出祛痰作用。进一步研究发现薄荷醇可以通过激活TRPM8通路抑制支气管哮喘小鼠的气道高反应性，同时还可以有效减轻鸡卵清蛋白所致的哮喘气道炎症和气道高反应性，下调肺组织P物质，减轻哮喘的神经源性炎症。

抗炎活性 >>>

薄荷酚类部位及其活性成分蒙花苷、迷迭香酸可以抑制脂多糖诱导的RAW 264.7细胞炎症反应（Chen et al，2017）。另有研究表明薄荷醇通过降低髓过氧化物酶活性和减少促炎细胞因子，对醋酸所致的大鼠急性结肠炎具有显著的治疗作用。薄荷酮可能通过抑制一氧化氮双加氧酶（NOD）样受体蛋白结构域3炎症小体的激活，减少干扰素-γ等促炎因子的释放进而减轻内毒素所致的小鼠肺部炎症损伤。

抗氧化、抗衰老活性 >>>

薄荷提取物都具有良好的DPPH·自由基清除能力，且其作用与浓度呈正相关。通过抗氧化谱效关系研究，发现薄荷中酚酸类、黄酮类成分具有显著的抗氧化能力，可有效清除体内自由基，并筛选出橙皮苷、蒙花苷、迷迭香酸等化合物为其发挥抗氧化作用的相关成分。薄荷多糖还可以明显提高D-半乳糖诱导的衰老小鼠体内抗氧化酶活性，表现出抗氧化、抗衰老作用（Jiang et al，2020）。

抗肿瘤活性 >>>

薄荷主要功效成分薄荷醇具有明显的抗肿瘤活性，对人结肠癌细胞、人前列腺癌细胞和人膀胱癌细胞均有一定的抗增殖作用。薄荷对肝癌HepG2细胞的增殖和迁移有明显抑制作用。同时薄荷醇还可以通过下调HepG2细胞中CYP3A4的表达而增强紫杉醇和长春新碱的抗肿瘤作用（Nagai et al，2019）。

其他活性 >>>

鼻吸入薄荷油后有一定的抗精神疲劳作用。薄荷复合精油可以通过降低乙酰胆碱酯酶含量有效改善轻度认知障碍，其主要成分1,8-桉树脑是N-甲基-D-天冬氨酸拮抗剂，具有治疗阿尔茨海默病的潜能。复方薄荷脑注射液具有良好的镇痛作用。

毒性和安全性 >>>

薄荷还具有一定的毒副作用。有研究通过小鼠急性毒性试验发现薄荷挥发油的毒性较其他组分更强，进一步研究发现高剂量的薄荷挥发油和水提物对小鼠具有肝脏毒性，可造成急性肝损伤。但薄荷在临床和生活中应用广泛，在规定剂量范围内使用安全性高，具有极大的应用价值（吕露阳等，2021）。

布渣叶
（破布叶）

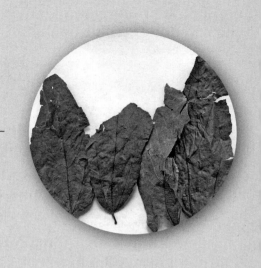

概述

　　布渣叶（MICROCTIS FOLIUM）又名破布叶、麻布叶、烂布渣等，为椴树科植物破布叶（*Microcos paniculata* L.）的干燥叶。布渣叶最早记载见于清代何克谏的岭南本草书籍《生草药性备要》，后在《本草求原》中，以"布渣叶"为正名收载。布渣叶味微酸、性凉，归脾、胃经，具有消食化滞，清热利湿的功效，临床常用于治疗饮食积滞、感冒发热、湿热黄疸等，清热除湿是它最重要的功效，加上清暑、消食、化痰等功效，主要需求是作为凉茶配方使用。

　　布渣叶药材叶片多皱缩或破碎，气微，味淡，微酸涩。成品以叶片大、完整、色黄绿、少带叶柄者为佳。布渣叶在中医临床和凉茶饮料行业应用广泛，作为两广凉茶的主要原料之一，布渣叶在民间亦有"凉茶瑰宝"的美誉（陆小鸿，2016）。布渣叶有良好的防治高脂血症作用，可用于治疗糖尿病；布渣叶提取物作为成纤维细胞助长剂的活性成分，可用作皮肤美容剂、食品、饮料等的添加剂，预防皮肤老化。在春季，可采集鲜嫩的布渣叶当作野菜食用。用开水将布渣叶焯烫后，加入调料制成凉拌菜，味道鲜美，能为人体提供多种维生素和矿物质。

有效成分研究

　　布渣叶主要含黄酮类、萜类、生物碱、有机酸、甾体、无机元素、酚类及糖类等多种有效成分，其中黄酮类化合物为最主要的活性成分。其中鉴定出三萜类化合物为阿江榄仁树葡糖苷Ⅱ和无羁萜，单萜类化合物为黑麦草内酯、去氢吐叶醇，以上化合物均为布渣叶中首次发现（胡娉等，2012）。有机酸主要有对香豆酸、异香草酸、阿魏酸、脱落酸、香草酸、咖啡酸甲酯、丁香酸、对羟基苯甲酸等。挥发油中主要有植醇、正十六酸、十八碳烯酸甲酯、二十九烷、亚油酸甲酯等。通过电感耦合等离子体质谱法分析10批不同布渣叶样品的无机元素含量，经计算机分析得到6个特征元素，并在不同批次中存在差异（谢彩玲等，2019）。

生物活性研究

抗炎活性

　　通过二甲苯致小鼠耳郭肿胀实验及腹腔注射醋酸致小鼠腹腔毛细血管通透性增高实验，观察布渣叶水提物对炎症反应的影响，结果表明布渣叶水提物具有显著的抗急性炎症作用（戴卫波，2010）。布渣叶芹菜素碳苷高、中、低剂量对脂多糖诱导小鼠急性肺损伤具有不同的干预作用，能够不同程度地抑制脂多糖引起的小鼠肺微血管通透性的增加以及肺部炎症反应，大体上呈现出一定的剂量依赖性（何卓儒，2019）。

镇痛解热活性

　　通过大鼠发热模型探究布渣叶水提物高、中、低剂量给药后大鼠的体温变化，结果表明布渣叶水提物具有潜在的解热作用；同时，布渣叶水提物能够有效减少小鼠对热板及冰醋酸所致的痛觉反应，具有较好的镇痛作用（曾聪彦等，2009）。

降血脂活性

　　布渣叶总黄酮提取物有保护心血管以及降血脂的药理作用（黄志恒等，

2019）。布渣叶总黄酮能显著降低高脂血症小鼠模型血清中总胆固醇和甘油三酯含量，且无明显的肝肾损伤等不良反应，提示其安全且调脂作用明确。

促消化活性

布渣叶水提物以及各种有机试剂提取部位可通过降低胃排空率、促进小肠推进、增加胃液分泌量、降低胃液酸度及提高胃蛋白酶活性达到促消化作用。布渣叶治疗消化不良的主要通路是PI3K-Akt1、脂质与动脉粥样硬化、流体剪切应力和动脉粥样硬化等，布渣叶中的有效成分可以通过多靶点、多途径来调节胃肠动力、修复黏膜屏障、抑制肠道炎症反应等发挥治疗消化不良的药效（严翠等，2023）。

抗氧化活性

布渣叶多酚具有较强的抗氧化活性，且中等浓度布渣叶多酚具有较强的抗炎活性。可通过抑制活性氧（ROS）/促分裂原活化的蛋白激酶（MAPK）/凋亡轴和激活核转录因子红系2相关因子2（Nrf2）介导的抗氧化能力，减轻对乙酰氨基酚诱导的肝损伤（Wu et al，2017）。布渣叶中的芹菜素C-糖苷可通过激活Toll样受体4信号通路，抑制脂多糖诱导的急性肺损伤小鼠模型的急性炎症和细胞凋亡（Li et al，2018）。

其他活性

布渣叶作为清热解毒的凉茶药材，其70%乙醇提取物对金黄色葡萄球菌有较强的体外抑制作用，最小抑菌浓度为0.625g/mL（萧栋等，2019）。布渣叶中的生物碱成分研究显示对HT-29人结肠癌细胞具有细胞毒性作用，并表现出一定的乙酰胆碱受体拮抗剂活性（Still et al，2013）。

毒性和安全性

布渣叶是广东凉茶的主要原料之一，临床上也常用，均未见其有毒副作用的报道。动物毒性试验表明在临床常规剂量下合理使用布渣叶是安全有效的，且无母体毒性、无胎毒性、无致畸作用。通过布渣叶对小鼠骨髓微核试验、小鼠精子畸形试验、鼠伤寒沙门氏菌试验和大鼠致畸试验，结果均显阴性，表明在此试验条件下布渣叶无致突变和致畸作用（赵敏等，2013）。

草果

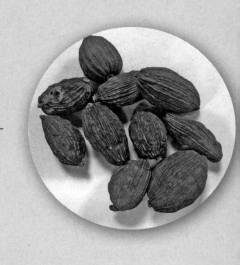

  草果（TSAOKO FRUCTUS）又名草果仁、草果子等，草果为姜科植物草果（*Amomum tsao-ko* Crevost et Lemaire）的干燥成熟果实，草果味辛，性温。归脾、胃经。具有燥湿温中，截疟除痰的功能。主要用于寒湿内阻，脘腹胀痛，痞满呕吐，疟疾寒热，瘟疫发热的症状。据相关报道，宋朝《太平惠民和剂局方》中首次记载了草果用于治疗疟疾，这是迄今为止发现最早的药用记录。在治疗疾病的过程中，草果常与其他中药材配伍，如赤芍、白芷等，这些传统方剂疗效良好，临床经验丰富。在现代药理学的发展中，这些经典方剂也得到了研究，并取得了很大的成果。草果主要分布在中国、越南等，其中，中国是主要生产国，特别是在云南省，种植面积已达到全国种植面积的90%以上。

  草果呈长椭圆形，有特异香气，味辛、微苦。主要用途是在食品工业，它被用作食品添加剂的比例超过90%，作为中成药的比例不到5%。作为香精和香料的传统临床应用，具有植物化学和药理特性。草果具有特殊浓郁的辛辣香味，可去腥除膻、增进菜肴味道，烹制鱼类和肉类时加入草果，其味更佳，是烹调佐料中的佳品，被誉为食品调味中的"五香之一"（杜丽霞等，2022）。近年来，随着市场对草果的需求量逐渐加大，草果也从炮制单一的加工方式逐渐经精深加工成草果酱、草果酒、泡草果、草果酸奶和草果果醋等10余种新产品。

有效成分研究

　　在草果中已经检测到300多种化合物，包括挥发油类、酚类、黄酮类、二苯基庚烷类、双环壬烷类、萜类等化学成分，其中以挥发油、酚类为主要的活性成分。挥发油类成分以1,8-桉油精、柠檬醛、香叶醇等为主要成分。采用液相色谱-质谱法（LC-MS）分析了草果中的酚类物质，并发现其对DPPH·和ABTS$^+$·自由基具有较强的清除作用（李志君等，2017）。草果中目前已分离得到20多种黄酮类化合物，主要有芦丁、槲皮素、槲皮素-7-O-β-葡萄糖苷、槲皮素-3-O-β-D-吡喃葡萄糖苷等。此外，部分学者还从草果中分离得到谷甾醇、胡萝卜甾醇等甾醇类化合物。草果中呈味类氨基酸和药用氨基酸含量丰富，分别占总氨基酸的89%、64%。氨基酸以谷氨酸、天冬氨酸含量较高（陈玉芹等，2022）。

生物活性研究

抗菌活性 >>>

　　草果精油对革兰氏阳性菌和革兰氏阴性菌均表现出较强的广谱抗菌活性，最低抑菌浓度（MIC）为2.94～5.86mg/mL（Cui et al，2017）。对食源性细菌大肠埃希菌的抑菌机制可能是通过改变细胞膜的通透性和完整性，导致核酸和蛋白质渗漏，MIC和最低杀菌浓度（MBC）分别为3.13 mg/mL和6.25 mg/mL（Guo et al，2017）。草果提取物可抑制大肠埃希菌和沙门氏菌，其机制为破坏细胞形态，增加细胞壁通透性和促进胞内物质外泄，从而抑制细菌的生长繁殖。

抗氧化活性 >>>

　　草果中不同多酚类在0.625 mg/mL时对DPPH·清除率均达到80%以上（陈肖等，2023）。其甲醇提取物类黄酮含量高，体外实验结果表明，草果具有较强的氧自由基清除能力、清除ABTS$^+$·自由基抗氧化剂的能力和铁还原能力。

抗炎活性 》》》

有报道称木犀草素可以通过Nrf2信号转导诱导OH-1的表达，发挥抗炎活性，从而保护机体细胞免受各种炎症因子的侵害。草果提取物及分离物能有效抑制诱导型一氧化氮合酶，对开发NO抑制剂抗炎症具有重要意义（Mariotto et al，2007）。

抗肿瘤活性 》》》

草果甲醇提取物具有细胞毒活性，并可通过生物活性引导分离出二乙基庚烷化合物。有学者发现，该化合物对肺癌A549和黑色素瘤SK-Mel-2细胞具有细胞毒性，与顺铂相当。也有研究报道，草果对HepG-2、SMMC-7721、HeLa和A549细胞系有较强的抗肿瘤活性。通过诱导内质网应激阻断p-STAT3（磷酸化信号转导及转录活化因子）/NF-κB/IL-6和血管内皮生长因子（VEGF）循环，达到抗肿瘤作用（Chen et al，2020）。

抗糖尿病活性 》》》

草果提取物能显著改善大鼠糖耐量受损，降低空腹血糖、胰岛素、丙二醛水平，增加超氧化物歧化酶水平。结合组织病理学结果表明，提取物保留了胰腺的结构和功能，在体内和体外均具有良好的抗糖尿病活性（Zhang et al，2022）。当提取物浓度为4.0 mg/mL时，对α-淀粉酶和葡糖苷酶的抑制活性最高。

神经保护活性 》》》

草果黄酮具有抑制H_2O_2诱导的PC-12细胞凋亡的生物活性（Zhang et al，2014）。从草果中分离的活性物质均有提高受损PC-12细胞活力的作用，其中槲皮素的作用最显著。槲皮素能有效抑制诱导型一氧化氮合酶/一氧化氮（iNOS/NO）系统和促肾上腺皮质激素的生物活性，而发挥神经保护作用。

其他活性 》》》

草果提取物能促进便秘小鼠小肠蠕动，有效改善小鼠便秘症状。

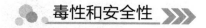

毒性和安全性 >>>

草果精油对健康人体细胞的毒性较低，IC_{50}（半数抑制浓度）范围为163.91～272.41 μg/mL（Yang et al，2010）。体内急性毒性试验表明，草果属无毒物质。草果60%乙醇提取物可以保护小鼠免受行为影响和死亡，小鼠的最大耐受剂量超过10g/kg（以体重计），这表明口服给药具有很大的安全性。草果的其他毒副作用和安全性仍需在进一步研究中更好地阐明。

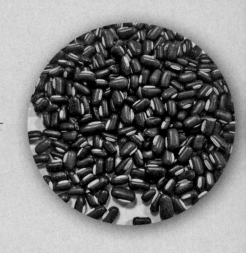

赤小豆

概述

赤小豆（VIGNAE SEMEN）又名红小豆、赤豆，赤小豆为豆科植物赤小豆（*Vigna umbellata* Ohwi et Ohashi）或赤豆（*Vigna angularis* Ohwi et Ohashi）的干燥成熟种子。赤小豆味甘、酸，性平。归心、小肠经。具有利水消肿，解毒排脓的作用。主要用于水肿胀满，脚气浮肿，黄疸尿赤，风湿热痹，痈肿疮毒，肠痈腹痛的症状。赤小豆始载于《神农本草经》，其曰："主下水，排痈肿脓血。"古代医学家常用赤小豆配伍不同中药治疗伤寒、肠痈等疾病，配伍当归，如赤豆当归散，赤小豆清肠中湿热且利水消肿、渗湿排脓，配伍当归活血养血之效，治疗湿热下注之先血后便者、肠痈便脓、伤寒狐惑。我国是世界上赤小豆产量最大的国家，也是主要出口国。

赤小豆呈长圆形而稍扁，气微，味微甘。它是一种膳食豆类，是东亚最早种植的作物之一。富含蛋白质、多酚、不饱和脂肪酸、膳食纤维、B族维生素、钙、钾等营养物质，因其具有甜美的口感，常常被广泛用作庆祝活动中甜点的原料（Bi et al, 2021）。民间常用赤小豆煮饭、煮粥，做赤豆汤，或作为各种糕点面团的馅料，美味可口。目前关于赤小豆的产品有很多，有赤小豆饮料、赤小豆酒、赤小豆薄脆饼干、五谷杂粮粉、赤小豆糕和八宝粥等食品。

有效成分研究

　　赤小豆富含淀粉、蛋白质、钙、铁和B族维生素等多种营养成分以及多酚、单宁、鞣质、皂苷、黄酮等多种生物活性物质，食用和药用价值都比较高。从赤小豆中得到12个化合物，分别鉴定为儿茶素、表儿茶素、3-羟甲基呋喃葡萄糖苷、杨梅素-3-O-β-D-葡萄糖苷、槲皮素-7-O-β-D-葡萄糖苷、槲皮素-3'-O-α-L-鼠李糖苷、（±）二氢槲皮素、槲皮素、没食子酸乙酯等。从70%乙醇提取物中分离得到8个化合物，包括刺五加苷D、白藜芦醇和麦芽酚等（宁颖等，2013）。赤小豆的蛋白质成分约占20%（Kaur et al，2013），富含18种氨基酸，其中三分之一为必需氨基酸。此外，赤小豆蛋白质消化吸收率良好，可达50%以上，是一种优质的膳食蛋白质。

生物活性研究

抗炎活性

　　麻黄连翘赤小豆汤可以抑制肥大细胞脱颗粒，减少组胺释放，具有抗过敏、抑制变态反应、止痒等药理作用。其分子机制为通过丝裂原活化蛋白激酶/核转录因子-κB（MAPK/NF-κB）信号通路，下调白细胞介素-6、白细胞介素-8、白细胞介素-17等炎性因子表达，从而起到抗炎、调节免疫等作用（张潇文等，2021）。

护肝活性

　　麻黄连翘赤小豆汤能增加胆汁淤积性肝损伤模型大鼠胆汁流量，降低血清中天冬氨酸转氨酶、谷丙转氨酶、γ-谷氨酰转移酶、碱性磷酸酶、总胆红素、结合胆红素水平，降低肝组织中核转录因子-κB、p65及COX-2的蛋白质和mRNA表达水平，提示本方能减轻肝细胞损伤，改善胆汁淤积和肝功能代谢水平（刘翔等，2020）。另有研究显示本方能有效减少炎性介质表达，逆转肝脏毒性，发挥抗炎保肝作用。

抗氧化活性

提取的赤小豆总多酚对 DPPH·自由基有较好的清除能力，对羟自由基清除率随浓度增加而增加，还原能力随着多酚浓度的升高而增加，抗氧化活性也随之增高。所以赤小豆中提取出的多酚类物质具有显著的抗氧化活性（洪杰等，2020）。微波辅助提取赤豆总黄酮，总黄酮提取率为 0.75%，提取到的赤豆黄酮具有较强的抗氧化活性（康永锋等，2012）。

抗肿瘤活性

赤小豆当归散能通过改变 A431、B16-f10 细胞的细胞形态，促进细胞自噬，抑制细胞增殖与迁移，阻止皮肤癌发生，降低黑色素瘤细胞恶性等祛除毒源。赤小豆当归散防治皮肤癌是其降低癌细胞恶性祛除毒源及增加机体排异能力维持皮肤细胞稳态的共同结果。半夏当归赤小豆汤降低小鼠体内糖酵解产物乳酸水平，下调低氧诱导因子表达，改善低氧微环境，并且降低炎症因子水平，改善缺氧所致的炎症微环境，并下调血小板活化标志物 CD62p、血管内皮细胞损伤标志物 Vcam1 表达，改善由此所致的血液高凝状态，降低血管通透性，抑制上皮间质转化（EMT），从而发挥抗肿瘤生长和转移作用（张群，2019）。

其他活性

从赤小豆中提取得到牡荆素和异牡荆素 2 种黄酮类化合物，分别测定其体外 α-葡糖苷酶抑制活性，测定发现 2 种黄酮类化合物抑制活性分别为 0.4 mg/g 和 4.8 mg/g，说明黄酮具有较强的体外降糖活性。RAW 小鼠巨噬细胞实验研究表明，赤小豆多糖具有免疫活性。

毒性和安全性

赤小豆也有一定的禁忌，陶弘景："性逐津液，久食令人枯燥。"《食性本草》："久食瘦人。"《随息居饮食谱》："蛇咬者百日内忌之。"久食赤小豆则令人黑瘦结燥，严重时会影响消化系统的吸收。还有就是阴虚而无湿热者，及小便清长者忌食赤小豆。被蛇咬者百日内食用赤小豆的话，会引发非常严重的后遗症。但总体来说赤小豆安全性高，可以每天少量食用无妨，将赤小豆放在粥、汤中均可发挥功效，也可做成赤小豆薄脆饼干（薛亚宁等，2022）。

代代花

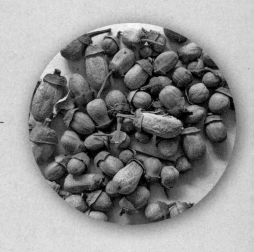

概述

代代花（*Citrus aurantium* L. var. *amara* Engl., CAVA）是芸香科柑橘属植物代代的干燥花蕾。别名为玳玳花、酸橙花、回青橙花等。代代花性平，味辛、甘、微苦，主要用于治疗胸中痞闷、脘腹胀痛、不思饮食、恶心呕吐等症状。代代花始载于《开宝本草》，因其成熟后的果实为橙红色，停滞于树身直到次年夏天，变为墨绿之态，如同重生，因此其果实又称回青橙、回春橙。王一仁在《饮片新参》一书中记录其有理气宽胸，开胃止呕的功效。《动植物民间药》表述代代花可"治腹痛，胃痛"。《浙江中药手册》记载其可"调气疏肝，治胸膈及脘宇痞痛"。代代花性微寒，味酸、苦，可消食化痰、宽中行气，是集药用、食用、美化、绿化于一体的传统中医药。在我国福建、广东、四川、浙江等地均有种植。

近年来，人们对药食药膳、绿色食品等健康饮食的需求越来越高，对代代花的食品开发的研究也逐渐增多。代代花作为药食两用价值的天然保健药材，中医称之为福寿草（商国懋等，2016），亚非国家的药典中大多都有记载。现代常用于疏肝理气、消食和胃、理气化痰、解郁等。目前关于代代花的产品开发有很多，例如代代花饮品、保健品、代代花油柑茶等。

有效成分研究

代代花中含有挥发油、黄酮、生物碱和苷类化合物等多种有效成分。挥发油在成熟代代花果实的果皮里的含量为1%～1.8%（隋志方等，2022），主要含有天竺葵醛、安息香酸、樟脑萜、萜品醇、茉莉花素、羊脂酸、法尼醇、柠檬烯、苯醋酸、香叶烯、α-蒎烯、苦橙油醇、芫荽醇、罗勒烯、十碳醛、橙花醇、氨茴酸甲酯、红樟油。代代花中还含有丰富的维生素（以维生素C为主）、人体必需氨基酸、天然纤维、矿物质以及香豆素等（申春燕，2020）。其中黄酮类化合物和香豆素类化合物具有较强的抗氧化能力。代代花中含有丰富的柚皮苷、橙皮苷、新橙皮苷、枸橼皮素等挥发油及N-甲基酪胺、辛弗林等黄酮类成分，具有抗氧化、抗炎、抗肿瘤、抗病毒、促进胃肠蠕动等药理作用。

生物活性研究

抗炎活性 >>>

代代花总黄酮可诱导小鼠胚胎成纤维细胞进入程序化死亡，阻止细胞坏死引起内容物外泄，避免炎症发生（郝云芳等，2016）。精油具有较强的抗炎活性，作为治疗炎症的代替疗法被广泛应用，代代花部分挥发油成分的抗炎作用比其抗癌、抗氧化及对3T3-L1增殖的抑制作用更具优势，可通过抑制NF-κB和丝裂原活化蛋白激酶（MAPKs）的激活，调节促炎介质，发挥抗炎作用。

抗菌活性 >>>

苧烯等精油类成分既可以抑制皮肤致病菌和霉菌，又可以抑制白假丝酵母菌、铜绿假单胞菌、大肠埃希菌、金黄色葡萄球菌等细菌。代代花挥发油类成分对革兰氏阴/阳性菌均有显著的抑制效果，同时代代花总黄酮对革兰氏阴性菌也具有较强的抑制效果（张忠立等，2019）。

抗肿瘤活性 >>>

代代花总黄酮具有显著的癌细胞杀伤作用，且其药效作用具有细胞或器官靶向性。代代花挥发油类成分D-柠檬烯通过诱导细胞早期凋亡，降低氧化应激效应，抑制肿瘤血管生成，从而达到抑制癌细胞生长和转移的效果（王婷等，2017）。

抗氧化活性

以柚皮苷和新橙皮苷为主要成分的提取物具有显著的自由基清除能力，并能降低紫外线（UV）照射引起的皮肤细胞内的活性氧（ROS）水平。代代花总黄酮可有效地清除DPPH·自由基和羟自由基，同时对小鼠肝脂质过氧化具有明显的抑制效果。代代花具有很强的抗氧化能力，其各组分之间的抗氧化能力存在一定程度的差别（Shen et al，2017）。

降血脂活性

香叶木素、芦丁和金合欢素可提高HepG2细胞对低密度脂蛋白的摄取量，同时作为抗高脂血症的有效成分，其可显著降低血浆中总胆固醇、甘油三酯和低密度脂蛋白胆固醇的水平，表明代代花在开发预防和治疗高脂血症的功能性食品和药物方面具有潜力。代代花生物碱提取物可显著提高超氧化物歧化酶活性，降低丙二醛（MDA）和ROS含量，且通过抑制脂肪酸合成酶、过氧化物酶体增殖物激活受体亚型γ、解偶联蛋白2和视黄醇结合蛋白等脂肪生成信号基因的表达来逆转油酸诱导的肝脂肪变性（Cai et al，2022）。

免疫调节活性

目前免疫类中药已有较多见诸实验研究和临床应用，代代花就是中药中免疫增强剂之一，其具有增强机体免疫力的功效。Ⅱ型多糖通过促进IL-6和TNF-α的合成，上调IL-6、TNF-α、IL-1β等的mRNA表达，从而发挥比Ⅰ型多糖更显著的免疫调控效果。代代花粗多糖具有较强的增强免疫的功能，其可以刺激小鼠巨噬细胞内核转录因子-α和白介素-6的生成，调控一氧化氮合酶、TNF-α、白介素-1β和白介素-6的mRNA表达（Shen et al，2017）。

毒性和安全性

安全性方面，以代代花为原料开发的保健茶安全性试验表明，代代花保健茶为急性毒性无毒级保健茶（孔庆新等，2015）。

淡豆豉

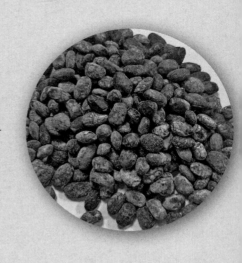

淡豆豉（*sojae semen praeparatum*）又名淡香豉、淡豉等，淡豆豉为豆科植物大豆［*Glycine max*（L.）Merr.］的干燥成熟种子（黑豆）的发酵加工品。淡豆豉味苦、辛，性凉，归肺、胃经。具有解表，除烦，宣发郁热的功效。主要用于感冒，寒热头痛，烦躁胸闷，虚烦不眠的症状。始载于《名医别录》，《本草纲目》曰："黑豆性平，作豉则温。"《本经疏证》记载，淡豆豉，味苦，寒，无毒。淡豆豉，由黑豆发酵而来，在炮制过程中因加入的中药辅料不同而导致性味、功效等不同。淡豆豉由豆科植物成熟的种子加工而成，原料主要为黄豆和黑豆，而豆科植物在我国分布比较广泛。《现代实用中药》言，豆为我国著名特产，全国各地均有生产。东北的辽、吉、黑等省产量最高。

淡豆豉呈椭圆形，略扁，气香，味微甘。药食两用物质是我国中医药食同源思想的具体体现，也是中医食养与食疗的物质基础。经现代研究证实，淡豆豉中的膳食纤维、低聚糖、皂苷、黄酮等成分对重建肠道菌群、促进健康具有积极作用。与原料大豆相比，发酵后淡豆豉中的必需氨基酸及非必需氨基酸的含量均有升高，营养价值和风味均得到提升。目前关于淡豆豉的产品开发也有不少，有豆豉酱、葱豉汤饮料、淡豆豉茶等。

有效成分研究

由于发酵，淡豆豉比大豆所含有的成分更多。淡豆豉的主要成分有蛋白质，脂肪，维生素B_1、维生素B_2，多糖，大豆异黄酮。其中异黄酮、皂苷、蛋白质、γ-氨基丁酸、低聚糖、豆豉纤溶酶和一些挥发性物质等化合物为其主要的活性物质，异黄酮作为淡豆豉中对人体起非常重要调节作用的成分，分为游离型苷元类以及结合型糖苷类（牛丽颖等，2008）。从淡豆豉中分得8个化合物，经光谱学鉴定分别为：大豆苷、染料木苷、$6''$-乙酰基-大豆苷、$6''$-乙酰基-染料木苷、丁香酸、染料木素、大豆素和6-甲氧基-大豆素。通过发酵，异黄酮的含量发生了明显的变化，而且天然形式的异黄酮被水解为可吸收的苷元，其含量增加了一倍以上。淡豆豉发酵后的丝氨酸含量会随着发酵时间延长呈下降趋势，而脯氨酸、谷氨酸和甘氨酸的含量则会上升，其他氨基酸的含量变化不明显（宓月光等，2019）。

生物活性研究

降血糖活性 >>>

淡豆豉降糖机制与α-葡糖苷酶抑制作用有关。淡豆豉正丁醇提取物具有明显的降糖作用，可改善糖尿病大鼠的糖耐量，提高靶组织的胰岛素敏感性，达到降糖效果（Liu et al，2012）。

抗菌活性 >>>

淡豆豉可以降低干酵母引起的发热，根据现代医学研究，感冒往往是由细菌感染引起的，在体外抗菌试验的基础上，发现淡豆豉80%乙醇提取物，尤其是乙酸乙酯部分具有抗菌作用（Hu et al，2019）。此外，大豆异黄酮具有广泛的抑菌作用，其抑菌活性主要与糖苷类化合物有关。

抗肿瘤活性 >>>

淡豆豉提取物对人肝癌细胞以及乳腺癌细胞有生长抑制作用。除异黄酮外，大豆皂苷A2、大豆皂苷 I 对一些癌症也具有显著的治疗作用（Guang et al，2014）。大豆皂苷的结肠抗癌活性随着亲脂性的增加而增加。

心血管保护活性 >>>

淡豆豉对心血管系统有保护作用，特别是对动脉粥样硬化。淡豆豉提取物能显著降低其氧化低密度脂蛋白、甘油三酯和丙二醛活性，增强高密度脂蛋白、载脂蛋白和超氧化物歧化酶活性，降低晚期糖基化终产物。单菌株发酵的淡豆豉异黄酮可以通过促进 Nrf2/HO-1 信号通路的激活，显著降低人脐静脉细胞融合细胞的氧化损伤（Guo et al，2022）。

其他活性 >>>

淡豆豉中的多糖对化学系统产生的羟自由基和超氧阴离子具有清除作用。淡豆豉对模型小鼠的抑郁行为有较好的影响，这与淡豆豉中丰富的 γ- 氨基丁酸（GABA）含量有关。

毒性和安全性 >>>

世界上已经有一些关于食用发酵豆制品后中毒的报道（Zhou et al，2014）。近年来，国家药品监督管理局频频公布多家企业生产的淡豆豉不符合国家标准。因此，必须重视淡豆豉的安全和质量问题。一旦淡豆豉产品中的有毒金属、黄曲霉等致病微生物进入人体，就会破坏肠道菌群的平衡，使人产生严重的不适。在淡豆豉的加工过程中，微生物是必不可少的，通过测定发酵过程中微生物种类的动态变化，要确保不能在淡豆豉的产品中发现黄曲霉。其药效与其生物活性成分有关，对于淡豆豉来说，除了原料外，还与加工工艺密切相关。总的来说淡豆豉产品是相对安全的。

淡竹叶

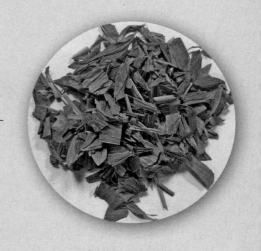

淡竹叶（LOPHATHERI HERBA）又名碎骨子、山鸡米、金鸡米等，为禾本科植物淡竹叶（*Lophatherum gracile* Brongn.）的干燥茎叶。其味甘、淡，性寒；归心、胃、小肠经。具有清热泻火，除烦止渴，利尿通淋等功能。主要用于热病烦渴，小便短赤涩痛，口舌生疮等症。"淡竹叶"一名始载于《名医别录》，但在明代《滇南本草》之前记载的淡竹叶来源于禾本科竹亚科植物淡竹的叶，《滇南本草》之后记载的淡竹叶来源于禾本科禾亚科淡竹叶。由此可见，现今用的淡竹叶始载于《滇南本草》。而李时珍在《本草纲目》中首次详细描述了淡竹叶的形态。《名医别录》将其列为中品，收载于竹叶项下，记载："味辛，平、大寒。"《滇南本草》首次将淡竹叶单列，记载为："淡竹叶，味甘、淡，性寒。治肺热咳嗽，肺气上逆。"中国江苏、安徽、浙江、江西、福建、台湾、湖南、广东、广西、四川、云南等省（区、市）以及印度、斯里兰卡、缅甸、马来西亚、印度尼西亚、新几内亚岛、日本等国家和地区均有分布。其质量以浙江产的"杭竹叶"为佳。

淡竹叶长25～75cm，茎呈圆柱形，有节，表面淡黄绿色，断面中空，气微，味淡。竹叶特有的清香味，很迎合现代人"回归自然"的心态。其本身具有多种功能及用途，其叶渣经过处理，还可生产可食性包装纸或其它包装材料，这方面的广泛使用将为清除"白色污染"做出贡献（吴紫娟等，2023）。

有效成分研究

　　国内外学者从淡竹叶各个药用部位中提取分离出多种成分，主要为黄酮和多糖类成分、内酯、叶绿素、氨基酸、维生素、微量元素，此外还含芦竹素、白茅素、无羁萜、豆甾醇等成分。对淡竹叶化学成分的研究始于1954年，其黄酮类成分包括苜蓿素、苜蓿素-7-O-β-D-葡萄糖苷、牡荆素、木犀草素、阿福豆苷、当药黄素等（周易等，2023）。挥发性成分是淡竹叶特有清香味的物质基础，在食品添加剂、化妆品等领域具有开发价值。三萜类化合物包括芦竹素、印白茅素、蒲公英赛醇、无羁萜、羊齿烯醇等（张慧艳，2010）。还含有丰富的茶多酚，它是一种新型的无毒天然食品添加剂（GB 2760—2024），其抗氧化活性高于一般非酚性或单酚羟基类抗氧化剂。此外，还有氨基酸、多糖及微量元素。淡竹叶水煎剂中含有15种氨基酸，其中天冬氨酸和谷氨酸含量较高。多糖含量为6.87%。淡竹叶中含有丰富的Ca、K、Mg且Fe、Mn含量相对较高。

生物活性研究

抗菌活性 》》》

　　淡竹叶的醇提物对金黄色葡萄球菌、溶血性链球菌、绿脓杆菌、大肠埃希菌有一定的抑制作用，抑制作用的强弱顺序为金黄色葡萄球菌＞溶血性链球菌＞绿脓杆菌＞大肠埃希菌，而对于黑曲霉和常见青霉的抑制效果不明显。淡竹叶蛋白酶解产物对大肠埃希菌、金黄色葡萄球菌和枯草芽孢杆菌均有一定的抑制效果，可作为天然植物源抑菌剂（李琴等，2022）。

抗氧化活性 》》》

　　淡竹叶多糖在体外具有直接清除自由基的抗氧化活性，且随着多糖浓度的升高清除率也升高。郭静对不同品种竹叶主要化学成分及抗氧化活性进行研究发现，其7个指标成分中有4个成分的抗氧化活性强于阳性对照维生素C（IC_{50}=0.926mmol/L）和水溶性维生素E（IC_{50}=0.973mmol/L），以木犀草素

（IC_{50}=0.422mmol/L）和木犀草苷（IC_{50}=0.427mmol/L）抗氧化活性最强；7批淡竹叶清除DPPH·自由基的IC_{50}值为（5.07±2.67）mg/mL。王紫薇等优化淡竹叶黄酮提取工艺并对其抗氧化性进行研究，结果发现在条件为乙醇浓度68%、提取时间27min、超声功率305W下，淡竹叶黄酮提取率最高，并具有一定的抗氧化活性（王紫薇等，2020）。

护肝活性

淡竹叶总黄酮可明显降低小鼠血浆中丙氨酸转氨酶ALT活性、肝组织的丙二醛含量和一氧化氮含量，显著提高血浆和肝组织的抗氧化能力指数。淡竹叶盐水溶液呈碱性，矿物元素组成丰富，能显著增强RAW264.7细胞吞噬能力，抑制NO释放以及降低肿瘤坏死因子-α、白细胞介素-1β分泌，显著抑制肝癌细胞（HepG2）的增殖；且淡竹叶盐对HepG2细胞总凋亡率高于传统竹盐、粗海盐和精制海盐，而在同质量浓度下，其对正常肝细胞保护作用强于粗海盐和精制海盐（季红福等，2021）。

抗疲劳、抗衰老活性

小鼠经连续白茅根-淡竹叶复合运动饮料灌胃30天后，与对照（灌胃等体积的0.85%生理盐水）相比，负重游泳时间显著延长，说明白茅根淡竹叶复合运动饮料具有一定的抗运动疲劳效果。淡竹叶多糖纯化产物可显著延长小鼠的运动时间，增强体内乳酸脱氢酶的活力，从而减少乳酸累积，降低蛋白质的分解，进而提高机体的运动耐力（邓云兵等，2020）。淡竹叶多糖的抗衰老作用与给药剂量呈正相关关系，与模型组相比高剂量组小鼠的脾脏指数、胸腺指数、神经元数显著增加，血清、肝和脑组织中超氧化物歧化酶活力、谷胱甘肽过氧化物酶活力显著增加，丙二醛含量显著下降，小鼠跳台学习反应时间缩短、错误次数减少、记忆潜伏期延长、水迷宫潜伏期缩短、穿越次数增加，具有显著的抗衰老作用。

心脑血管保护活性

与缺血再灌注组和假手术组比较，淡竹叶黄酮组小鼠的超氧化物歧化酶活性明显增强，心肌梗死面积显著减小，SD大鼠丙二醛及血清乳酸脱氢酶（LDH）和肌酸激酶（CK）含量明显下降，说明淡竹叶黄酮对大鼠心肌缺血-再灌注损伤有一定保护作用，其机制可能与增强心肌抗氧化能力及稳定心肌细胞定位和增加超氧化物歧化酶活性有关。淡竹叶黄酮单体和黄酮组分均可有效提高心肌细胞存活率，抑制细胞凋亡，并有效降低游离钙离子浓度；淡竹叶黄酮组分通过抑制p38MAPK信号通路活化，实现改善心肌缺血损伤的作用；淡竹叶黄酮化合物可能通过抑制p65表达，上调p50表达，实现抑制NF-κB激活的作用；可诱导HSP70（热激蛋白70）、HSP27（热激蛋白27）过度表达和上调iNOS、COX-2的表达，实现心肌缺血保护作用（邵莹，2016）。

其他活性 ▶▶▶

此外，淡竹叶及其活性成分还具有改善肠道损伤、改善神经损伤、止泻、解痉、抗病毒及抑制酪氨酸酶等活性（Chen et al，2022）。

毒性和安全性 ▶▶▶

淡竹叶不宜长期大剂量食用，脾胃虚寒、无实火、湿热者禁服，孕妇、肾亏尿频者忌服（吴玲等，2019）。

当归

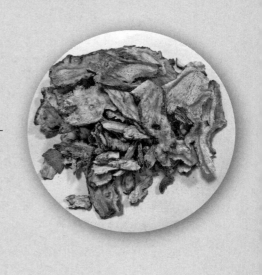

·概述·

  当归（ANGELICAE SINENSIS RADIX）为伞形科植物当归 [*Angelica sinensis*（Oliv.）Diels] 的干燥根。别名有干归、山蕲、云归、秦归等，属于多年生草本。当归是我国传统中药中最具代表性的药材之一，始载于《神农本草经》，享有"十方九归"之美誉，具有补血活血、抗炎、调经止痛和增强免疫等功效。《景岳全书》曰："味甘辛，气温。气轻味重，可升可降，阴中有阳。其味甘而重，故专能补血，其气轻而辛，故又能行血。补中有动，行中有补，诚血中之气药，亦血中之圣药也。头止血上行，身养血中守，尾破血下流。"素有"药王"之美称。当归主要产于我国甘肃，尤以甘肃岷县产量为多，占全国总产量的90%以上，其次产于云南、四川、湖北等地区。

  当归略呈圆柱形，表面浅棕色至棕褐色，有浓郁的香气，味甘、辛、微苦。当归在我国的应用已有3000多年的历史，具有补血活血、调经止痛和润肠通便等功效。随着科技的发展，当归在保健品方面的开发得到了极大的进步，在化妆品方面也有一定的发展（李国业等，2021）。市场上当归产品主要有当归酒、当归茶等。

·有效成分研究·

  当归中富含苯酞类、酚酸及其衍生物类、多糖类、苯丙素类、聚炔类、植物甾醇类、萜类、黄酮类、生物碱类等多种活性成分。多糖是当归的主要活性物质，分为酸性多糖和中性多糖，达30多种（马艳春等，2022）。苯酞类成分是指具有苯酞母核结构的一类化合物，又系内酯类化合物，是当归的特征性成分及主要活性成分之一，主要存在于伞形科植物中。黄酮类化合物主要有木犀草素-7-*O*-芦丁糖苷、查耳酮衍生物等。单萜和倍半萜是当归挥发油香味的主要成分。当归还有许多矿物质（铜、铁、锰、锌、钙、钠等）、维生素A、B族维生素、维生素E等（宋正蕊等，2019）。通过氨基酸自动分析仪测出当归含16种以上氨基酸（含量前3的分别为精氨酸、天冬氨酸、谷氨酸），10批当归样品中氨基酸总量最低为3.90%，最高达8.66%。

生物活性研究

抗炎活性

当归可通过影响多种炎症相关信号通路和介质发挥抗炎作用。主要通过阻断炎症信号通路中相关蛋白质、基因的表达以及核转位来抑制炎症介质的释放，降低免疫细胞的免疫活性而发挥抗炎作用（王凤龙等，2021）。当归多糖可降低结肠组织髓过氧化物酶活性，调控促炎细胞因子和相关蛋白质的表达，从而抑制葡聚糖硫酸钠诱导的小鼠实验性结肠炎。

抗氧化活性

当归可以通过抑制和清除自由基以及增加抗氧化酶活性发挥抗氧化作用。当归多糖可通过体外抗氧化、抗凋亡和抗炎作用，保护大鼠软骨细胞免受过氧化氢诱导的氧化应激和所致的细胞损伤（Bai et al，2022）。麻黄素可降低小鼠肝组织的抗氧化能力，当归多糖能够清除麻黄素所致肝损伤小鼠体内多余的自由基，提高肝组织的总抗氧化能力和谷胱甘肽过氧化物酶等抗氧化酶活性。

抗肿瘤活性

当归抗肿瘤的主要活性成分是多糖，体内、外试验中均表现出抗肿瘤活性。在体内对小鼠腹水癌细胞（S180、EAC）和白血病（L1210）肿瘤细胞均有抗肿瘤作用，在体外可抑制肝癌细胞的侵袭和转移能力。当归挥发油作用于人体肺腺癌，随着质量浓度升高，可诱导肺腺癌GLC-82细胞凋亡、坏死、死亡速度增加。当归可通过协同其它抗肿瘤药或物理、化学方法从而体现高效抗肿瘤作用（张艳霞等，2018）。

心血管系统活性

当归水提物能显著抑制阿霉素诱发的小鼠慢性心脏毒性，降低模型鼠的死亡率，改善心脏性能，并能恢复抗氧化活性和血清中天冬氨酸转氨酶（AST）正常水平，防止其肌原纤维丧失，改善心律失常和传导异常（Kiokias et al，2021）。当归中的有机酸成分阿魏酸具有抗动脉粥样硬化的作用，改善高脂血清对血管内皮细胞形态结构的损伤，逆转高脂血清所致的内皮细胞中转化生长因子β1表达降低和碱性成纤维细胞生长因子表达增加。

消化系统活性

有研究发现当归水煎液组可显著升高血虚便秘模型小鼠外周血红细胞、白细胞、血红蛋白和红细胞压积，显著缩短排便时间，升高粪便和结肠含水量。藁本内酯能松弛平滑肌，针对乙酰胆碱引起的小鼠胃肠痉挛，其能延缓胃排空，减慢肠推进（王瑞琼等，2010）。

其他活性

当归多糖能够抑制对乙酰氨基酚诱导的肝损伤模型鼠肝组织中的肝细胞凋亡和氧化应激，增加模型鼠肝脏中谷胱甘肽含量（Cao et al，2018），降低小鼠的高血糖，刺激胰岛素分泌，促进肝糖原合成，调节释放脂肪因子，减少肝脂肪积累，减轻肝损伤。当归中含有的阿魏酸可通过抑制Toll样受体4/髓样分化因子88（TLR4/MyD88）信号通路激活，减少大鼠海马神经元凋亡和氧化应激而显著减轻缺血/再灌注大鼠的记忆损伤。

毒性和安全性

当归提取物在一定的范围和条件下可以食用，是药食两用的重要材料。毒性试验结果表明当归提取物属无毒物质；遗传毒性试验显示受试物对哺乳类动物体细胞染色体及生殖细胞无损伤作用，未见遗传毒性作用；致畸试验提示对受试物孕鼠和胎鼠均无毒性，也无致畸作用；90天经口毒性试验结果说明当归提取物对动物未产生明显毒性作用，未观察到有害作用剂量（NOAEL）为8.0g/kg（以体重计）（贾世忠等，2018）。

党参

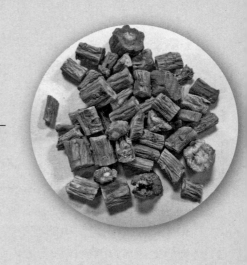

概述

党参（CODONOPSIS RADIX）又名防风党参、中灵草、黄参、防党参，为桔梗科植物党参 [*Codonopsis pilosula* (Franch.) Nannf.]、素花党参 [*Codonopsis pilosula* Nannf. var. *modesta* (Nannf.) L. T. Shen] 或川党参（*Codonopsis tangshen* Oliv.）的干燥根。党参味甘，性平；归脾、肺经。具有健脾益肺，养血生津等功能。主要用于脾肺气虚，食少倦怠，咳嗽虚喘，气血不足，面色萎黄，心悸气短，津伤口渴，内热消渴等症。党参药用作用在古今著名书籍中均有记载，如《本草从新》《本草纲目拾遗》《中药大辞典》《青海药材》等。中国对党参的利用与开发已经有3000多年历史。党参属植物有40余种，我国约有39种，多数具有药用价值，主要分布在西南地区，山西、甘肃、四川、重庆、湖北、贵州等地多有栽培，其中甘肃党参的种植面积占全国党参种植面积的90%左右，陇西白条党参于2012年获中国国家地理标志产品。

党参呈长圆柱形，表面灰黄色、黄棕色至灰棕色，有特殊香气，味微甜。作为我国常用的补益药之一，党参可加工成功能性食品，因此党参在保健食品的应用方面愈发广泛，常被用作膳食补充剂的茶、酒、汤、粥等（王楠等，2023）。

有效成分研究

党参中含有的化学成分十分丰富，并且复杂。经过国内外科学家不断努力，在党参中分离出来的化合物超过200种，其中黄酮类、生物碱类、糖类、皂苷类、甾体类、氨基酸类和其他类等为主要的活性成分。党参中的黄酮类化合物可通过蒸馏法、有机溶剂应用法等多种方法进行分离提取。党参中还含有党参碱、党参次碱、尿嘧啶、1-甲酯基咔啉、川芎哚、氯化胆碱、烟碱、胆碱、党参脑苷脂、5-羟基-2-羟甲基吡啶等化学成分（陆廷祥等，2022）。萜类化合物羊乳皂苷、1,3-二亚油酸甘油酯、党参皂苷A、党参皂苷B、党参皂苷C、橙黄胡椒酰胺乙酸酯、蒲公英萜醇、白术内酯等为党参中的皂苷主要成分。党参中甾体类化合物包含β-谷甾醇、豆甾-5,22-二烯-3-酮等。党参中的糖类成分十分丰富，其中包含了多糖、单糖、低聚糖等，党参多糖在党参的糖类物质和化学成分中所占比例较高，党参单糖中主要有葡萄糖、半乳糖和果糖等（吉姣姣等，2023）。在我国古代曾有用党参的甜度来区分党参的质量好坏的记载。党参还有着许多人体所需的氨基酸类物质、多种维生素以及矿物质（铁、铜、钙、锌、锰、钠等）等。

生物活性研究

免疫调节活性

党参具有提高机体免疫力的功效，许多专家提倡人们可以在日常饮食中使用党参来养生，比如党参炖鸡等。有研究运用网络药理学的方法寻找党参中活性成分作用于人体免疫系统的靶点以及信号通路，发现党参可以通过这些靶点和信号通路提高机体的免疫功能。马艳春等通过搜集国内外文献发现党参当中的化学成分能够有效地增强机体的免疫功能（马艳春等，2022）。党参能增强衰老小鼠的免疫功能，主要是党参中活性物质多糖的作用。

消化系统保护活性

党参在消化系统方面也有着良好的调节改善作用。用党参多糖对4种胃溃疡的大鼠进行实验，发现党参有明显的抗溃疡功效，并且对胃黏膜起到保护作用。根据党参的浓度不同，能在不同程度上促进小肠的吸收并缓解消化道痉挛的症状（樊长征等，2016）。党参可能调控TLR4/NF-κB/miR-361-5P通路从而抑制胃癌细胞的增殖，诱导其凋亡。

抗炎活性

党参抗炎的药理作用主要是通过抑制与炎症相关因子和调节相关的信号通路所实现的。张俊卿等利用在党参中提取出来萜类化合物对建立的炎症小鼠模型进行实验，发现党参具有良好的抗炎效果（张俊卿等，2021）。在小鼠模型实验中发现，党参的乙醇提取物具有较明显的抗炎活性，对炎症有明显的抑制作用。

调节血脂、血糖活性

党参具有显著的调节血脂作用，并且与党参含量有关。Jia等首先在体外实验评价党参提取物对血糖的效果，而后进行小鼠实验，建立糖尿病小鼠模型，得出结论党参可以明显降低小鼠餐后血糖水平（Jia et al，2022）。

对造血功能的活性

党参能够有效地改善小鼠贫血，与党参多糖的剂量有密切的关系。在临床中用党参干预贫血型慢性肾衰竭患者，并观察他们的临床症状和生理指标，发现党参不仅能有效地改善患者贫血症状，还可以延缓肾纤维化的进程。党参对机体的造血功能有明显的改善效果，而且党参这味药物几乎没有任何毒性和副作用，可以放心作为药用或者食用（Gao et al，2018）。

心脑血管保护活性

党参在心脑血管疾病中也具有一定的疗效，能够预防动脉粥样硬化和高血压等疾病。党参可以提高人体的抗缺氧能力，对心脑血管和器官有明显的保护作用，并且有降血脂的功效。通过统计，发现党参的用药频率比一般其它中药的频率高，可以看出党参在高血压疾病当中发挥了突出的疗效（贾静芸等，2021）。党参可以改善供应脑组织的血流来达到保护心脑血管和组织的目的，另外还能抑制脑部血栓的形成以及促进血栓的溶解。

其他活性 ▶▶▶

党参在延缓衰老中发挥明显的功效。通过网络药理学对党参有效成分与胰腺癌之间的作用靶点进行筛选发现，党参在胰腺癌的治疗上可以发挥作用，其中有多个靶点和信号通路（徐晓青等，2022）。通过建立记忆障碍小鼠模型，给其灌胃给药党参提取物，发现党参对记忆障碍小鼠的记忆能力有改善作用。

毒性和安全性 ▶▶▶

党参的毒理学试验研究结果显示，党参提取物急性经口毒性试验、遗传毒性试验以及亚慢性毒性试验结果均未见明显毒性作用，未观察到有害作用剂量为8.0g/kg（以体重计）[相当于党参16.0g /kg（以体重计）]，符合食品安全国家标准的要求（胡志航等，2018）。由此可初步认为，在此试验条件下服用党参对实验动物机体无明显不良影响。

刀豆

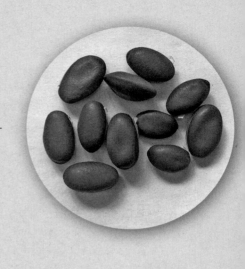

刀豆（CANAVALIAE SEMEN），豆科植物刀豆［*Canavalia gladiata* (Jacq.) DC.］的干燥成熟种子，异名刀鞘豆、葛豆、刀板豆等。刀豆始载于《救荒本草》，其味甘、性温，归胃、大肠、肾经，温中、下气、益肾，可用于治疗虚寒呃逆呕吐、肾虚腰痛等症状。《本草纲目》记载刀豆能"温中下气，利肠胃，止呃逆，益肾补元"。刀豆原产于南美洲，在我国分布于江苏、安徽、浙江、江西、台湾、湖北、湖南、广东、广西、陕西、四川等省（区、市）。我国长江流域及其以南各地均有栽培，以华中、华南为多。

刀豆呈扁卵形或扁肾形，表面淡红色至红紫色。刀豆中含有多种营养成分如蛋白质、纤维素、刀豆氨酸、矿物质等，食用后可以满足人体对能量的需求，可健脾胃，增进食欲，滋补五脏，补充精力（朱建标等，2002）。目前关于刀豆的产品开发有很多，包括即食的剁椒刀豆、刀豆脆、刀豆茶、刀豆滴鼻液等。

有效成分研究

刀豆中主要含有尿素酶、血凝素、刀豆球蛋白、刀豆氨酸、黄酮类成分等有效成分（Li et al，2006）。主要物质有没食子酸、没食子酸甲酯、1,6-二没食子酰基-β-D-吡喃葡萄糖苷、β-谷甾醇、羽扇豆醇、δ-生育酚等。刀豆种子内含伴刀豆球蛋白A（concanavalin A, ConA）、脲酶（urease）、L-刀豆氨酸（L-canavanine）、胰蛋白酶抑制剂（trypsin inhibitor）等。刀豆中还含有蛋白质、纤维素、刀豆氨酸、矿物质等多种营养成分，食用后可以满足人体对能量的需求，可健脾胃，增进食欲，滋补五脏，补充精力。黄酮类化合物具有多方面的功效，如改善血液循环、降低胆固醇、抑制炎性生物酶的渗出、强化细胞膜、活化细胞、抗氧化、抗辐射、抗肿瘤以及增强免疫能力等药理作用（孔子铭等，2016）。

生物活性研究

抗肿瘤活性

对刀豆进行化学分离得到主要药用成分为尿素酶、血凝素、伴刀豆球蛋白、刀豆氨酸、黄酮类成分等，其中伴刀豆球蛋白是有效抗肿瘤成分，能刺激淋巴细胞转变成淋巴母细胞，对白血病、鼻咽癌等有明显的疗效（李宁等，2007）。豆科植物凝集素具有刺激外周血淋巴细胞RNA合成和有丝分裂、诱发人外周血淋巴细胞产生抗癌淋巴因子、促进巨噬细胞的吞噬作用、促使细胞凝集和导致肿瘤细胞失活等生物学活性。

抗氧化活性

采用乙醇-微波辅助的方法提取刀豆壳总黄酮，得到刀豆壳总黄酮最大提取量为2.330 mg/g，当质量浓度为0.50mg/mL时，刀豆壳总黄酮提取液对DPPH·和ABTS$^+$·自由基清除能力达到最大清除率为80.72%，比同质量浓度维生素C的最大清除率97.25%稍弱，但刀豆壳总黄酮表现出较强的清除羟自由基的能力，同时具有改善皮肤炎症的潜力（唐森等，2021）。

抗过敏活性

刀豆荚提取物处理抑制磷脂酰肌醇-3-激酶/哺乳动物雷帕霉素靶蛋白（PI3K/mTOR）信号活性，以进一步抑制脱颗粒和过敏介质的产生，并控制辅助性T细胞Th1/Th2细胞的平衡，Th1/Th 2细胞在被破坏时可诱导过敏反应。此外，刀豆荚提取物在抗二硝基苯基IgE诱导的RBL-2H3细胞和卵清蛋白处理的小鼠中表现出抗过敏作用（Hwang et al，2022）。

抗炎活性 ▶▶▶

刀豆提取物异黄酮衍生物木豆素表现出最强的抗炎活性，其通过磷酸化 IκB 和 p65 抑制核转录因子 NF-κB 的活化和核转位发挥抗炎作用。赤小豆、绿豆和刀豆多肽样品中总多肽的含量分别为 69.27%、53.31% 和 51.18%。同时，绿豆、刀豆和赤小豆对 DPPH·自由基清除的 IC_{50} 值分别为 1.92g/L、0.92g/L 和 0.60g/L，对 $ABTS^+$·自由基清除的 IC_{50} 值分别为 0.22g/L、0.20g/L 和 0.17g/L，即抗氧化能力强弱依次为赤小豆多肽＞刀豆多肽＞绿豆多肽。赤小豆、刀豆和绿豆多肽对 COX-2 均具有良好的抑制效果（张慧荣等，2023）。

抑制脂肪活性 ▶▶▶

蔓生刀豆提取物（CGE）对 3T3-L1 前脂肪细胞腺苷酸激活蛋白激酶（AMPK）具有调控作用。通过转录 - 聚合酶链式反应，在 mRNA 水平评估参与抑制脂肪生成的主要基因的表达。1.0 mg/mL 提取物使 AMP 依赖的蛋白激酶（AMPK）和肉毒碱棕榈酰转移酶 -1 的 mRNA 表达量分别增加 1.9 倍和 1.2 倍，使固醇调节元件结合蛋白 -1c、过氧化物酶体增殖物激活受体 -γ、CCAAT 增强子结合蛋白 -α 和脂肪酸合成酶的 mRNA 表达量均降低，抑制 CGE 的成脂和成脂潜能。结果表明，CGE 可以作为一种抗肥胖食品添加剂或药物，通过激活 AMPK 诱导的调节作用和抑制脂肪生成转录因子来发挥功能（Zhao et al，2023）。

抗菌活性 ▶▶▶

红刀豆皮多酚提取物在 28 种有色豆皮多酚提取物中具有最高的总多酚含量和体外抗氧化活性，并且能够同时抑制革兰氏阳性和革兰氏阴性食源性细菌的生长（肖咏梅等，2019）。

毒性和安全性 ▶▶▶

安全性方面，生刀豆中含皂苷和血凝素，彻底加热可破坏这两种有毒物质（陈瑞生等，2016）。如加热不彻底，可因毒素留存而导致食物中毒。所以食用时需充分加热，彻底炒熟。

丁香

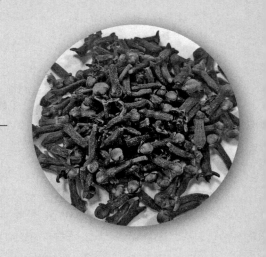

概述

丁香（*caryophylli flos.*）为桃金娘科植物丁香（*Eugenia caryophyllata* Thunb.）的干燥花蕾。丁香为雌性同体植物，花蕾和果实均可入药，花蕾称丁香、公丁香或雄丁香，果实称母丁香或雌丁香。丁香始载于《药性论》，其味辛，性温，归脾、胃、肺、肾经，具有温中降逆、补肾助阳的功效，传统中医药主要用于治疗脾胃虚寒、呃逆呕吐、食少吐泻、心腹冷痛和肾虚阳痿等症。在中医处方中（十香止痛丸、牙痛药水）主要作为治疗脾胃虚寒、心腹冷痛、牙疼的代表药。在蒙医药的传统药物体系中广泛应用。因其具有较高的药食两用价值，我国广东、海南等沿海地区也相继引种栽培。

丁香因其形态得名，其中丁香花蕾形似丁子，称丁子香或公丁香；成熟果实形似鸡舌，称母丁香或鸡舌香。丁香在药品、保健品及食品等行业应用广泛（马莎莎，2018），目前已有多种产品在市销售。丁香的花蕾、果实、枝、叶各部位的主要抗营养因子含量均处于食品或饲料的正常范围，适合开发成食品或饲料。市场现广泛售有多种丁香产品，例如丁香油、丁香茶、丁香香料、丁香风油精等。

有效成分研究

　　丁香中主要包括挥发性成分与非挥发性成分两类有效成分。近年来已报道的挥发性成分有320余种，主要包括丁香油、丁香酚等；非挥发性成分有91种，包括黄酮类、甾体类、三萜类、鞣质等。挥发性成分主要是丁香油，是从丁香干燥花蕾中提取的挥发油，为透明澄清的黄色液体，气味浓郁，成分复杂。丁香油中主要含有酚类、酯类、烯烃类等化合物（曾琼瑶等，2020）。从超高压提取的丁香油中鉴定出14种化合物，主要成分为丁香酚（75.075%）、乙酸丁香酚酯（7.350%）、β-石竹烯（11.886%）和α-蛇麻烯（1.572%），这4个成分占挥发性成分的97.494%。在丁香挥发油中，除了上述化合物外，还含有单萜、倍半萜烯类、芳香化合物及少量小分子脂肪族化合物。丁香中还含有多种人体必需氨基酸、维生素、脂肪酸、纤维质和人体所需常量、微量元素等成分，包括铁、锰、锌、硒、钾、钠、钙等。丁香中检测出12种氨基酸，有7种人体必需氨基酸，占总氨基酸含量的55.64%，其中苏氨酸和缬氨酸含量较高（刘积光，2020）。丁香中的营养成分丰富，不含有害物质或有害物质含量低，具有较高的食用价值及食用安全性。

生物活性研究

抗菌活性 》》》

　　丁香对金黄色葡萄球菌、白色假丝酵母菌、大肠埃希菌及单增李斯特菌等具有较强的抗菌作用。丁香油活性成分中，350mg/L的丁香酚和300mg/L的乙酰基丁香酚可完全抑制青霉菌的生长，但β-石竹烯对青霉菌无抑制效应。丁香发挥抗菌作用的机制主要是丁香酚等酚类物质对细胞膜的渗透性和不可逆地破坏质膜的完整性，其抗真菌作用可能与下调eEFIA蛋白表达有关（Wang et al，2017）。

抗炎镇痛活性 》》》

　　丁香在醋酸扭体、福尔马林以及热板实验中均表现出显著的镇痛作用。

丁香水提物在体外通过作用于髓过氧化物酶，抑制金属蛋白酶的活性和产生活性氧（ROS）发挥其抗炎活性，同时可减轻脂多糖诱导的小鼠肺部炎症，降低金属基质蛋白酶2（MMP-2）和金属基质蛋白酶9（MMP-9）的活性。从丁香乙酸乙酯提取物中分离得到的齐墩果酸及其衍生物具有显著的镇痛和抗炎作用。丁香酚可通过抑制核转录因子-κB（NF-κB）通路参与免疫调节和抗炎活性，通过影响温度敏感神经元的放电活动达到解热的作用（Chniguir et al，2019）。丁香油可通过上调环氧化酶2（COX-2）的表达来缓解完全弗氏佐剂注射大鼠诱发的关节肿胀和热痛觉过敏。

抗氧化活性 ▶▶▶

丁香的石油醚相和乙酸乙酯相均可提高高脂小鼠的总胆固醇值，还可增强高脂小鼠脾细胞的抗氧化能力和白细胞介素-2（IL-2）水平。采用丙酮、氯仿或甲醇等不同溶剂提取丁香非油类成分，发现甲醇提取物对1,1-二苯基-2-三硝基苯肼（DPPH）自由基清除活性最强（Hemalatha et al，2016）。丁香非油类成分各极性相能不同程度地抑制低密度脂蛋白（LDL）氧化过程中脂质、蛋白质及脂质氧化产物修饰蛋白质的变化，抑制LDL荧光光谱特性变化。其中乙酸乙酯相对LDL氧化抑制作用最强，且抑制效果与浓度成正比。丁香总黄酮对DPPH·自由基的清除效果随着浓度升高而逐渐增加，其总多酚、总黄酮含量高低是各极性相对LDL脂质氧化修饰抑制效果产生差异的原因。

抗肿瘤活性 ▶▶▶

丁香对人体结肠癌、乳腺癌、肝癌、胃癌等细胞增殖均有抑制作用，且其抑制作用具有时间和剂量依赖性。主要机制是通过上调细胞内促凋亡蛋白［B细胞淋巴瘤-2家族相关X蛋白（Bax）、天冬氨酸特异性半胱氨酸蛋白酶-3（caspase-3）］的表达，下调细胞内抗凋亡蛋白（Bcl-2）的表达诱导癌细胞凋亡（张小霞等，2018）。

神经保护活性 ▶▶▶

沉默信息调节因子1（SIRT1）可通过去乙酰化作用修饰RelA/P65的残基，抑制NF-κB的活性，从而减少神经元凋亡。丁香能上调阿尔茨海默病患者SIRT1的表达，可预防β淀粉样蛋白Aβ25-35对神经胶质瘤细胞的神经毒性作用。丁香酚可通过调节下丘脑-垂体-肾上腺皮质和脑内单胺系统发挥抗应激作用，达到减轻东莨菪碱诱导的大鼠健忘症及大鼠海马胆碱能功能障碍、谷氨酸-中性粒细胞毒性和线粒体功能障碍的作用（Das et al，2018）。

杀虫活性 >>>

丁香具有很好的杀螨虫活性，对赤拟谷盗蛹羽化有明显的抑制作用，使赤拟谷盗蛹无法羽化而死亡，对赤拟谷盗成虫有致死作用，致死时间随赤拟谷盗成虫寿命的不同而存在差异（韩群鑫等，2005）。丁香挥发油及丁香酚对野外采集的疟蚊也具有很好的杀灭作用，且丁香挥发油的作用强于丁香酚。

其他活性 >>>

丁香还具有促进透皮吸收、促进伤口愈合、降血脂、保肝等作用（杨娜，2020）。主要成分单体A很有可能通过抑制酪氨酸磷酸酶（SHP-1）与蛋白酪氨酸磷酸酶1B（PTP1B）的活性，进而激活胰岛素信号通路，从而对2型糖尿病起到一定的治疗作用。丁香提取物可提高精子的活力以及附睾和精囊的分泌活性，也可以显著提高牛生殖胚囊的发育速度和质量。

毒性和安全性 >>>

安全性方面，丁香酚大鼠经口的LD_{50}为3189.9 mg/kg，根据《食品安全国家标准 急性经口毒性试验》（GB 15193.3—2014），属于低毒（大致相当于70 kg人的致死剂量为35～350g），丁香酚对大鼠的急性毒性主要作用于中枢神经系统和呼吸系统（蒋文燕等，2015）。原浓度的丁香酚（1060mg/L）对兔完整皮肤具有较强的刺激性，稀释后的丁香酚（265mg/L）对皮肤的刺激性减轻，提示丁香酚在浓度较高时有皮肤刺激性作用，皮肤刺激性随着丁香酚浓度的降低而减弱。这些研究表明丁香具有一定的毒性，不宜过多食用。

杜仲叶

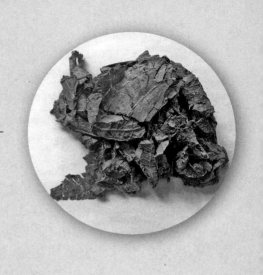

· 概述 ·

　　杜仲叶（EUCOMMIAE FOLIUM）又名思仲叶，为杜仲科植物杜仲（*Eucommia ulmoides* Oliv.）的干燥叶。其味微辛，性温；归肝、肾经。具有补肝肾，强筋骨等功能。主要用于肝肾不足，头晕目眩，腰膝酸痛，筋骨痿软等症。杜仲叶始载于《本草图经》："初生嫩叶可采食。"《本草纲目》："杜仲初生嫩叶可食，谓之棉芽。"《神农本草经》将其列为上品。作为我国特有的珍稀濒危二类保护植物，杜仲有"植物黄金"之称，主要分布于湖北、四川、云南、贵州等地。

　　杜仲叶多破碎，完整叶片展平后呈椭圆形或卵形，表面黄绿色或黄褐色，微有光泽，气微，味微苦。杜仲叶已广泛应用于功能性健康食品领域，相关产品种类繁多，诸如杜仲叶复合保健饮料、发酵醋、保健牙膏、超微粉馒头、茶饮等（张丽华等，2023）。

· 有效成分研究 ·

　　杜仲叶主要含有环烯醚萜类、木脂素类、黄酮类、苯丙素类、多糖类、有机酸、多酚类、氨基酸及杜仲橡胶等多种化学成分。黄酮类化合物有槲皮素、山奈素、芦丁、山奈酚、槲皮苷等（Huang et al，2021）。环烯醚萜类化合物是杜仲叶重要活性成分之一，主要化学成分有桃叶珊瑚苷、京尼平苷酸、京尼平苷、杜仲醇、杜仲醇苷等。苯丙素类为酚性物质，包括常见的咖啡酸、绿原酸、原儿茶酸、紫丁香苷、松柏酸、松柏苷、香豆酸、对香豆酸及愈创木基丙三醇等成分。研究表明可从杜仲叶中分离得到由糖醛酸、D-葡萄糖、6-脱氧-L-甘露糖、果胶糖、D-岩藻糖、D-半乳糖和D-戊醛糖单体构成的酸性多糖。杜仲叶酸性多糖EOP-1为杜仲叶中首次发现的多支链酸性杂多糖。杜仲叶中含有丰富的营养物质，包括维生素B_1、维生素E、β-胡萝卜素，杜仲叶中含有15种氨基酸，其中精氨酸和组氨酸含量较高，还含有硒等15种微量元素（吴乾锋等，2023）。杜仲叶中的粗蛋白质含量高于玉米、谷、高粱和薯类，与大麦、小麦等相当。杜仲叶中含有质量分数为1.59%的亚油酸和45.85%的亚麻酸。

生物活性研究

抗氧化活性

杜仲叶中黄酮类、多酚、多糖以及绿原酸均具有较好的抗氧化能力。610m海拔处的杜仲叶各活性成分含量和抗氧化活性相对较高，可以作为理想抗氧化原料开发使用。不同处理方法处理的杜仲叶均具有抗氧化活性，且清除DPPH自由基的能力为90%（屠万倩等，2020）。

降血糖活性

杜仲叶可提高血浆谷草转氨酶活性及血清胰岛素含量，降低血浆葡萄糖及血清胰高血糖素含量。有学者发现杜仲叶多糖可有效抑制α-葡糖苷酶的活性，对胰岛细胞有保护作用。杜仲叶的乙醇提取物有显著的抗高血糖作用，可通过抑制双糖酶和葡萄糖转运蛋白实现，用于防治2型糖尿病（Zhang et al，2015）。

降血压活性

杜仲叶中含有四类降压有效成分（木脂素类、苯丙素类、环烯醚萜类、黄酮类）。木脂素类成分松脂醇二糖苷具有双向调节血压的功能。杜仲叶颗粒可降低自发性高血压大鼠的舒张压和收缩压，舒张血管，降低大鼠血清血管紧张素Ⅱ含量，抑制血管内皮素的产生，降低外周阻力，改善血管内皮损伤，降低血压（李辉，2020）。

降血脂活性

杜仲叶提取物可使甘油三酯、低密度脂蛋白及总胆固醇（TC）的水平显著降低，使高密度脂蛋白水平升高，降低氧化应激水平，这可能是杜仲叶调节血脂的机制之一。杜仲叶活性成分不仅可以通过转录激活腺苷酸活化蛋白激酶，也可抑制胆固醇调节元件结合蛋白2、羟甲基戊二酰辅酶A还原酶等下游靶点，进而降低人肝癌细胞中TC合成，抑制甘油三酯（TG）水平（Hao et al，2016）。

抗骨质疏松活性

杜仲叶可调节维生素D的代谢，特异性地参与成骨细胞分化及骨矿化等过程，影响骨质疏松疾病的进展（郭非非等，2020）。杜仲叶提取物山柰酚可促进骨形成。杜仲叶提取物可以升高骨钙素表达水平，促进大鼠成骨细胞的增殖，有效防止骨质疏松症的发生。

免疫调节活性

从杜仲叶提取得到的多糖类物质可促进白细胞介素的增殖分化，影响机体免疫应答。采用水热法和微波辅助法提取的杜仲叶多糖产量均相对较高，且能显著增加血清IL-2、IL-4含量，效果优于杜仲皮。杜仲叶多糖与免疫系统的调节呈正相关（陈蕾，2019）。

其他活性

杜仲叶还具有抗炎、抗菌、抗肿瘤、抗癌、减肥、神经保护、美白等活性（张义森等，2023）。

毒性和安全性

进行杜仲叶安全性的毒理学评价，未见杜仲叶水提取液浓缩物对大鼠各指标造成明显异常和毒性反应。根据目前的研究，杜仲叶及其制剂在常规用法用量下具有较高的安全性（匡创富等，2023）。

阿胶

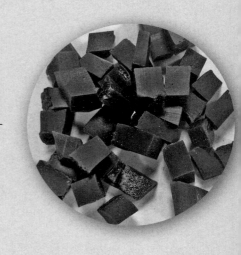

概述

阿胶（ASINI CORII COLLA）又名傅致胶、盆覆胶、驴皮胶，为马科动物驴（*Equus asinus* L.）的干燥皮或鲜皮经煎煮、浓缩制成的固体胶。阿胶味甘，性平，归肺、肝、肾经。具有补血滋阴，润燥，止血等功能；主要用于血虚萎黄，眩晕心悸，肌痿无力，心烦不眠，虚风内动，肺燥咳嗽，劳嗽咯血，吐血尿血，便血崩漏，妊娠胎漏等症。《神农本草经》称其"主心腹内崩，劳极洒洒如疟状，腰腹痛，四肢酸疼，女子下血，安胎"。《名医别录》言其"主丈夫少腹痛，虚劳羸瘦，阴气不足，脚酸不能久立，养肝气"。

阿胶呈长方形块、方形块或丁状。棕色至黑褐色，有光泽。气微，味微甘。"阿胶"一名始载于《神农本草经》，阿胶的原料经历了以下几个阶段的演变：牛皮为主—牛皮、驴皮混用—驴皮为主—驴皮（张金聚等，2020）。成立于1952年的东阿阿胶，是中华老字号企业，阿胶因出自东阿而得名。随着当下消费者对健康需求日趋迫切，养生逐渐年轻化，市场现有阿胶产品众多，以东阿阿胶的系列产品最令人熟知，产品包括阿胶浆、阿胶糕、阿胶粉、阿胶奶茶、阿胶酸奶杯等。

有效成分研究

阿胶中含有65种挥发性化合物，包括醛类、吡嗪类、醇类、酮类、酯类、萜类、羧酸类、呋喃类、酚类和含硫化合物等，其关键性香气物质为己醛、2-乙基-6-甲基吡嗪、2,3,5-三甲基吡嗪、3-乙基-2,5-二甲基吡嗪、2,5-二甲基吡嗪、2-乙基-5-甲基吡嗪、二甲基三硫醚、糠醇等成分（随新平等，2021）。阿胶营养丰富，主要包含蛋白质及其降解产物、糖类物质、微量元素、脂肪酸。胶原蛋白被认为是阿胶的主要活性成分，包括 α_1（Ⅱ、Ⅲ、Ⅳ、Ⅴ、Ⅹ、Ⅺ、ⅩⅦ）型胶原蛋白、α_2（Ⅺ）型胶原蛋白、α_5（Ⅳ）型胶原蛋白。阿胶含有核心蛋白聚糖、双糖链蛋白聚糖和胶原蛋白等多种活性蛋白。阿胶含有19种氨基酸，其中包括9种必需氨基酸（窦琳琳等，2023）。阿胶中除了含有8种常见的硫酸乙酰肝素多糖外，还含有4种罕见的 N-非取代双糖。此外，阿胶还含有3种常量元素和5种微量元素。

生物活性研究

补血活血活性

阿胶被誉为"补血圣品"。小分子阿胶能缩短小鼠凝血时间和出血时间，逆转延长的凝血酶原时间和血细胞的不良改变。阿胶中的5条多肽具有抗凝血的作用。阿胶可能通过调节脂质和脂蛋白代谢、能量代谢、肠道菌群和氨基酸代谢发挥造血作用。阿胶能提高成人血红蛋白水平，从而发挥治疗β地中海贫血孕妇贫血的作用。后续研究发现，这与其调控与血影蛋白合成相关的翻译过程，进而提高红细胞膜稳定性，延长红细胞寿命等途径有关（Li et al，2019）。

免疫调节活性

阿胶经酶酶解后，得到的小分子肽能够升高小鼠的胸腺指数、脾脏指数。小分子阿胶可通过提高小鼠血清溶血素含量和T淋巴细胞、辅助性T细胞、迟发型超敏T淋巴细胞占淋巴细胞的比例来提高免疫力。阿胶糖基化蛋白含量以及阿胶组分中的胶原蛋白含量与免疫活性的增强有关（张国伟，2022）。

抗氧化活性

阿胶经碱性蛋白酶水解后，通过清除·OH、DPPH·和ABTS⁺·自由基来发挥抗氧化活性，且与银杏叶提取物组合使用时，阿胶水解物的抗氧化活性得到提高。各种阿胶均具有不同程度抗氧化活性。小分子阿胶能明显降低血清中丙二醛（MDA）、脂质过氧化物（LPO）含量（Xu et al，2018）。

抗肿瘤活性 >>>

阿胶经碱性蛋白酶水解后与银杏叶提取物联合使用，可增加对乳腺肿瘤细胞的抑制作用。从阿胶消化产物中筛选出肽序列为ADGVAGPK的多肽，其与抗肿瘤靶标氨肽酶N（APN）结合程度最高，表明其具有潜在的抗肿瘤活性（王莹雪等，2022）。

改善阿尔茨海默病活性 >>>

阿胶部分多肽具有潜在的抗阿尔茨海默病活性。酶解阿胶通过抑制神经生长因子分化的神经样PC12细胞的乙酰胆碱酯酶活性，防止H_2O_2引起的乙酰胆碱酯酶异常恶化，降低β淀粉样蛋白（Aβ）的积累来减轻阿尔茨海默病（Xiao et al，2020）。阿胶能够通过神经元保护作用和减少Aβ沉积来显著改善去卵巢阿尔茨海默病小鼠的学习记忆能力。

护肺活性 >>>

阿胶能够减少巨噬细胞浸润、维持肺泡结构、抑制促炎细胞因子并提高肺中抗炎细胞因子的生成，通过抑制精氨酸酶-1来调节由细颗粒物（PM2.5）诱导的肺损伤大鼠的代谢途径紊乱，从而避免肺损伤（Liu et al，2018）。阿胶可以改善慢性阻塞性肺疾病大鼠肺功能、减轻肺组织炎性反应。

其他活性 >>>

复方阿胶浆醇提物、复方阿胶浆多糖和复方阿胶浆低聚糖均可起到一定程度改善胃癌前病变的作用，且复方阿胶浆醇提物的作用优于其他组分。阿胶通过抑制Bax蛋白的表达，上调Bcl-2蛋白表达，抑制卵巢颗粒细胞凋亡，进而改善卵巢功能。

毒性和安全性 >>>

急性毒性试验表明，阿胶属于无毒级；遗传毒性试验表明，阿胶未显示有遗传毒性作用；30天喂养试验中，实验动物生长发育良好，体重增重、食物利用率、脏器系数等各项指标均在本实验室正常值范围内。病理组织学检查，发现实验动物被检脏器未见有意义的病理改变。阿胶在一定条件下作为药品和食品使用是安全可靠的（郭婕等，2013）。

榧子

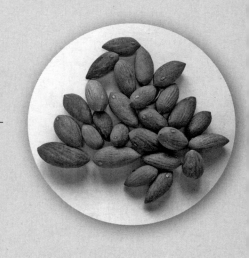

概述

榧子（TORREYAE SEMEN）又名香榧、玉榧、木榧、野极子、赤果、榧实、罴子、彼子、玉山果，是珍贵干果之一。为红豆杉科植物榧（*Torreya grandis* Fort.）的干燥成熟种子。始载于《名医别录》，原名榧实。榧子的药用功效记载，最早出现在公元三世纪初魏晋时期吴普编著的《神农本草经》，其言："彼子，味甘温，主（治）腹中邪气，去三虫，蛇螫，蛊毒，鬼疰，伏尸。"《本草经疏》言："榧实，《本经》味甘无毒，然尝其味，多带微涩，详其用，应是有苦，气应微寒。五痔三虫，皆大肠湿热所致，苦寒能泻湿热，则大肠清宁而二证愈矣。"榧子味甘，性平。归肺、胃、大肠经。具有杀虫消积，润肺止咳，润燥通便的功效。用于治疗钩虫病，蛔虫病，绦虫病，虫积腹痛，小儿疳积，肺燥咳嗽，大便秘结。

榧子呈卵圆形或长卵圆形。表面灰黄色或淡黄棕色，气微，味微甜而涩。榧子有多种营养成分，可榨油，含油量比油菜籽、棉籽、大豆高且品质好，是优质木本油科植物，榧子油色泽黄橙，有果香味。榧子的传统的加工主要是炒制，炒制方法有带壳淡炒、带壳盐炒及脱衣椒盐炒多种。炒食加工后可设计香榧糖、香榧糕、香榧酥等食品，还可以做粥和煲汤，亦可作香料（余盛武等，2017）。

有效成分研究

　　榧子化学成分丰富，已从榧子中分离并确定出挥发油、甾醇、脂类物质等（李炎等，2023），含有不饱和脂肪酸32种、饱和脂肪酸12种。榧属种子中不饱和脂肪酸含量较高，是优质的植物油；而饱和脂肪酸以山嵛酸和棕榈酸为主。金松酸是首次在榧子油中发现的一种特殊的不饱和脂肪酸。榧子中的溶血磷脂酰胆碱共鉴定出20种，可作为食品添加剂、抑菌剂和乳化剂，在医疗及免疫学方面的研究意义重大。榧子营养成分丰富，包括氨基酸、维生素和矿物质等（王向阳等，2005）。维生素类含量最多的为B族维生素（7种，占维生素类的87.66%），其中含量最高的是维生素B_6。香榧子中含有8种必需氨基酸中的7种，苏氨酸、缬氨酸、异亮氨酸、亮氨酸、苯丙氨酸以及酪氨酸的含量高于花生和大豆中对应的氨基酸含量；谷氨酸、天冬氨酸的含量介于花生和大豆之间，且与大豆中的含量接近。榧子富含矿物质K、Mg、P、Ca、Na、Fe、Mn、Cu、Zn、Se，是典型的高钾低钠食品。

生物活性研究

抗氧化活性

　　榧子提取物中存在多种黄酮类和萜类化合物，具有较强的抗氧化活性。榧子仁70%乙醇提取物的抗氧化活性最强。通过分馏香榧仁油，富集了金松酸，发现其具有抗氧化及消炎作用（Zhou et al，2019）。采用DPPH·自由基清除法、硫代巴比妥酸法和β-胡萝卜素漂白法3种方法对香榧假种皮挥发油的体外抗氧化活性进行测定，结果表明，香榧假种皮挥发油具有体外抗氧化活性。

抗肿瘤活性

　　通过对香榧假种皮进行研究，首次分离得到了脱氢松香酸并对其进行了抗肿瘤活性研究，发现脱氢松香酸在10μg/mL时对人肝癌细胞Huh7和HepG2有较高的抑制率，均超过了60%。香榧提取物含有多种黄酮类物质，作为抗癌成分具有较好的前景和潜力（段芳芳，2017）。

抑菌活性 ▶▶▶

香榧抑菌作用的研究大多集中于假种皮。研究发现假种皮精油对大肠埃希菌和金黄色葡萄球菌的抑菌作用较强，而且新鲜假种皮精油比干燥的更有效。10mg/mL假种皮乙醇提取物对黄瓜枯萎病菌、水稻稻瘟病菌、玉米小斑病菌、黄瓜霜霉病菌和番茄早疫病菌的抑制率均可达到40%以上，2 mg/mL的香榧假种皮挥发油对这5种病菌的菌丝生长抑制率可达到85%以上（Liu et al，2015）。

降血糖活性 ▶▶▶

榧子的α-葡糖苷酶活性抑制能力最强（IC_{50}=0.14 mg/mL），有望成为降血糖活性成分的天然潜在来源。进一步研究发现黄酮类化合物对榧子抑制α-葡糖苷酶活性的贡献最大，其次为单宁类化合物（Zhang et al，2018）。据体外抗氧化活性与降血糖试验证明香榧假种皮总黄酮对DPPH·、$ABTS^+$·有较好的清除能力，对抑制α-葡糖苷酶、α-淀粉酶的活性较好。

其他活性 ▶▶▶

有研究对榧子提取物进行了黄嘌呤氧化酶（XOD）活性抑制实验，发现酚酸和单宁类化合物为榧子中抑制XOD活性的主要作用成分，揭示了其有治疗痛风和高尿酸血症的潜力。榧子提取物中的烟酸和叶酸具有助消化、滋润皮肤等功效，为香榧的消积和美容功效提供了科学根据。假种皮中的四甲基阿曼托黄素可抑制肝炎病毒HbsAg和HbeAg对细胞的毒性（李志杰等，2005）。此外，假种皮提取物香榧酯在体外具有显著的抗艾滋病毒活性。

毒性和安全性 ▶▶▶

榧子的毒副作用较小，含有的蛋白质可能会引起过敏反应，如皮疹、瘙痒、呼吸急促等症状。榧子富含油脂，过量食用可能加重胃肠道负担，出现腹泻、腹胀、恶心等不适症状。榧子提取物香榧精油，采用皮肤致敏试验，通过对豚鼠皮肤表面反复染毒，判断香榧精油不引起豚鼠皮肤变态反应，在人群中大概率也不会引起变态反应（王榆薇等，2022）。

蜂蜜

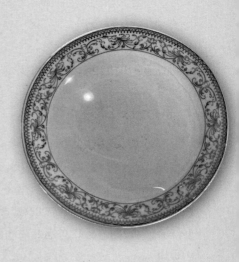

·概述·

　　蜂蜜（MEL）又名甘蜜，为蜜蜂科昆虫中华蜜蜂（*Apis cerana* Fabricius）或意大利蜂（*Apis mellifera* Linnaeus）所酿的蜜。蜂蜜味甘，性平；归肺、脾、大肠经。具有补中，润燥，止痛，解毒等功能；外用可生肌敛疮。主要用于脘腹虚痛，肺燥干咳，肠燥便秘，解乌头类药毒；外治疮疡不敛，水火烫伤等症。蜂蜜作为唯一昆虫来源的天然甜味物质，具有较高的营养价值和药用价值。《本草纲目》言"生葱同蜜食作下利"。《本草衍义》言"汤火伤涂之痛止，仍捣薤白相和"。《神农本草经》记载蜂蜜具有"益气补中、止痛解毒、除众病、和百药"的功效。2019年我国蜂蜜年产量为44.41万吨，占世界蜂蜜总产量的1/4以上，每年的出口量在10万吨左右，占世界蜂蜜贸易总量的1/4。

　　蜂蜜为半透明、带光泽、浓稠的液体，白色至淡黄色或橘黄色至黄褐色，放久或遇冷渐有白色颗粒状结晶析出；气芳香，味极甜。蜂蜜不仅是一种优良健康的食品，还在医疗保健领域具有广泛的作用，有"大自然中最完美的营养食品"的美誉（袁琛凯等，2021）。大约在5500年前，人类就开始食用蜂蜜。蜂蜜水活度的范围在0.56～0.62，pH在3.2～4.5之间，不易腐败变质，蜜蜂酿造蜂蜜时，它所采集的"加工原料"的来源，主要是蜜源地花蜜，但在蜜源缺少时，蜜蜂也会采集甘露或蜜露，因此我们把蜂蜜分为天然蜜和甘露蜜。在现代食品工业中，蜂蜜常被用来制作饮料、糖果、冰淇淋等各种甜味食品。

有效成分研究

　　世界上大约有320种单花蜂蜜，不同种类的单花蜂蜜由于植物代谢途径不同，其化学成分、颜色和气味也存在较大差异。蜂蜜中的植物化合物包括：多酚、黄酮、萜烯和生物碱等。研究表明，蜂蜜中的多酚类物质主要包括酚酸和黄酮，蜂蜜中酚酸和黄酮的总含量大约在56～500 mg/kg（乔江涛，2019）。有机酸作为蜂蜜中的活性物质之一，占蜂蜜总量的0.5%，包括甲酸、柠檬酸、乙酸和琥珀酸。有机酸能够调节蜂蜜的风味和口感，还能够使蜂蜜处在酸性环境中，以达到抑菌的效果。蜂蜜主要由水（15%～20%）和碳水化合物（75%～80%）组成，其次还含有蛋白质、氨基酸、维生素、矿物质等。蜂蜜中含丰富的维生素，主要有生育酚（维生素E）、抗出血维生素（维生素K）等脂溶性维生素以及抗坏血酸（维生素C）、硫胺素（维生素B_1）、核黄素（维生素B_2）、烟酸（维生素B_3）、泛酸（维生素B_5）和吡哆醇等水溶性维生素。蛋白质作为蜂蜜的重要成分之一，其含量为蜂蜜总质量的0.2%～1.0%。在组成蛋白质的多种氨基酸中，有50%～85%都为脯氨酸，此外，缬氨酸、甲硫氨酸和亮氨酸等其他种类的氨基酸也存在于蜂蜜中。此外，蜂蜜还含有K、Ca、Na、Mg、Fe和Cu等矿物质元素。

生物活性研究

抗氧化活性

　　蜂蜜中含有丰富的抗氧化因子，如多酚（酚酸和类黄酮）、维生素C、维生素E、酶（过氧化氢酶、过氧化物酶）和微量元素，此抗氧化因子能够向自由基提供电子的分子，中和、减少或消除自由基，破坏细胞和生物分子，如核酸、蛋白质和脂类（Maegorzata et al，2018）。有研究利用亲水亲油平衡值（HLB）固相萃取柱提取的蜂蜜酚类物质具有较好的DPPH·自由基清除能力和铁离子还原/抗氧化能力（FRAP）。蜂蜜能够清除自由基、过氧自由基及一氧化氮，还原铁离子，螯合金属离子，抑制β-胡萝卜素漂白；此外，还可以通过体内途径有效抑制MDA的生成、抑制脂质过氧化、保护细胞膜从而使细胞维持正常功能。蜂蜜能够通过降低小鼠体内MDA含量，增加小鼠红细胞内谷胱甘肽过氧化物酶的活性，从而避免小鼠遭受氧化损伤。荞麦蜜的抗氧化活性最高，油菜蜜的抗氧化活性最差，且蜂蜜的抗氧化活性与其颜色深浅及酚类含量有关，颜色较深及酚类含量较高的蜂蜜抗氧化活性更强。有研究表明，每天食用1.5g/kg（以体重计）的蜂蜜，血浆中总酚含量显著增加，能有效减缓慢性疾病的发生。

抗炎活性

蜂蜜中含有丰富的黄酮和多酚类物质，此物质具有较好的抗炎作用，可以减轻动物模型、细胞培养和临床试验中的炎症反应。蜂蜜中的酚类成分可提高人体内超氧化物歧化酶（SOD）、谷胱甘肽过氧化物酶（GSH-Px）、一氧化氮和髓过氧化物酶的水平，降低结肠炎性细胞因子水平，例如白细胞介素6、肿瘤坏死因子α和转化生长因子-β。蜂蜜能够显著降低患者体内黏膜髓过氧化物酶（MPO）活性及炎症细胞因子浓度。蜂蜜能调节促炎因子、C反应蛋白及抗炎因子的水平来发挥抗炎的作用（Battino et al，2021）。

抗菌活性

蜂蜜的抑菌活性主要归因于其葡萄糖氧化反应所产生的过氧化氢，过氧化氢会对细菌细胞造成氧化损伤，破坏核酸的完整性，抑制微生物生长。麦卢卡蜂蜜具有较强的抑菌性，这主要归因于其特殊的抑菌物质——甲基乙二醛，能够显著抑制大肠埃希菌、金黄色葡萄球菌和幽门螺杆菌。通过对21种不同类型蜂蜜抑菌性的研究，发现21种蜂蜜对金黄色葡萄球菌和铜绿假单胞菌均有抑制作用（Stagos et al，2018）。由于蜂蜜原浆浓度高和水分含量低，蜂蜜的吸湿性和高渗性增强，会通过排出生物体内的水分阻碍微生物生长，并因干燥而死亡。

抗肿瘤活性

蜂蜜中的咖啡酸、阿魏酸、肉桂酸、槲皮素和儿茶素等酚类化合物可诱导多种癌细胞凋亡。多朗蜂蜜可显著增加人乳腺癌细胞MDA-MB-231、MCF-7及宫颈癌细胞（HeLa）的凋亡细胞百分比，且与时间呈正相关性，显示出一定的抗肿瘤活性。马来西亚无刺蜂蜜可以有效抑制口腔鳞状癌细胞。枣花蜜可以诱导肝癌细胞凋亡，使其细胞核发生破裂，凋亡特征明显，且凋亡细胞比例与枣花蜜的浓度呈正相关性（Mahmood et al，2020）。

免疫调节活性

蜂蜜具有免疫调节作用，它可以通过调节免疫相关基因的表达，增加外周血单核细胞中1型细胞因子和2型细胞因子的数量，这有助于蜂蜜发挥抗菌、抗炎作用。蜂蜜可使胃溃疡模型大鼠胃黏膜中NO、GSH-Px和SOD的水平显著升高，血浆中TNF-α、IL-1β和IL-6细胞因子水平下降，且对比了新西兰卡努卡蜜、麦卢卡蜜和三叶草蜜的免疫调节作用，3种蜂蜜均能刺激人单核细胞THP-1和人组织细胞淋巴瘤U937释放TNF-α（Almasaudi et al，2016）。

其他活性

蜂蜜还有其他多种功能活性。赤桉蜂蜜具有雌激素样作用，可能通过改善围绝经期综合征相关的激素水平而改善Wistar大鼠的围绝经期综合征临床症状（任会丹等，2023）。蜂蜜可以提高便秘小鼠结肠组织中P物质含量、增加粪便含水量、加快小肠推进率、调节肠道微生态失衡，对便秘有一定的缓解作用。蜂蜜对糖尿病大鼠影响显著，适量摄入蜂蜜可使小鼠体内葡萄糖、总胆固醇、甘油三酯和低密度脂蛋白胆固醇水平显著降低。

毒性和安全性

蜂蜜不适宜湿阻中焦的脘腹胀满、苔厚腻者食用。依据食品安全国家标准，蜂蜜急性毒性分级判定为实际无毒；哺乳动物红细胞微核试验、体外哺乳类细胞TK基因突变试验和细菌回复突变试验均为阴性；应用体外细胞及秀丽隐杆线虫，初步得到急性毒性参考值；在本实验条件下，药食同源物质蜂蜜未见明显的急性毒性及致突变性（聂燕敏等，2023）。

佛手

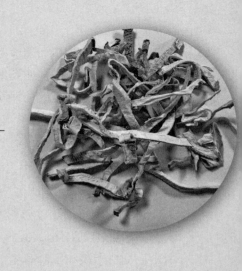

概述

　　佛手（CITRI SARCODACTYLIS FRUCTUS）又名佛手片、佛掌、佛手柑等，为芸香科植物佛手（*Citrus medica* L. var. *sarcodactylis* Swingle）的干燥果实。其味辛、苦、酸，性温；归肝、脾、胃、肺经。具有疏肝理气，和胃止痛，燥湿化痰等功能。主要用于肝胃气滞，胸胁胀痛，胃脘痞满，食少呕吐，咳嗽痰多等症。佛手最早在宋朝《本草图经》中收录，《滇南本草》中记载佛手有补肝暖胃，止呕吐，消胃寒痰等效用。其外皮鲜黄，留香持久，造型如手指，寓意吉祥如意，被誉为"果之仙品、世之奇葩"。广佛手具有树形高大、不耐寒、高产等性状特点，是"十大广药"之一。2017年，广佛手被列入《广东省岭南中药材保护条例》进行保护。

　　佛手为类椭圆形或卵圆形的薄片，常皱缩或卷曲，气香，味微甜后苦。佛手之名主要是由于其果实顶部呈现分裂、张开、握拳形态，状似观音之手。我国目前主要栽植地为广东、广西、四川、浙江、福建，其中广东与广西栽植的佛手称为"广佛手"，四川栽植的佛手称为"川佛手"，浙江、福建栽植的佛手分别称为"金佛手""闽佛手"。佛手可谐音为"福寿"，因此在我国被视为吉祥的预兆。佛手在食品开发方面主要有佛手蜜饯、佛手果脯、糖佛手、佛手精油、佛手发酵酒、佛手饮料、佛手酥、佛手凉果等（胡柿红等，2023）。

有效成分研究

佛手中含多种化学成分，包括黄酮类物质、香豆素、多糖、氨基酸等，主要成分为黄酮、挥发油等。香豆素类化合物是佛手的另一主要药效成分。目前从佛手中分离得到的该类化合物有佛手柑内酯、柠檬油素、滨蒿内酯、氧化前胡素等34种化合物。单萜和倍半萜及其衍生物是佛手中挥发油香味的主要成分，同时也是挥发油的主要活性成分，由2个和3个异戊二烯单元组成，在佛手中多为萜烯类、倍半萜烯类（蔡尉彤等，2023）。柠檬苦素类成分为柑橘属植物的特征成分，也是果实中的苦味来源，它们都为高度氧化的三萜化合物，在佛手中有柠檬苦素、诺米林等。佛手多糖是由多个单糖通过糖苷键连接成的聚合物，研究发现其具有较好的抗氧化、免疫调节等生物活性。近年来研究者采用脱蛋白、分级沉淀、色谱法等不同的分离纯化方法对其进行结构解析，鉴定出多种佛手多糖的成分组成，包括阿拉伯糖、半乳糖、葡萄糖、甘露糖、半乳糖醛酸等（Peng et al，2019）。除上述成分外，佛手中还含有有机酸类成分如亚油酸、棕榈酸、阿魏酸等，甾醇类成分如β-谷甾醇，氨基酸如脯氨酸、亮氨酸、色氨酸等，矿物质如Ca、Mg、Fe、Zn、Mn、Cu、Se等。

生物活性研究

抗氧化活性 >>>

研究表明，佛手具有一定清除自由基的能力，有较好的抗氧化活性。有研究者对佛手黄酮的抗氧化活性进行评价，体外抗氧化实验结果显示佛手黄酮对DPPH·、$ABTS^+$·自由基有一定清除能力，对$ABTS^+$·自由基的清除能力显著。黄炜超等对佛手精油的体外抗氧化实验亦表明佛手精油对DPPH·、$ABTS^+$·、羟自由基均有较高清除率（黄炜超等，2020）。3种粗佛手多糖对HepG2细胞中还原型二氯荧光素转化为氧化型二氯荧光素时产生的荧光值均有一定的抑制作用，表明3种多糖均有抗氧化效果。

抗菌活性 ▶▶▶

佛手果实挥发油对酵母菌、大肠埃希菌、枯草芽孢杆菌和金黄色葡萄球菌均有明显抑制作用，其中对枯草芽孢杆菌的抑菌效果最好。有研究者通过琼脂二倍稀释法分别测定佛手水煎液、佛手挥发油、橙皮苷和板蓝根水煎液对金黄色葡萄球菌、大肠埃希菌、铜绿假单胞菌和枯草芽孢杆菌的影响，结果表明佛手水煎液、佛手挥发油和橙皮苷对上述菌种的抗菌效果均比板蓝根水煎液更好，其中以橙皮苷对金黄色葡萄球菌的抗菌效果最好。佛手挥发油对常见食源性细菌大肠埃希菌、金黄色葡萄球菌、枯草芽孢杆菌和黄色微球菌表现出抑菌活性（Li et al，2019）。

抗肿瘤活性 ▶▶▶

佛手香豆素类中的柠檬油素、滨蒿内酯、佛手柑内酯，黄酮类中的香叶木苷，挥发油中的D-柠檬烯为主要活性成分。多项研究表明，佛手中的黄酮类成分香叶木苷可通过多种途径诱导多种癌细胞凋亡，挥发油中的主要成分D-柠檬烯能通过促进癌细胞自噬、介导线粒体途径等诱导多种癌细胞凋亡（Qiu et al，2020）。

降血脂活性 ▶▶▶

高脂血症的发生主要与血清低密度脂蛋白胆固醇（LDL-C）、总胆固醇（TC）、甘油三酯（TG）水平升高，高密度脂蛋白胆固醇（HDL-C）水平降低有关。佛手中的黄酮类物质可降低高脂血症兔血清LDL-C、TC水平，从而降低血脂水平，通过下调血清丙二醛、白细胞介素-1β水平，上调一氧化氮和肝组织ApoE蛋白表达进而抑制动脉粥样硬化的发生（龚正等，2016）。邓德城等研究推断，佛手提取物可能是通过增加HepG2细胞内过氧化物酶体增殖物激活受体（PPARα）因子的表达进而上调CYP7A1蛋白的表达而发挥降脂作用的（邓德城，2016）。

免疫调节活性 ▶▶▶

佛手多糖可通过提高免疫低下小鼠的巨噬细胞外IL-6的水平，从而起到增强免疫的作用。佛手能促进活性细胞因子NO的分泌及提高吞噬活性（王淑惠等，2020）。有研究者从佛手中提取出4种多糖，并对它们的免疫调节活性进行测定，发现命名为FCP-3的多糖能较大程度提高脾细胞和胸腺细胞的增殖能力，即FCP-3可作为免疫调节剂做进一步的研究。

抗衰老活性

将佛手提取液涂抹于小鼠皮肤处，43天后测定小鼠皮肤中羟脯氨酸和胶原蛋白的含量发现均显著提高，说明提取液所含的有效成分能通过皮肤被吸收，使皮肤中羟脯氨酸含量升高而起到营养皮肤、抗皮肤衰老的功效。丁燕等建立了人脐静脉内皮细胞衰老模型，用不同浓度的佛手柑内酯干预后发现人脐静脉内皮细胞衰老明显缓解，其机制可能是通过激活pAMPK-mTOR信号通路增强自噬以延缓内皮细胞的衰老（丁燕等，2016）。

其他活性

除上述活性作用外，佛手、佛手活性成分及其复方还具有治疗便秘型肠易激综合征、恢复小肠运动功能、抗抑郁、调节血液代谢、降血糖等多种活性（宋美卿等，2023）。

毒性和安全性

佛手（广佛手）作为"粤八味"之一，是岭南道地药材，临床应用比较安全。广佛手在日常食用时均可行脾胃之气，但其苦燥辛温，服用不当易上火（万诗雨等，2022）。对金华佛手挥发油的急性毒性进行研究，发现其具有较高的安全性。

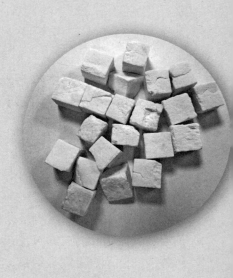

茯苓

概述

茯苓（PORIA）又名云苓、茯菟、茯灵、茯兔、松腴、绛晨伏胎等，为多孔菌科真菌茯苓［*Poria cocos*（Schw.）Wolf］的干燥菌核。茯苓多于7～9月采挖，挖出后除去泥沙，堆置"发汗"后，摊开晾至表面干燥，再"发汗"，反复数次至现皱纹、内部水分大部分散失后，阴干，称为"茯苓个"；或将鲜茯苓按不同部位切制，阴干，分别称为"茯苓块"和"茯苓片"。茯苓味甘、淡，性平；归心、肺、脾、肾经。具有利水渗湿，健脾，宁心等功能。主要用于水肿尿少，痰饮眩悸，脾虚食少，便溏泄泻，心神不安，惊悸失眠等症。《神农本草经》中将其列为上品。茯苓是药食两用的常见中药材，安徽、云南、湖北为其主产区，素有"十方九苓"的说法。茯苓中医临床运用程度极高，有"四时神药"之谓，被誉为除湿之"圣品"，健脾之"要药"。

茯苓个呈类球形、椭圆形、扁圆形或不规则团块，气微，味淡。茯苓片为去皮后切制的茯苓，呈不规则厚片，白色、淡红色或淡棕色。茯苓在我国东汉时期以前已有可食用之说。经考证，茯苓作为普通食品在中华大地上已有上千年的历史，茯苓主要的形式为酒、饼、水饮等常见类型，茯苓食品经过发展，目前已涵盖了膏、粉、粥、茶、饮料、汤料等多个食品类别（夏楠等，2023）。

有效成分研究

茯苓主要化学成分为多糖类和三萜类，还含有甾体类、挥发油、脂肪酸、胆碱、氨基酸及矿物质等。目前在茯苓中已分离得到57种三萜类化合物，物质骨架主要有6种：羊毛甾烷型、开环羊毛甾烷型、齿孔甾烷型、羊毛甾-7,9(11)-二烯型、7,8-脱氢羊毛甾烷型和开环齿孔甾烷型。有研究分析了茯苓皮挥发性成分，共分离出104个化学成分，鉴别出67个化学成分，占挥发油总量的79.69%，其主要成分为 d-杜松烯、α-衣兰油烯、α-紫穗槐烯、1-b-红没药烯、橙花叔醇、长叶烯、α-二去氢菖蒲烯等。茯苓多糖主要是由鼠李糖、木糖、甘露糖、半乳糖、葡萄糖等构成的酸性杂多糖（袁勤翰等，2023）。茯苓中还含有甾体类、挥发油、脂肪酸、蛋白质、微量元素等成分。丁泽贤等研究得到白茯苓中矿物质含量由高至低顺序为 Fe、Ni、Zn、Cu、Mn、Sr、Co、Mo、Ba（丁泽贤等，2021）。此外，茯苓中还有辛酸、十一酸、月桂酸、十二酸、棕榈酸等脂肪酸及蛋白质、酶、树胶、橙皮苷、苯丙氨酸、L-尿苷、胆碱、组氨酸、柠檬酸三甲酯类等物质。

生物活性研究

促进水液代谢活性 >>>

涂仪军研究发现茯苓总三萜、茯苓酸性多糖和茯苓水溶性多糖主要通过降低肾脏组织中水通道蛋白的表达量来促进脾虚大鼠体内水液运输（涂仪军，2020）。与空白组相比，茯苓各给药组均能不同程度降低脾虚大鼠肾髓质中水通道蛋白含量，表明茯苓水提物可降低肾对水的重吸收，促进机体水液代谢。

调节胃肠道功能活性 >>>

茯苓总三萜和茯苓酸性多糖均能通过升高血清中表皮生长因子（EGF）和胃组织表皮生长因子受体（EGFR）的表达量来增强脾虚大鼠的胃肠黏膜的修复能力，另外，茯苓水溶性多糖主要通过升高血清EGF含量来增强脾虚大鼠的胃肠黏膜的修复能力。茯苓水提物均能不同程度地有效调节脑肠肽的表达，以治疗脾虚。茯苓多糖可以增强脾虚大鼠的免疫功能和恢复肠道菌群稳态，表明茯苓多糖可能通过调节肠道菌群发挥增强免疫的作用（张越，2020）。

降血糖、降血脂活性

茯苓多糖干预可显著减轻营养性肥胖大鼠体质量及肝脏中脂肪堆积、降低脂肪系数、Lee's指数及血清中总胆固醇（TC）、甘油三酯（TG）和低密度脂蛋白胆固醇（LDL-C）水平，提高高密度脂蛋白胆固醇（HDL-C）水平，同时可调节肠道菌群结构和增加肠道菌群多样性，从而改善高脂饮食诱导的大鼠营养性肥胖。茯苓多糖可能通过调控血脂水平与胆固醇逆向转运过程，改善载脂蛋白E基因敲除动脉粥样硬化小鼠肝脏脂质沉积，进而发挥防治动脉粥样硬化及减轻肝细胞脂肪变性、脂质沉积程度的作用（王琪格等，2022）。茯苓多糖可有效抑制炎症反应的发生，减轻氧化应激损伤，调节糖脂代谢，改善妊娠糖尿病大鼠胰岛素抵抗，可能与调节SIRT1/FOXO3a信号通路的表达有关。

肝脏、肾脏保护活性

茯苓对酒精肝有改善作用，不同给药组模型小鼠血清中谷丙转氨酶（ALT）、谷草转氨酶（AST）活性显著降低，表明茯苓多糖具有保护肝脏以免受损的作用（姜悦航等，2022）。3种不同的茯苓提取物对四氯化碳诱导的急性肝损伤小鼠具有不同程度的保护作用。茯苓提取物茯苓酸A具有抗肾间质纤维化作用。茯苓多糖可以明显改善db/db小鼠模型的肾病理损伤。

免疫调节活性

茯苓多糖各单糖与小鼠的巨噬细胞释放NO的浓度均有相关性，其中葡萄糖、半乳糖和甘露糖对免疫活性具有显著贡献。茯苓多糖可提高大鼠血清中IgG、IL-2、IL-6和大鼠γ干扰素水平及免疫器官指数，表明茯苓多糖能提高SD雄性大鼠的免疫功能（王萍等，2022）。

其他活性

通过预防给药，茯苓能显著改善脂多糖（LPS）诱导的小鼠急性抑郁样行为，其作用机制可能与调控神经递质及炎症水平有关。加减指迷茯苓方可抑制胶原诱导性关节炎（CIA）大鼠关节炎症。茯苓多糖可调节 RLR 通路细胞因子表达水平，抑制牛冠状病毒（BCoV）的复制（贺洞杰等，2023）。茯苓多糖能干预基因在乳腺癌细胞中的表达。

毒性和安全性 ▷▷▷

虽然茯苓的临床应用非常广泛，但孕妇、阴虚火旺、气虚下陷、虚寒、精滑者应忌用茯苓。若茯苓与茶合用会导致脱发症状。因此，服用茯苓期间应忌饮茶（吴玲等，2019）。

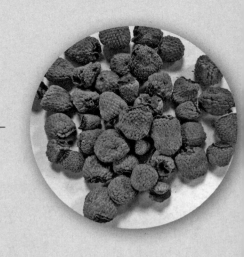

覆盆子

覆盆子（RUBI FRUCTUS）为蔷薇科悬钩子属植物华东覆盆子（*Rubus chingii* Hu）的干燥近成熟果实，别名掌叶覆盆子。覆盆子味甘、酸，性温，归肝、肾、膀胱经。研究表明，覆盆子具有显著的抗肿瘤、抗氧化、降血糖血脂、抗衰老等作用，临床上常用于遗尿尿频、遗精滑精、阳痿早泄等疾病的治疗，被称为"金玉之品"。早于秦汉时期便已记载于《神农本草经》中。历代医学家对覆盆子多有记载，《名医别录》："覆盆子，味甘、平、无毒，主益气轻身、令发不白。"《药性论》："主男子肾精虚竭，女子食之有子。主阴痿，能令坚长。"覆盆子广泛分布于中国浙江、江苏、安徽、福建和广西等地。

覆盆子为聚合果，由多数小核果聚合而成，呈圆锥形或扁圆锥形，面黄绿色或淡棕色，气微，味微酸涩。覆盆子既可以作为中药材，也可以作为新鲜水果食用，其成熟果实红覆盆子，营养丰富，是世界公认的第3代黄金水果（管咏梅等，2023）。市场上覆盆子的主要产品有覆盆子饮料、覆盆子饼干、覆盆子奶昔等。

《中国药典》（2020版）采用鞣花酸及山柰酚-3-*O*-芸香糖苷含量作为质量

控制指标。覆盆子中富含多种生物活性成分，如黄酮类、萜类、生物碱、香豆素类、有机酸、酚酸类及甾体等。黄酮化合物有椴树苷、金丝桃苷、槲皮素、山柰酚-3-葡萄醛酸苷等。酚类物质主要为鞣花酸、鞣花单宁、花青素、没食子酸、覆盆子酮、椴树苷、香草酸等，其中椴树苷仅在极少数药用植物中发现。目前，已从覆盆子中分离出了17种二萜类化合物及15种三萜类化合物。多糖含量约为2.40%～10.67%，主要由鼠李糖、阿拉伯糖、葡萄糖、半乳糖组成。从中发现的维生素主要为维生素C、维生素E、维生素A等，含量以维生素C最高（Bilawal et al，2021）。果实中含有7种必需氨基酸。覆盆子中含有丰富的鞣质，以及多种微量元素，如包括铜、锌、铁、锰、钴，其中锌和锰的含量最高。

生物活性研究

抗氧化和抗衰老活性

覆盆子中含有黄酮和多酚类化合物，这些物质直接与抗氧化活性相关。多酚提取物可上调相应酶的表达，减弱血管紧张素Ⅱ诱导的细胞衰老（Feresin et al，2016）。采用ABTS和DPPH两种体外抗氧化方法测定糖蛋白的抗氧化性，结果表明具有较好的抗氧化能力。覆盆子3号糖蛋白分子能通过改善TCMK-1细胞内超氧化物歧化酶、谷胱甘肽过氧化物酶、过氧化氢酶、丙二醛的生理指标来达到抗衰老效果。

抗炎活性

覆盆子能抑制金属基质蛋白酶的活性和肿瘤坏死因子诱导产生的白细胞介素-8的分泌，可用于治疗皮肤细胞的炎症反应（Ali Reza et al，2023），被认为是溃疡性结肠炎和相关肠道炎症疾病患者的一种膳食食物。含有的鞣花酸可抑制核转录因子-κB信号通路治疗溃疡性结肠炎，可预防胃部炎症，并可通过饮食疗法来预防消化性溃疡。

抗肿瘤活性

覆盆子浆对人原发性肝癌细胞的增殖有抑制作用，与药物浓度、作用时间有线性关系（Moghadam et al，2022）。有研究者发现，提取物通过FAK/Scr/ERK信号通路抑制金属基质蛋白酶-2表达，进而发挥在SCC-9和SAS口腔癌细胞中迁移和侵袭的抑制作用，可抑制HepG2细胞和Huh7细胞的增殖，对肝癌细胞具有抑制作用。覆盆子中的鞣花酸就是一种抗癌剂，能抑制肿瘤的诱发。

抑菌活性

覆盆子具有广谱的抑菌活性，对大多数细菌都有一定的抑制作用，其提取物对金黄色葡萄球菌、枯草芽孢杆菌、大肠埃希菌、黑曲霉等有良好的抑制活性（Krzepiłko et al，2021）。覆盆子与氟康唑联合用药能抑制对氟康唑耐药的白色念珠菌。覆盆子中的一种二萜类化合物对近平滑念珠菌、光滑念珠菌、克柔念珠菌也有抑制活性。

降糖和降血脂活性

覆盆子中的鞣花酸可以在过氧化苯甲酰诱导的毒性过程中影响细胞脂质代谢，并有效降低高脂血症兔血浆胆固醇的升高。提取物对高脂饮食诱导的肥胖小鼠肝脂肪变性具有抑制作用，可以降低甘油三酯和胆固醇水平（Tu et al，2019）。

其他活性

覆盆子提取物能改善痴呆大鼠学习记忆能力，降低皮层乙酰胆碱酯酶活性，升高乙酰胆碱转移酶活性；增加海马CA1区细胞总数，减少坏死细胞数，降低细胞坏死率，从而起到增强记忆力的作用（黄丽萍等，2013）。覆盆子能减轻酒精戒断和尼古丁戒断时大鼠所表现出的焦虑样行为。覆盆子含有的覆盆子素A、覆盆子素B、山柰酚、槲皮素具有抗骨质疏松活性。

毒性和安全性

通过一系列急性、诱变和亚慢性毒理学试验研究了覆盆子水提物的安全性和毒性，急性毒性试验表明，水提物对小鼠的最大耐受剂量大于20.0g/kg。在亚慢性研究中，未见死亡，总体外观无明显变化（Sheng et al，2020）。

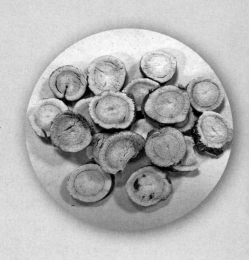

甘草

甘草（GLYCYRRHIZAE RADIX ET RHIZOMA）又名国老、密草、蜜甘和美草等，为豆科植物甘草（*Glycyrrhiza uralensis* Fisch.）、胀果甘草（*Glycyrrhiza inflata* Bat.）或光果甘草（*Glycyrrhiza glabra* L.）的干燥根和根茎。其味甘，性平；归心、肺、脾、胃经。具有补脾益气，清热解毒，祛痰止咳，缓急止痛，调和诸药等功能。主要用于脾胃虚弱，倦怠乏力，心悸气短，咳嗽痰多，脘腹、四肢挛急疼痛，痈肿疮毒，缓解药物毒性、烈性等症。甘草始载于《尔雅》一书。药用最早见于汉朝《神农本草经》，被列为上品。甘草产于我国华北、西北、东北等地，其中内蒙古产地药材质量最佳，为"道地药材"。甘草在方剂配伍应用中发挥了重要作用，有"中药之王"的美称。

甘草根呈圆柱形，表面红棕色或灰棕色。气微，味甜而特殊。胀果甘草根和根茎木质粗壮，有的分枝，外皮粗糙，多灰棕色或灰褐色。质坚硬，木质纤维多，粉性小。根茎不定芽多而粗大。光果甘草根和根茎质地较坚实，有的分枝，外皮不粗糙，多灰棕色，皮孔细而不明显。甘草作为我国重要的大宗药材，被广泛应用于医药、食品等领域（张衍旭等，2023）。

甘草中主要含有三萜类、黄酮类、多糖类、香豆素类、挥发油类以及氨基酸等成分，其中三萜类和黄酮类是主要成分。三萜类化合物是甘草的标志性成分，包括甘草皂苷、甘草次酸、甘草酸、甘草内酯、甘草皂苷元等。其黄酮类成分，包括黄酮、黄酮醇、二氢黄酮、二氢黄酮醇、查耳酮、异黄酮、异黄烷等。甘草地上部分黄酮类成分含量较高，其总黄酮含量为42.81 mg/g（张志等，2023）。目前从甘草中分离出18个香豆素类化学成分。甘草中除了含有以上成分外，还包含少部分挥发油、二苯乙烯类成分、甾醇类成分、有机酸等。挥发油成分主要包括酮类、醇类和烷烃类等化合物。甘草多糖是一种杂多糖，其单糖组分以甘露糖、鼠李糖、葡萄糖、半乳糖和阿拉伯糖为主，从甘草中已分离出40多种分子量1060～2892000的多糖（何宝峰等，2023）。甘草中存在天冬氨酸、苏氨酸、丝氨酸、谷氨酸、甘氨酸、丙氨酸等18种氨基酸，其中8种为人体必需氨基酸。此外，还含有钙、钴、铜、铁、镁、锌、锰、镍、钾等矿物质。

生物活性研究

抗炎、镇痛活性

甘草提取物不仅能在叔丁基过氧化氢诱导的急性肝损伤小鼠模型中显示出保护作用，而且可以抑制脂多糖（LPS）刺激所致的炎症因子的产生（Yu et al，2015）。此外，中药名方芍药甘草汤（甘草、白芍）对小鼠耳肿胀、大鼠足跖肿胀和大鼠棉球肉芽肿产生显著的抑制作用，将二者配伍使用比单独使用表现出更好的抗炎镇痛活性。芍药甘草汤也具有很好的镇痛作用，并能有效降低炎症因子前列腺素E2和一氧化氮的水平，提高抗炎因子白介素-10水平。

抗肿瘤活性

甘草既能以化学提取物抗肿瘤，又能以单味药抗肿瘤，还能以复方或与西药协同的方式抗肿瘤。甘草查耳酮A可呈剂量依赖性地减弱血管紧张素Ⅱ（Ang Ⅱ）诱导的腹主动脉瘤。18β-甘草次酸可通过激活还原性辅酶氧化酶和iNOS的表达，从而增加乳腺细胞中活性氧或活性氮产物；降低谷胱甘肽和谷胱甘肽过氧化物酶水平；降低乳腺癌细胞活性，诱导乳腺癌细胞铁死亡，从而发挥抗肿瘤作用。甘草查耳酮A抑制肿瘤生长的机制可能是靶向程序性死亡配体-1（PD-L1）抑制细胞增殖并促进细胞凋亡（Liu et al，2021）。

抗菌、抗病毒活性 >>>

　　甘草异黄酮类化合物可减少唾液中的变形链球菌以及变形链球菌对牙齿的黏附，且与口腔的角质形成细胞生物相容性较好，从而防止龋齿的产生（Vaillancourt et al，2021）。甘草酸及其衍生物具有较强的抗病毒活性，能抑制多种DNA、RNA病毒的复制，且不影响正常细胞的活性和增殖，对单纯疱疹病毒、人类免疫缺陷病毒、肝炎病毒、冠状病毒和流感病毒等均有一定程度的抑制作用。

免疫调节活性 >>>

　　甘草活性成分——芹糖异甘草苷能够激活免疫系统增加NK细胞的数量，驱动吞噬作用。给予免疫力低下的小鼠甘草蜜炙的提取液后，小鼠的细胞免疫、体液免疫和非特异性免疫三方面的免疫指标均有显著提升。甘草多糖能提高机体的免疫功能。另外，甘草酸能够触发干扰素的产生，提高自然杀伤细胞的活性，从而显著提升机体的免疫功能（Richard，2021）。

心脑血管保护活性 >>>

　　附子配伍甘草使用所产生作用的机制可能是通过TLR4/NF-κB通路减轻因炎症和心室重构导致的小鼠心肌损伤，进一步研究表明，附子配伍甘草可显著降低附子的心脏毒性（Yan et al，2020）。甘草酸二铵可呈剂量依赖性地抑制家兔和大鼠体外血栓形成，延长小白鼠的凝血时间，从而有望用于预防心血管疾病患者血栓形成及各种栓塞性疾病的发生。甘草多糖通过降低糖尿病小鼠的总胆固醇、三酰甘油、高密度脂蛋白和低密度脂蛋白，升高糖尿病小鼠的超氧化物歧化酶、过氧化氢酶、总谷胱甘肽水平，降低丙二醛水平，从而发挥保护心脑血管作用。

抗糖尿病活性 >>>

　　甘草提取物通过增加胰岛素受体部位对胰岛素的亲和力和敏感性、增强不同组织器官对葡萄糖的利用、清除自由基和抗过氧化、纠正脂质和蛋白质代谢紊乱等多种机制来降低血糖（Yang et al，2020）。

其他活性 ▶▶▶

除上述活性外，甘草还具有肾脏保护、抗氧化、治疗皮炎、肺脏保护等多种活性（姜振宇等，2023）。

毒性和安全性 ▶▶▶

"十八反"记载甘草与海藻、大戟、甘遂、芫花配伍使用会加重毒性反应。甘草与强心苷药、呋塞米等利尿剂、抗生素、阿司匹林、降血糖药等配伍后会产生不良反应。患有高血压、高血糖、精神疾病、肾病、中满水肿、湿症等疾病的人群不宜食用甘草（吴玲等，2019）。

高良姜

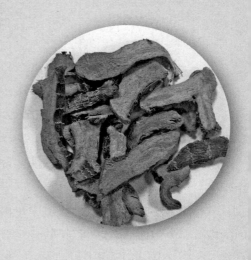

概述

　　高良姜（ALPINIAE OFFICINARUM RHIZOMA），又名良姜、小良姜，为姜科植物高良姜（*Alpinia officinarum* Hance）的干燥根茎。性热、味辛，具有温胃止吐、散寒止痛之功效，高良姜作为一种传统的中药，具有悠久的药用历史，始载于《名医别录》，历版《中国药典》均有收载，《本草拾遗》言，高良姜"味辛，温。下气，益声，好颜色。煮作饮服之，止痢及霍乱"。临床主要用于治疗消化不良、反酸呕吐、胃溃疡等消化道系统疾病。高良姜主产于海南、广东、广西等省（区、市），我国高良姜道地性最好的产区为广东省徐闻县。

　　高良姜呈圆柱形，表面棕红色至暗褐色，气香，味辛辣。在食品调味剂及抗氧化剂中有应用，用于食品保鲜和延长保质期，是十三香的组成成分之一，可以改善食物的风味（谢芷晴等，2022）。高良姜的根部和花等部位有较高的营养成分，含有较多的植物纤维、碳水化合物、脂肪和蛋白质，此外也含有维生素和钙、钾等矿物质。市场现广泛售有多种高良姜产品，如高良姜饮料、高良姜软糖等。

有效成分研究

　　目前，已从高良姜中分离得到90多种化合物，主要包括挥发油、黄酮类、二芳基庚烷类、多糖、苯丙素类。挥发油含量较高，主要有效成分为1,8-桉油精、β-蒎烯、崁烯、樟脑等（董丹丹等，2015）。黄酮类以黄酮苷元为主，分离出13种不同的黄酮苷元及2种黄酮苷类成分，主要为高良姜素、姜黄素、松属酚、槲皮素和相应的结构类似物。二芳基庚烷类是高良姜各组分中较为独特的化合物成分之一，目前共分离出超过40种对应化合物。高良姜中碳水化合物含量最高，为20.25%，脂肪含量为2.79%，蛋白质含量为5.11%，还含有维生素、纤维质和人体所需常量、微量元素等成分，包括钾、锌、镁、铁、锰、钙等，其中钾元素含量最高（Nguyen et al，2021）。

生物活性研究

抗氧化活性 >>>

研究表明，高良姜提取物中特殊的苯丙素类化合物1'-乙酰氧基胡椒酚乙酸酯具有较强的抗氧化活性，提取物中其他物质也具有抗氧化活性（Sanwal et al，2022）。通过自由基清除试验和自由基脱色实验对精油的抗氧化活性进行测定，显示出具有较高的抗氧化活性，IC_{50}值分别为550g/mL和3721g/mL。高良姜多糖拥有较优的抗氧化活性，对DPPH·自由基、$ABTS^+$·自由基的清除能力和还原力能力均表现出一定程度的质量浓度依赖性，清除DPPH·自由基和$ABTS^+$·自由基的半数有效质量浓度（EC_{50}）分别为1.412 mg/mL和4.330 mg/mL。

抗肿瘤活性 >>>

高良姜中的二萜类化合物具有良好的抗癌活性及抑制肿瘤生长的能力。根茎中的酮类化合物和双去甲氧基姜黄素能有效地抑制癌细胞的数量，其中的4'-羟基肉桂醛还具有对人白血病HL-60和U937细胞的杀伤作用。高良姜在体外对肝癌、肺癌、食管癌、胃癌、人头颈部鳞状癌细胞等具有抗肿瘤生物活性（Wang et al，2017），通过阻止肾细胞癌生长、抑制上皮-间质转化细胞侵袭和诱导细胞凋亡而发挥抗癌作用。

抗炎活性 ≫≫≫

高良姜素能够抑制脂多糖（LPS）诱导的巨噬细胞炎症反应，治疗后不仅可以抑制LPS激活的巨噬细胞产生的炎症因子，还可降低活化巨噬细胞中iNOS的蛋白表达水平，进一步研究表明高良姜素通过抑制胞外信号调节激酶（ERK）、NF-κB-p65和促炎基因的表达从而对LPS激活的巨噬细胞产生抗炎作用。对根茎中分离得到的化合物进行了抗炎作用评价，发现这些化合物可降低LPS诱导的HepG2细胞炎症因子的表达（Elgazar et al，2018）。

抗菌活性 ≫≫≫

高良姜精油对猪链球菌、金黄色葡萄球菌、铜绿假单胞菌、红斑丹毒丝菌、多杀性巴氏杆菌、大肠埃希菌和化脓隐秘杆菌均有显著的抑制作用。研究考察了高良姜提取物对8种菌的抑菌活性，结果依次为金黄色葡萄球菌＞蜡样芽孢杆菌＞副溶血性弧菌＞苏云金芽孢杆菌＞枯草芽孢杆菌＞沙门氏菌＞希瓦氏菌＞大肠埃希菌，且最小抑菌浓度（MIC）、最小杀菌浓度（MBC）均小于山梨酸钾、苯甲酸钠，表明高良姜提取物具有广泛的抑菌谱，且抑菌效果良好（李钟美等，2016）。

抗病毒活性 ≫≫≫

含有高良姜的草药提取物已被证明对单纯疱疹病毒（HSV-1）的生长有中等抑制作用（Kiani et al，2020）。从高良姜中分离的二苯基庚类成分已被证明对感染H1N1的正常肾MDCK细胞具有抗流感活性，其EC_{50}值与研究中用作阳性对照的利巴韦林的效果相似，EC_{50}也低于正常肾MDCK细胞的50%细胞毒浓度和最大非细胞毒浓度。

抗溃疡活性 ≫≫≫

高良姜乙醇提取物能显著减少胃液分泌，具有明显的细胞保护作用，对胃溃疡有一定的治疗效果（Lin et al，2020）。实验表明高良姜挥发油可降低胃溃疡指数，提高小鼠的溃疡抑制率，可增加血清一氧化氮水平，扩充血管壁，改善胃黏膜微循环，并可清除氧自由基和加强黏液屏障，保护胃黏膜正常机能。

其他活性 ▷▷▷

　　高良姜提取物还可以降低实验兔子的血糖水平，具有良好的降糖作用。高良姜中的活性成分还具有镇吐作用，其中有五种二芳基庚烷类化合物对口服硫酸铜诱导的鸡呕吐有抑制作用（Chaudhary et al，2022）。此外还可显著缓解原发性痛经，对小鼠足跖肿胀、耳郭肿胀及腹腔肿胀等急性炎症均具有显著的抑制作用。

毒性和安全性 ▷▷▷

　　高良姜油对家兔皮肤仅产生轻微刺激。观察1周后，对家兔完整皮肤和划伤皮肤均无不良反应。家兔的体重、毛发、皮肤、呼吸系统和肢体活动均未见明显异常。对小鼠进行大剂量或长期给药，均未见到肝肾功能指标的任何变化（El-Meligy et al，2017）。

葛根

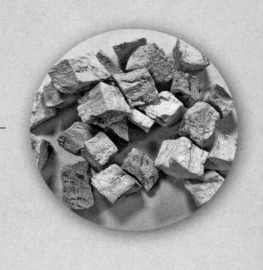

概述

  葛根（PUERARIAE LOBATAE RADIX）又名葛条、甘葛等，豆科植物野葛［Pueraria lobata（Willd.）Ohwi］的干燥根，习称野葛。葛根性甘、辛，凉。归脾、胃、肺经。具有解肌退热，透疹，通经活络，解酒毒等功能。主要用于外感发热头痛，项背强痛，口渴，消渴，泄泻，眩晕头痛，中风偏瘫，酒毒伤中等症。始载于《神农本草经》，其言，葛根"主消渴，身大热，呕吐，诸痹，起阴气，解诸毒"等，陶弘景《本草经集注》云："即今之葛根，人皆蒸食之。"葛根除少数几个省外，在全国各地几乎都有发现，主要产于云南、广西、贵州、江苏等地。

  近年来，人们对药食药膳、绿色食品等健康饮食的需求越来越高，对葛根食品开发的研究也逐渐增多。葛根富含淀粉、多种氨基酸、微量元素、黄酮和葛根素等成分。其可作药用治疗多种疾病，可以用于药膳食疗方，如桂花葛粉羹、葛根粉粥。目前关于葛根的产品开发有很多，如葛根粉条、馒头、低糖葛根饼干、葛粉蛋糕、葛根黄酒、葛根片茶、运动饮料、软糖等。

有效成分研究

  目前已从葛根中发现的化合物有100余种，主要包括异黄酮类、黄酮类、三萜类、香豆素类、甾醇类和生物碱类。葛根素是葛根属的一种化学组学标志物，异黄酮主要从葛根的根部分离出来，还包括大豆苷、大豆苷元等。萜类成分多为五环三萜类，少数为半萜类成分，大多数五环三萜类化合物是由齐墩果烷型五环三萜及其衍生物与低聚糖连接而成的皂苷（董英等，2005）。葛根内含有膳食纤维、蛋白质、氨基酸、多糖和人体必需的铁、钙、铜、硒矿物质等。淀粉是葛根的主要营养成分，新鲜葛根中的淀粉含量约为30%。葛根多糖具有抗氧化、调节免疫等多种药理活性，其活性与溶解性、糖醛酸含量、糖苷键类型、取代基和单糖组成等有关（陈兵兵，2016）。

生物活性研究

解酒活性

葛根可以治疗酒精中毒，其提取物能够显著减少酒精中毒小鼠醒酒时间（高学清等，2014）。葛根素对大鼠自主饮酒有抑制作用，停止治疗导致大鼠恢复到最初的饮酒偏好，说明从葛根中提取的异黄酮对抑制酒精偏好是有效的。

抗氧化活性

葛根中所含有的异黄酮及其糖苷具有抗氧化活性，其中葛根素和大豆苷，显示出较强的DPPH·自由基清除活性。由葛根异黄酮对DPPH·和ABTS⁺·自由基清除活性表明，葛根根皮表现出最高的抗氧化活性（Zhang et al，2017）。

肝脏保护活性

葛根提取物显著降低了叔丁基过氧化氢（t-BHP）诱导的细胞毒性和活性氧的产生。在四氯化碳（CCl_4）诱导的肝毒性大鼠模型中，葛根具有清除反应性自由基和增强内源性抗氧化系统的潜力，对治疗肝损伤非常有益。葛根异黄酮对HepG2细胞有肝保护活性（Sun et al，2019）。并且有研究发现从葛根中提取的粗皂苷和纯皂苷大豆皂苷Ⅰ对丙氨酸转氨酶（ALT）有抑制活性。

抗糖尿病活性 >>>

从葛根中提取的多糖（PLP-1）可以通过上调胰岛素抵抗细胞中PI3K和AKT的表达，以及下调FoxO1、PCK2和G6Pase的表达来降低葡萄糖浓度（Qian et al，2020）。因此，PLP-1可以作为一种膳食补充剂来改善糖尿病患者的胰岛素抵抗。

抗炎活性 >>>

从葛根中分离的异荭草素在体外降低了RAW 264.7细胞系的炎症，在体内降低了炎症动物模型系统的炎症（Anilkumar et al，2017）。分离出的化合物葛根素、芒果苷等显示出良好的COX-1、COX-2和5-LOX抑制活性。葛根提取物通过提高红细胞抗氧化酶活性从而发挥抗炎作用。

免疫调节活性 >>>

葛根多糖Ge-1诱导NO等细胞毒性分子的释放、细胞因子（TNF-α和IL-6）的分泌，并增强RAW 264.7巨噬细胞的吞噬作用，表现出免疫活性（Dong et al，2020）。葛根提取物和化合物金雀异黄酮通过增加白细胞总数，显示出剂量依赖性免疫调节潜力。

抗菌活性 >>>

葛根异黄酮染料木素和染料木苷对大肠埃希菌、金黄色葡萄球菌、表皮葡萄球菌、铜绿假单胞菌、炭疽芽孢杆菌和白色念珠菌具有抗菌活性（Madan et al，2008），葛根素对变形链球菌、表皮葡萄球菌、金黄色葡萄球菌和白色念珠菌具有抗菌活性。

抗肿瘤活性 >>>

在葛根素和大豆黄酮对人类碳酸酐酶形式的抑制活性研究中，发现化合物葛根素是hCA Ⅸ和Ⅻ最有效的抑制剂。葛根中的葛根素-6″-O-木糖苷通过诱导细胞凋亡，从而对结肠癌具有抗肿瘤活性（Zhang et al，2018）。

神经保护活性 >>>

葛根素通过再生泛素-蛋白酶体系统功能和抑制神经元凋亡来防止1-甲基-4-苯基吡啶诱导的SH-SY5Y细胞死亡，从而显示出神经保护活性。葛根提取物和葛根素降低了淀粉样前体蛋白（APP）和Bace1的水平，而葛根素仅降低了Tau4的水平（Anilkumar et al，2017）。这表明提取物和葛根素在不同途径中引发神经治疗作用。

其他活性 >>>

此外葛根还可以用于心血管保护。葛根异黄酮具有解热、镇痛作用。其甲醇提取物可显著增加雌激素受体阳性（ER+）MCF-7细胞的增殖。

毒性和安全性 >>>

在对葛根毒性及致突变性研究中，葛根打粉掺水后，通过小鼠急性毒性试验，其结果表明小鼠经口半数致死量（LD_{50}）在20g/kg范围内（相当于《中国药典》所规定的人饮片服用量的80倍），属于无毒范围。葛根水提取物属于毒性较低或无毒范围药物，在一定剂量范围内可长期服用，而食用葛根水提物安全性更高，这也说明民间常将食用葛制成葛粉食用并无安全性问题。葛根总黄酮安全范围大，长期应用不产生蓄积性毒性（王庆端等，1999）。

枸杞子

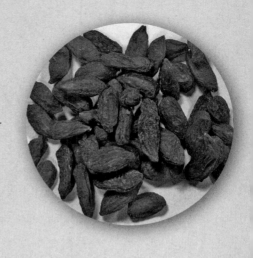

概述

　　枸杞子（LYCII FRUCTUS）又名甜菜子、红耳坠、地骨子等，为茄科植物宁夏枸杞（*Lycium barbarum* L.）的干燥成熟果实。其味甘，性平；归肝、肾经。具有滋补肝肾，益精明目等功能。主要用于虚劳精亏，腰膝酸痛，眩晕耳鸣，阳痿遗精，内热消渴，血虚萎黄，目昏不明等症。枸杞子具有悠久的药用历史，始载于《神农本草经》，被列为上品，谓之"久服坚筋骨，轻身不老，耐寒暑"。《本草经集注》中也有记载："根大寒，子微寒，无毒。"《本草求真》中记载，枸杞专入肾，兼入肝，甘寒性润，更着重说明其滋肾养肝的功效。《本草纲目》记载："枸杞子甘平而润，性滋而补，不能退热，止能补肾、润肺、生精、益气，此乃平补之药。"我国枸杞子的主产区有新疆、内蒙古、青海、甘肃、宁夏、山西、河北等地，各地种植规模逐年扩大，产业发展势头迅猛。枸杞子是我国出口量较大的中药材品种之一，远销北美洲、欧洲、东南亚、中东等地。

　　枸杞子呈类纺锤形或椭圆形，表面红色或暗红色，气微，味甜。枸杞子在民间常被用于煮粥、熬膏、泡酒、泡茶或同其他药物、食物配伍一起食用，并已被开发成多种产品，是一种名贵中药材和滋补食品。我国对于枸杞子的使用量很大，主要为食品、药品厂商将其制成系列产品，包括枸杞原浆、枸杞膏、枸杞馅料、枸杞酒、果醋、酸奶等，其次以干品的形式被消费者直接使用（Fan et al，2023）。

有效成分研究

枸杞子中有多种营养成分，主要包括生物碱类、黄酮及其苷类、挥发油类、蒽醌类、香豆素类、萜类、有机酸类等。挥发油的种类已有上百种，大多属于烃类、脂肪酸类、脂肪酸酯类、萜类、醇类、醛酮类和芳香化合物等。目前已研究发现枸杞子中的代表性生物碱有甜菜碱、阿托品、莨菪碱、天仙子胺、褪黑素、烟酰胺等（贾金茹等，2022）。黄酮类化合物主要有芦丁、槲皮素、山奈酚、金丝桃苷、桑色素、杨梅素等。枸杞子富含多种活性成分，包括枸杞多糖、胡萝卜素类、多种维生素和氨基酸、蛋白质、矿物质（K、Na、Ca、Mg、Cu）等。枸杞多糖是枸杞子的主要活性成分之一，构成枸杞多糖的单糖主要有葡萄糖、鼠李糖、半乳糖、阿拉伯糖、甘露糖、岩藻糖、木糖，其中，葡萄糖、半乳糖、阿拉伯糖的含量较高，此外，还有蔗糖、棉子糖、乙基-β-D-吡喃葡萄糖苷、6-磷酸葡萄糖酸等（Zhao et al，2023）。黑果枸杞油中富含植物甾醇和维生素E，植物甾醇和维生素E含量分别为489.2 mg/100g和46.3 mg/100g，不饱和脂肪酸含量高达90%。此外，枸杞中含有多种氨基酸，其中天冬氨酸、谷氨酸、丙氨酸和脯氨酸在黑果枸杞中含量较高。

生物活性研究

抗肿瘤活性

枸杞子主要对胃癌、肝癌、宫颈癌等多种肿瘤具有抑制作用，主要活性物质为枸杞子多糖、总黄酮、大豆黄素等。枸杞子多糖可通过p53信号通路调节人舌鳞状癌CAL-27细胞凋亡，存在剂量阈值和双向调控作用。还可以通过诱导细胞凋亡来抑制人非小细胞肺癌细胞的增殖。枸杞子能提高小鼠部分白细胞的数量及免疫活性，促进阿霉素在H22荷瘤小鼠体内对骨髓细胞周期的恢复，使之发挥细胞免疫应答作用并减少免疫毒性。枸杞子通过抑制PI3K/AKT信号通路抑制膀胱癌细胞BIU87的增殖和迁移，发挥抗肿瘤活性。此外，其有效成分还对肾癌、膀胱癌、卵巢癌、食管癌等具有一定的抑制作用（Zhang et al，2023）。

调节血糖、血脂活性

枸杞子具有良好的降血糖、降血脂作用，尤其在对2型糖尿病的中药治疗中被广泛应用。枸杞子多糖具有降低血糖，增加胰岛素分泌，增强机体抗氧化能力和清除氧自由基的作用，且可降低自由基对胰岛B细胞的损伤，能显著增加糖尿病小鼠的肝糖原含量，对四氧嘧啶诱导的糖尿病具有良好的预防和治疗作用。使用枸杞多糖6周的2型糖尿病大鼠，血糖明显降低，胰岛素敏感指数均明显增加，并呈剂量相关性，证明枸杞多糖可以改善糖尿病大鼠糖代谢紊乱及胰岛素抵抗。枸杞子还能减少人体血清中胆固醇和甘油三酯的含量，可有效抑制体重过度增长，降低食物效价，降低肝脏中的脂质过氧化程度，使SOD活性提高，维持人体抗氧化系统的平衡，进而使组织细胞免受自由基的伤害，降低血脂含量（宋艳梅等，2022）。

神经保护活性

枸杞子中的多种活性成分枸杞多糖、枸杞总黄酮、类胡萝卜素等具有协同保护视力并缓解视疲劳的作用。食用枸杞提取物的高眼压模型大鼠，其压力诱导的视网膜神经节细胞（RGCs）损失可显著降低，若大量食用枸杞提取物则几乎检测不到RGCs的损失，食用枸杞提取物是开发抗青光眼RGCs损失的神经保护剂潜在候选药物。其水提物能保护神经元细胞免受β-淀粉样蛋白神经毒性的影响，减弱同型半胱氨酸诱导的神经元细胞死亡，发挥抗衰老、保护神经和抗阿尔茨海默病的作用（Zhang et al，2020）。枸杞糖肽通过激活糖皮质激素受体相关通路，有效缓解慢性压力应激引起的神经炎症，并使小鼠焦虑样行为得到改善。

肝脏、肾脏、肺脏保护活性

枸杞产品及其多糖对乙醇诱导的小鼠酒精性肾脏损伤及非酒精性脂肪肝具有保护作用。枸杞能够降低肝脏中的脂多糖含量，以及促进肝损伤的恢复（Liu et al，2023）。高剂量枸杞多糖可能通过抑制 I 型胶原蛋白 α_1 和肌动蛋白 α 等基因的表达，降低组织羟脯氨酸的含量来抑制肺纤维化的发展。枸杞多糖能明显改善脂多糖致小鼠急性呼吸窘迫综合征肺组织损伤。

抗炎、抑菌活性 ▶▶▶

体外研究证明，枸杞子水提物能够有效抑制LPS诱导的RAW 264.7巨噬细胞中炎症因子TNF-α、IL-6的表达，且呈剂量相关性。枸杞多糖能够提升BV2小胶质细胞活性，同时减少炎症因子TNF-α和热休克蛋白-60的释放。枸杞多糖可以通过STAT1和STAT6途径调节巨噬细胞极化来预防炎症性肠病（Wang et al，2023）。枸杞子及其活性成分具有一定的抑菌活性，包括对金黄色葡萄球菌、大肠埃希菌、链球菌、白色念珠菌和绿脓杆菌等。

改善生殖能力 ▶▶▶

枸杞子及其活性成分能通过调节下丘脑-垂体-性腺轴和微量元素代谢，以保护生殖系统。枸杞多糖能显著增加白消安生精障碍模型小鼠的生精干细胞、附睾精子质量和睾丸精子生成量。枸杞多糖能提高精子数量及活动度、肾阳虚大鼠的性激素水平，改善肾阳虚大鼠的生殖功能。枸杞多糖能保护大鼠阴茎海绵体的氧化应激损伤，明显改善内皮功能，提高勃起能力，对勃起功能障碍有治疗作用。菟丝子-枸杞子药对雷公藤多苷诱导的少弱精子症有较好的治疗作用，其机制可能与修复睾丸组织结构损伤有关（赵聪等，2023）。

其他活性 ▶▶▶

此外，枸杞及其活性成分还具有抗氧化、保护视网膜、抗骨质疏松、抗类风湿性关节炎、抗白癜风等多种活性（Xu et al，2023）。

毒性和安全性 ▶▶▶

外邪实热，脾虚有湿及泄泻者忌服枸杞子。《本草经疏》："脾胃薄弱，时时泄泻者勿入。"《本草汇言》："脾胃有寒痰冷癖者勿入。"中国医学科学院及北京协和医学院对中国枸杞子的安全性进行研究，证实中国产的枸杞子可以安全药用和食用。

荷叶

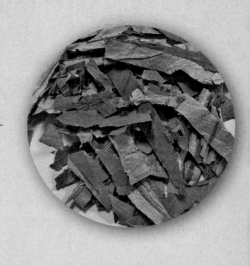

概述

荷叶（NELUMBINIS FOLIUM）又名莲叶、芙蓉、菡萏、芙蕖等，为睡莲科植物莲（*Nelumbo nucifera* Gaertn.）的干燥叶。荷叶味苦，性平；归肝、脾、胃经。具有清暑化湿，升发清阳，凉血止血等功能。主要用于暑热烦渴，暑湿泄泻，脾虚泄泻，血热吐衄，便血崩漏。荷叶炭可收涩化瘀止血；用于出血症和产后血晕等症。五代时期《嘉祐本草》有云"荷叶，止渴，落胞，杀蕈毒，并产后口干，心肺燥，烦闷，入药炙用之"。在中国，荷叶种植和应用历史悠久，尤以湖南、湖北、福建、浙江等南方省份为盛，被国家卫生健康委员会（原卫生部）批准为"可用于保健食品的物品"。

荷叶展开后呈类圆形，稍有清香气，味微苦。荷叶来源广泛、价格低廉，具有较高的药用、食用价值，且安全、有效、易得的优点使其备受国内人们喜爱。作为一种烹饪原料，其味清香，可增味解腻，常用于包烤肉或包菜肴，如荷叶蒸鸡，或包米作荷叶饭等膳食。市场上现售有多种荷叶相关产品，有植物饮料、软糖、茶饮、糕点、挂面等（刘莉等，2023）。

有效成分研究

荷叶中的主要活性成分包括黄酮类化合物、生物碱、挥发油、萜类、皂苷等。黄酮类化合物是荷叶中一类重要的次级代谢产物，平均每100g鲜荷叶中黄酮类化合物含量为34.7mg，其主要成分包括槲皮素、山奈酚、杨梅素、异槲皮素等。荷叶生物碱按其母核结构及连接基团的不同，可分为阿朴啡类、去氢阿朴啡类、单苄基异喹啉类、双苄基异喹啉类以及其他类型。荷叶碱、莲碱、N-去甲基荷叶碱、O-去甲基荷叶碱4种阿朴啡类生物碱在荷叶中含量较高（王旭芳等，2023）。生长时期、荷叶的品种、产地、季节对其生物碱含量也有很大影响。研究人员采用不同的提取方式从荷叶中成功提取并鉴定出近百种挥发油成分，包括L-抗坏血酸-2,6-二棕榈酸酯、反式植醇、植酮、香叶基丙酮、β-紫罗兰酮等。还含有有机酸、维生素、碳水化合物、脂质、蛋白质、微量元素和植物常见的其他成分。荷叶中的多糖含量在8%以上。非挥发性有机酸包括没食子酸、白桦脂酸、山楂酸、酒石酸、苹果酸和对甲氧基苯甲酸等（Chen，2019）。

生物活性研究

降脂减肥活性

中国自古以来就将荷叶奉为瘦身的良药。近年来，荷叶被用于治疗肥胖症和高脂血症，并取得了良好的疗效。Kim等研究表明，荷叶水提取物可抑制高脂饮食诱导小鼠体内甘油三酯的积累，并将甘油三酯降解为游离脂肪酸和甘油，刺激脂肪分解，从而减少脂肪合成（Kim，2018）。荷叶碱通过富集嗜黏蛋白阿克曼菌可显著改善肠道微生物菌群的结构，从而缓解慢性炎症，发挥治疗肥胖的功效。荷叶生物碱可降低胰脂肪酶活性，减少脂肪吸收，并能显著抑制3T3-L1前脂肪细胞的增殖及分化。荷叶总生物碱配伍黄芪总皂苷可能通过调节AMPK/SREBP-1c/ACC信号通路，抑制脂肪合成，促进脂肪酸氧化分解来防治高脂血症。

抗氧化活性

荷叶中多种成分均有抗氧化活性。荷叶中槲皮素类化合物可显著抑制低密度脂蛋白的氧化作用。荷叶生物碱也具有较强的抗氧化功能，荷叶碱通过激活miR-144/Nrf2/HO-1通路从而改善乙醇导致的细胞及小鼠肝氧化损伤（Shu，

2019）。荷叶中的总酚类和总黄酮有强大的抗氧化能力，并能抑制大鼠晶状体醛糖还原酶和晚期糖基化形成的终产物，可以潜在预防或治疗氧化应激引起的相关疾病。

抗菌活性

荷叶提取物能够有效地抑制包括细菌、真菌在内的多种微生物，且在中性至碱性环境下抑菌活性较强。荷叶中的黄酮类化合物和生物碱是荷叶抑菌活性的主要生物活性成分，它们对金黄色葡萄球菌、大肠埃希菌、念珠菌等细菌具有较强的抑菌活性（Zhao et al，2016）。荷叶提取物对放线菌、单胞菌、梭杆菌等牙周病相关细菌有明显的抑制作用，荷叶黄酮提取物中的槲皮素具有治疗牙周炎的潜在疗效。

降血糖活性

荷叶具有良好的降血糖、治疗糖尿病的功效。研究发现，荷叶提取物对糖尿病小鼠体内的餐后血糖与空腹血糖水平具有明显的控制作用。在降低血糖的基础上，荷叶提取物还能缓解高胆固醇血症、高甘油三酯血症，升高高密度脂蛋白胆固醇水平，改善糖尿病小鼠的口服糖耐量和胰岛素抵抗，稳定小鼠糖尿病病情（Zhang et al，2018）。

保护心血管系统活性

荷叶可通过减轻血脂异常及炎症，抑制泡沫细胞形成等途径改善动脉粥样硬化。通过小鼠实验证明荷叶碱可通过调控NF-κB通路，减轻血脂异常及血清与血管壁炎症，并通过基质金属蛋白酶（MMP-2、MMP-9）及金属蛋白酶组织抑制物-2（TIMP-2）通路进一步影响动脉粥样硬化的发生发展。荷叶提取物可降低异丙肾上腺素诱导产生的心脏毒性对大鼠心肌的损伤。荷叶碱通过上调基质细胞衍生因子-1（SDF-1）/趋化因子受体4（CXCR4）信号通路的表达促进血管内皮细胞增殖，促进血管新生（陈云宪等，2020）。

保护神经活性

荷叶碱可改善脑梗死大鼠神经功能、减轻脑梗死体积、改善脑梗死大鼠脑水肿情况，起到神经保护作用；并可下调缺血脑组织中RhoA/ROCK II信号通路表达，促进神经恢复。荷叶生物碱能抑制自发性运动和条件躲避反应，并能与γ-氨基丁酸受体结合，激活单胺能系统，发挥镇静催眠和抗焦虑作用（Yan et al，2015）。

其他活性 >>>

荷叶总碱可激活肝脏中Nrf2通路，对酒精诱导的小鼠肝损伤具有保护作用。荷叶提取物治疗非酒精性脂肪肝的效果显著。荷叶黄酮类化合物与生物碱均具有较强的抗肿瘤活性（Xu et al，2020）。此外，荷叶提取物在抗疟疾、抗免疫缺陷病毒等方面均起到一定作用。

毒性和安全性 >>>

通过大鼠急性经口毒性试验考察荷叶水提物安全性，结果发现最低有效剂量为0.083g/kg（以体重计），半数致死量为6.7g/kg（以体重计），是最低有效剂量的70～80倍，为实际无毒级，具有较高的安全性（刘佳等，2021）。

黑胡椒

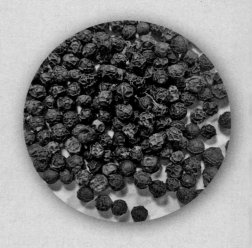

概述

黑胡椒（Black pepper）又名黑川，属于胡椒科植物胡椒（*Piper nigrum* L.）的干燥成熟果实。收获时依后处理方法的不同，可分为黑胡椒、白胡椒两种主要产品。秋末至次春果实呈暗绿色时采收，晒干为黑胡椒；果实变红时采收，水浸数日脱去果皮，晒干为白胡椒。黑胡椒被誉为"香料之王"，果味辛辣，是人们最早使用的香料之一，也是我国传统中药材，具有悠久的应用历史。《唐本草》中记载："主下气，温中，去痰，除脏腑中风冷。"《海药本草》："去胃口气虚冷，宿食不消，霍乱气逆，心腹卒痛，冷气上冲，和气。"黑胡椒在我国的广西、云南、台湾、海南等地有广泛的种植，其中海南产量占全国总产量的80%。

黑胡椒果实为近圆球形。气芳香，有刺激性，味辛辣。胡椒中含有挥发油、胡椒碱等多种酰胺类化合物，是世界重要的热带香辛作物和调味香料，并且兼具防腐作用，被广泛用作腌制食品的防腐性香料（Newerli-Guz et al，2022）。作为最常使用的香料之一，黑胡椒的主要产品为香料，还有黑胡椒粉、黑胡椒酱等。

有效成分研究

黑胡椒的品质是由挥发油和胡椒碱两种成分保持的。挥发油主要起到产生黑胡椒的香气和味道的作用，胡椒碱和其他主要的生物碱是黑胡椒具有刺激性的原因。黑胡椒含有250多种挥发物，主要成分有α-水芹烯、β-石竹烯、α-蒎烯、β-蒎烯、顺式-β-辛烯、柠檬烯等。乙酸乙酯和乙醇提取物中，胡椒碱是主要成分，其次还有胡椒油碱B、胡椒酰胺等（Sudeep et al，2021）。黑胡椒富含碳水化合物、蛋白质、脂肪、维生素和矿物质。100g黑胡椒籽含有66.5g碳水化合物、10g蛋白质和10.2g脂肪，还含有大量矿物质，包括400mg钙、235.8～249.8mg镁、1200mg钾、160mg磷，以及较低浓度的铁、钠和锌。在其中还发现大量的维生素，如维生素B_1、维生素B_2、维生素B_3以及维生素C（Ashokkumar et al，2021）。

生物活性研究

抑菌活性 》》》

黑胡椒具有良好的抑菌活性，对大肠埃希菌、鼠伤寒沙门氏菌、铜绿假单胞菌和枯草芽孢杆菌等多种细菌都有抗菌作用，对尖孢镰刀菌、黑曲霉和念珠菌等真菌也有抗菌作用（Milenković et al，2021）。胡椒碱能显著减缓伤寒沙门氏菌、表皮葡萄球菌和金黄色葡萄球菌的生长，浓度分别为125mg/kg、250mg/kg和500mg/kg时，几种黑胡椒提取物显示出对葡萄球菌、枯草芽孢杆菌和链球菌等细菌的有效生长抑制。

抗氧化活性 》》》

黑胡椒因含有黄酮类和酚类化合物而具有抗氧化性能（Zeb et al，2021）。从黑胡椒中提取的抗坏血酸、胡萝卜素、莰烯、丁香酚、香芹酚、γ-萜品烯、月桂酸、月桂烯、乙酸芳樟酯、甲基丁香酚、肉豆蔻酸、肉豆蔻醚、棕榈酸、胡椒碱、松油烯-4-醇和泛醌等都是抗氧化活性化合物。胡椒碱可以通过平衡过氧化氢酶、谷胱甘肽、谷胱甘肽过氧化物酶、谷胱甘肽S-转移酶和超氧化物歧化酶的数量，降低硫代巴比妥酸反应性化学物质的数量，降低人体脂氧合酶含量、减弱脂质过氧化、阻止羟自由基和超氧化物自由基来减少肺癌的发生。

抗肿瘤活性 ▷▷▷

黑胡椒具有抗癌特性，特别是胡椒碱，对各种癌细胞具有抑制作用。在三种结直肠癌细胞系上，黑胡椒乙醇提取物具有抗癌作用。胡椒碱可以限制细胞周期的G1或S期，从而阻止人脐静脉内皮细胞的增殖和迁移；在血管生成的动物模型中，可以阻止内皮细胞形成小管和蛋白激酶B磷酸化。黑胡椒及其主要代谢物胡椒碱是白血病细胞增殖能力的强抑制剂（Mitra et al，2022），诱导人类慢性髓性白血病细胞凋亡，抑制增殖细胞核抗原的表达。

免疫调节活性 ▷▷▷

胡椒碱具有显著的免疫调节作用，减少5-氟尿嘧啶治疗引起的白细胞减少（Tonk et al，2023）。胡椒碱抑制脂多糖（LPS）和免疫球蛋白IgM14抗体在体外引起的增殖反应，降低CD86的程度并阻断IgM抗体的产生；是一种强大的免疫调节剂，通过增加肺部$TGF-\beta$基因表达和通过抑制Th2细胞因子来抑制小鼠哮喘模型中的气道炎症的发生。

抗炎活性 ▷▷▷

黑胡椒通过抑制白细胞介素、基质金属蛋白酶、前列腺素E2和激活蛋白1等机制来发挥抗炎活性。黑胡椒中的胡椒碱和其他一些物质，能够抑制5-脂氧合酶和COX-1等负责白三烯和前列腺素生成的酶的表达，来预防类风湿性关节炎和其他神经退行性变性疾病的发生。胡椒碱在结直肠部位也具有抗炎潜力，它可以减少由乙酸和游离脂肪酸诱导的炎症引起的溃疡性结肠炎。黑胡椒生物碱通过阻止NF-κB通路被激活来减少小鼠巨噬细胞的炎症（Pei et al，2020）。

助消化活性 ▷▷▷

黑胡椒通过刺激组胺受体，增加胃产生的盐酸量，从而促进消化（Meem，2023）。胡椒碱通过改善酶合成、增加营养吸收和增强防御机制来促进胃肠道功能，包括改善肠道对微量元素（硒）、B族维生素、β-胡萝卜素、甲硫氨酸和钙离子的吸收等。抗氧化特性保护肠道免受胃分泌物和活性氧损伤，还提高了抗氧化酶的活性，如谷胱甘肽还原酶、过氧化氢酶、超氧化物歧化酶和谷胱甘肽S-转移酶。这些系统共同调节黏膜健康，提供对胃的保护。

其他活性 ⟫⟫⟫

胡椒碱还能够抑制模型小鼠的癫痫发病频率，具有一定的抑制癫痫的活性（Takooree et al，2019）。用预先处理的黑胡椒提取物能够治疗因乙醇导致的甘油三酯、丙氨酸转氨酶、天冬氨酸转氨酶、碱性磷酸酶、胆红素、超氧化物歧化酶、过氧化氢酶和谷胱甘肽还原酶水平不正常变化，具有保肝活性。胡椒碱和黑胡椒能够抑制胆固醇的吸收，促进胆固醇转运蛋白的运动，加速脂肪分子分解成更容易被吸收的简单分子来促进消化，减少体内脂肪的堆积。

毒性和安全性 ⟫⟫⟫

研究发现，给雄性和雌性大鼠单次口服黑胡椒水提取物（5000 mg/kg），不会产生毒性、行为改变、死亡、外观改变或内脏组织病理学改变的迹象。此外，以300mg/kg、600mg/kg和1200mg/kg（以体重计）每日口服，连续90天评估亚慢性毒性，与对照组相比，实验组未观察到异常（Chunlaratthanaphorn et al，2007）。

黑芝麻

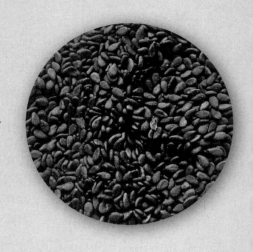

· 概述 ·

黑芝麻（SESAMI SEMEN NIGRUM）为脂麻科植物脂麻（*Sesamum indicum* L.）的干燥成熟种子。芝麻是我国历史最久远的油料作物之一，营养丰富，用途较为广泛，根据种皮颜色的不同，芝麻可分为白芝麻、黑芝麻、褐芝麻等类型，其中最为常见的是白芝麻和黑芝麻。芝麻在我国有着悠久的药食两用历史，其中食用以白芝麻较好，药用补体则以黑芝麻为宜。据《神农本草经》和《本草纲目》记载，芝麻可主治"伤中虚羸、补五内、益气力、长肌肉、填精髓"。黑芝麻在我国种植区域广泛，主要分布于河南及长江中下游等地区。

芝麻呈扁卵圆形，表面黑色，平滑或有网状皱纹。气微，味甘，有油香气。黑芝麻含有丰富的脂类、蛋白质、维生素、矿物质等，自古以来就被认为是养生保健的佳品，古代养生学家陶弘景评价黑芝麻为"八谷之中，唯此为良"（封铧等，2018）。在国内市场上多将黑芝麻加工成糊类、羹类食品，或者制备芝麻油等，以黑芝麻为原料的营养保健食品越来越多。

有效成分研究

黑芝麻主要含有木脂素、植物甾醇、生育酚、不饱和脂肪酸等有效成分。

木脂素是主要活性成分，从芝麻的种子和叶子中共分离了26种木脂素，具体有芝麻素、芝麻林素、芝麻酚等，芝麻素约占木脂素总量的50%。木脂素含量与种皮颜色密切相关，黑芝麻的芝麻素、芝麻酚和总木脂素含量最高。黑芝麻中分离鉴定出21种脂肪酸，其中不饱和脂肪酸占71.30%。油脂含量较高，约为40%～65%，是芝麻的主要组成成分，且其中含有大量的人体必需脂肪酸。蛋白质含量约为20%～23%，有7种人体必需的氨基酸，必需氨基酸含量占总量的30%（Zhang et al，2023）。黑芝麻中维生素E的含量也较高，每100g中含量达50.4mg。此外还含有较多的糖类，如葡萄糖、半乳糖等。

生物活性研究

抗氧化活性

芝麻具有很高的抗氧化活性，芝麻中生育酚和木脂素协同作用有更好的抗氧化活性（Bordón et al，2022）。芝麻素可以抑制 H_2O_2 诱导的人神经母细胞瘤活性氧的产生，增加过氧化氢酶和超氧化物歧化酶的活性，保护细胞免受氧化应激。用含有1%芝麻素的提取物喂养大鼠，发现芝麻素能抑制肝脏和肾脏的脂质过氧化。

抗肿瘤活性

研究表明芝麻素具有良好的抗肿瘤特性，主要是通过抗增殖、促凋亡、抗炎、抗转移、抗血管生成和促自噬活性实现抗肿瘤作用。虽然在癌细胞中触发的确切信号尚未完全揭示，但STAT3、JNK、ERK1/2、p38MAPK、PI3K/AKT、caspase-3和p53信号通路在介导芝麻素的抗癌作用中起关键作用。芝麻素在体外能明显抑制人肝癌细胞HepG2的增殖，诱导其凋亡，其分子机制与调节抑制细胞增殖和促凋亡相关蛋白的表达有关（Deesrisak et al，2021）。

降胆固醇和调血脂活性

芝麻素具有良好的降脂特性，通过影响脂肪酸和胆固醇代谢的关键步骤，降低引发动脉粥样硬化的低密度脂蛋白（LDL）、极低密度脂蛋白（VLDL）和TG水平，以及增加预防动脉粥样硬化的HDL水平（Arshad et al，2022），减少胆固醇吸收相关蛋白质和酶相关基因的表达，下调羟甲基戊二酰辅酶A还原酶（HMGCR）降低胆固醇合成和胆固醇7-羟化酶（CYP7A1）的表达和活性，并引起多种不同的固醇转运蛋白水平下调，减少胆固醇吸收，增加相应中性类固醇的粪便排泄，实现降脂作用。

保护肝肾活性

芝麻素能抑制NF-κB活性，阻止其从细胞质向核组分转移，具有良好的保肝和抗纤维化作用。降低阿霉素诱导大鼠血清丙氨酸转氨酶（ALT）、天冬氨酸转氨酶（AST）、碱性磷酸酶（ALP）、尿素氮、肌酐水平，有效保护肝肾功能（Guo et al，2016）。降低阿霉素诱导的大鼠肝肾组织中MDA和4-羟基壬烯醛含量，提高肝肾组织中抗氧化酶SOD、CAT（过氧化氢酶）和GSH-Px（谷胱甘肽过氧化物酶）活性；能够使LPS诱导的NF-κB、Toll样受体4、COX-2、DNA断裂、TNF-α和IL-6水平异常正常化，通过减少肾脏氧化应激、炎症和凋亡来对抗LPS诱导的急性肾损伤。芝麻素对非酒精性脂肪肝病具有防治作用。

保护心血管活性

富含不饱和脂肪酸和维生素E的饮食有助于降低高血压和心血管疾病的发病率，芝麻富含不饱和脂肪酸、植物甾醇、木脂素和维生素E，对降血压有益（Cardoso et al，2018）。芝麻素可降低自发性高血压大鼠心脏质量、左心室质量、心肌细胞大小、左心室质量/体重与心脏质量/体重之比，显著降低线粒体和肌纤维损伤，改善心脏损伤。

保护神经活性

芝麻素可以降低钙离子超载、增加Bcl-2蛋白表达以及调节Bax/Bcl-2比率发挥神经保护作用和抗焦虑作用。能够使小鼠慢性炎性痛诱发的焦虑行为减少，这可能是通过逆转GABA和谷氨酸受体表达异常，恢复兴奋性和抑制性神经网络平衡而发挥作用的。芝麻素能保护小鼠BV-2小胶质细胞免受缺氧诱导的细胞死亡和过氧化氢诱导的细胞损伤（Zhang et al，2022）。

其他活性

黑芝麻中的蛋黄素、维生素、胆碱之类物质可起到润滑皮肤的效果，能够滋养皮肤，防止脱发。黑芝麻中的活性肽还具有一定的抑菌作用，对铜绿假单胞菌、枯草芽孢杆菌等都有抑制作用（Nigam et al，2015）。

毒性和安全性 ➤➤➤

用大鼠进行了体内研究，以标准剂量服用芝麻素补充剂的人与药物之间没有明显的相互作用。以0.5g/kg、1.0g/kg、1.5g/kg、2.0g/kg、3.0g/kg剂量的芝麻油灌胃10只小鼠，对照组给予生理盐水治疗，观察各组48h，结束时记录死亡率，实验证明芝麻油对小鼠无毒性作用（Henriques Monteiro et al，2014）。以大鼠为研究对象，在50 ~ 2000 mg/kg体重范围内给予不同剂量的芝麻醇提物，考察其毒性，观察7天后未见副作用。

花椒

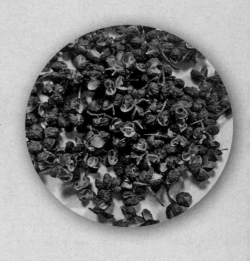

概述

花椒（ZANTHOXYLI PERICARPIUM）为芸香科植物青椒（*Zanthoxylum schinifolium* Sieb. et Zucc.）或花椒（*Zanthoxylum bungeanum* Maxim.）的干燥成熟果皮。其味辛，性温；归脾、胃、肾经。具有温中止痛，杀虫止痒等功能。主要用于脘腹冷痛，呕吐泄泻，虫积腹痛；外治湿疹，阴痒等症。《神农本草经》言其"主邪气咳逆，温中，逐骨节皮肤死肌，寒湿痹痛，下气"。《本草纲目》有云："椒，纯阳之物，其味辛而麻，其气温以热。入肺散寒，治咳嗽；入脾除湿，治风寒湿痹，水肿泻痢；入右肾补火，治阳衰溲数，足弱，久痢诸证。"目前，我国花椒产业巨大，其年总产值不仅高达约100亿元，而且每年以20% ~ 30%的速度不断增长。

青椒多为2 ~ 3个上部离生的小蓇葖果，集生于小果梗上，气香，味微甜而辛。花椒最早起源于我国，其干、枝、叶、实均具有浓郁的辛香味，是传统的"八大调味品"之一。在我国陕西韩城、凤县以及重庆江津、四川金阳等地分布广泛，其中四川汉源是著名的"中国花椒之乡"。花椒不仅是食品中麻味物质来源，也常用于中医的中药配料，其营养价值、经济价值和生态价值具有广阔前景（柳娥等，2023）。市场上现售有多种花椒相关产品，有花椒油、花椒精油、复合调味料、花椒米醋、花椒啤酒、花椒味食品等（李东等，2023）。

有效成分研究

　　花椒中的化学成分主要有挥发油类、生物碱类、酰胺类、香豆素、木质素等。挥发油是花椒的活性成分之一，其种类复杂多样，具有萜类、醇类、酯类等结构，是影响花椒原料香气品质的主要风味物质，包括柠檬烯、桉树脑、水芹烯、β-月桂烯、α-蒎烯、桧萜、松油烯、桧烯、罗勒烯、侧柏烯、丁香烯、4-萜品醇、芳樟醇乙酸酯、芳樟醇、松油醇、沉香醇、胡椒酮和薄荷酮等（Xu et al，2023）。花椒中的生物碱含量丰富，按照母核结构划分可以分为喹啉、异喹啉、苯并菲啶衍生物和喹诺酮衍生物四大类。酰胺类成分是花椒的麻味物质基础，也是花椒的特征性成分之一，以山椒素类成分含量丰富。花椒富含蛋白质、矿物质、氨基酸和维生素等营养成分，常被加工成花椒精油、调味品和优质食用油等，具有较高的食用价值。花椒中含有17种氨基酸，其中包含7种必需氨基酸。总氨基酸的范围为83.8～131.3mg/g，必需氨基酸的范围为24.9～37.8 mg/g，包括甘氨酸、丝氨酸、谷氨酸、天冬氨酸、丙氨酸、脯氨酸、精氨酸、酪氨酸等。不同品种、产地的花椒普遍含有Ca、Fe、Mn、Zn、Cu等13～16种矿物质。此外，花椒还含有多糖、脂肪酸、酚酸等多种成分（Hu et al，2023）。

生物活性研究

镇痛、抗炎活性

　　花椒具有抗炎镇痛的作用，可用于治疗牙疼和类风湿性关节炎。花椒挥发油主要通过调节NF-κB和PPARγ通路来抑制结肠炎，还可抑制结肠炎小鼠的NLRP3活化作用，此结果为预防溃疡性结肠炎提供了一个新的饮食策略。花椒水提物及精油对结肠炎模型小鼠均有一定的保护作用，主要机制为抑制TLR4及其相关下游信号通路的激活，以及炎性细胞因子TNF-α、IL-1β和IL-12的表达，从而发挥抗溃疡性结肠炎的作用。花椒经炮制后，其挥发油的抗炎、镇痛作用呈增强的趋势。雾化吸入花椒精油可延缓炎症相关性结直肠癌小鼠炎癌转化进程，其作用机制可能与胆碱能使抗炎通路激活、IL-6表达下调有关（温婷茹等，2022）。

杀虫、止痒作用 》》》

花椒杀虫作用广泛，对于人体的寄生虫及仓储害虫均具有良好的消杀作用。花椒挥发油中所含的桉树脑、β-水芹烯、萜品油烯等化合物的协同杀虫作用较好，可用于玉米象、赤拟谷盗及人体螨虫的抑杀。青花椒水、乙醇、氯仿、石油醚提取物的杀虫作用较好，且杀虫效果呈剂量相关性（赵媛，2007）。

心血管系统保护活性 》》》

花椒提取物具有抗血栓、减少心肌内酶消耗、缓解心脏损伤等作用，对心血管系统的影响主要表现在抗主动脉粥样硬化形成、降血脂、抗血栓等。其中，花椒挥发油通过抗脂质过氧化损伤以及降低血清过氧化脂质水平的作用，进而起到抗主动脉粥样硬化的作用。花椒籽油的降血脂机理为降低血清中胆固醇、甘油三酯、低密度脂蛋白胆固醇的含量，提高高密度脂蛋白胆固醇含量。此外，花椒油素对体内、外由二磷酸腺苷（ADP）、花生四烯酸（AA）和凝血酶诱导的血小板聚集均有明显的抑制作用。花椒挥发油类物质还具有抗血栓、调血脂、抗血小板凝聚等作用（王娅娅，2007）。

抗氧化活性 》》》

韩城花椒精油对DPPH·自由基清除率和牛血清蛋白变性抑制率最强。花椒中的挥发油、黄酮类酰胺、多酚类等成分具抗氧化作用。另有研究表明：花椒油树脂也具有较强的抗氧化活性（柴丽琴，2018）。花椒油对羟自由基的清除作用与同等浓度的维生素C等效，可抑制超氧自由基，纯化后的花椒叶总黄酮的还原能力强于维生素C。花椒多酚类化合物有较强的还原能力，能有效地清除活性氧自由基，抑制脂质体过氧化。

抗菌活性 》》》

花椒可对炭疽杆菌、枯草杆菌和金黄色葡萄球菌等多种病菌产生完全抑制作用，其中，花椒中的挥发油、生物碱类成分的抑菌效果较好（赵仲霞等，2023）。花椒挥发油不仅能抑制革兰氏阴性菌及革兰氏阳性菌，同时对霉菌等真菌也有抑制作用，尤其对青霉和黑曲霉的抑菌效果最好。对细菌起抑制作用的主要是极性相对较大、对热有机溶剂有一定耐受性的大分子物质。

其他活性 >>>

此外，花椒还具有神经保护、抗疲劳、治疗银屑病、皮肤渗透等多种作用（Lan et al，2014）。

毒性和安全性 >>>

花椒虽为药食同源的植物，但具有小毒，不可过量服用。古籍所载花椒可分为药用花椒与食用花椒2类，其毒性与品种、产地、性味、炮制方法等相关。蜀椒、秦椒等药用花椒品种的毒性要高于崖椒、野椒等食用花椒，且蜀椒的毒性应高于秦椒。花椒属火、性热、气味辛烈，久食、多食会引起邪火上炎，导致气喘、牙痛、目昏等不良反应，特别是短时间内大量服用后会导致气不上达的呼吸系统症状。因此在临床使用中，应注意服用方法及辨证施治，不能多服、久服，特别是肺胃有热的患者不宜服用。此外，通过加热、拣净、与他药同制等方法炮制，可在一定程度上降低花椒的毒性（付璐等，2022）。

槐花、槐米

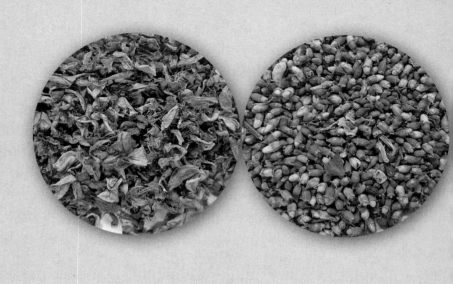

槐花（SOPHORAE FLOS）又名槐蕊、槐米、洋槐花等，为豆科植物槐（*Sophora japonica* L.）的干燥花蕾或花。在中国北方，槐树常被作为城市树木种植，以吸收灰尘，美化环境；在中国南方，槐米是一种重要的经济植物，其花和花蕾用于提取芦丁和生产天然染料。槐花始载于《日华子本草》，《中国药典》（2020版）称其凉血止血、清肝泻火，为中医常用的止血药。槐花味苦，性微寒，归肝、大肠经；入血敛降，体轻微散。《贵州民间方药集》中记载刺槐花具有"止大肠下血，咯血，又治妇女红崩"的功效，也可用于治疗痉挛、发热、胃病、膀胱炎、风湿性关节炎和妇科疾病。

槐花为多生花，总状花序，蝶形花冠，盛开时成簇状，重叠悬垂；小花多褶皱而卷曲，花瓣多散落，花萼为钟状，呈黄绿色；花瓣以黄色或黄白色多见，也有紫红色。其中只有白色的洋槐可以食用，淡黄色的国槐不可食用，用于入药，而紫红色的香花槐只能用于观赏。植物槐被誉为"中国学者树"，是中国卫生健康部门首批公布的药食两用型花卉植物。槐花味道清香甘甜，富含维生素和多种矿物质，将其采摘后可以做汤、拌菜、焖饭，亦可做槐花糕、包饺子，日常生活中最常见的就是蒸槐花，此外，在制作粥、汤时也可加入槐花。槐米在中药方面的主要用途是提取的芦丁（Kite et al，2009），把将开未开的国槐采摘后晾干就得到了槐米，槐米凉血止血，还能降血压，是很好的保健茶。

有效成分研究

　　槐花中含有挥发类、黄酮类、皂苷类和甾类等多种有效成分，挥发类成分包括醇类化合物24.48%、烯类化合物14.55%、酮类化合物5.17%、醛类化合物3.53%、酯类3.1%，还有6.9%的其他化合物。黄酮类有植物甾类、鞣质、槲皮素、山奈酚、异黄酮、异鼠李素、染料木素、芦丁等。槐花的干燥花蕾中含0.4%的皂苷类物质，经酸水解后分离出桦皮醇及槐二醇，其水解液经色谱法检测出葡萄糖和葡萄糖醛酸，同时从槐花中分离出的三萜皂苷包括赤豆皂苷Ⅰ、赤豆皂苷Ⅱ、赤豆皂苷Ⅴ，大豆皂苷Ⅰ、大豆皂苷Ⅲ，槐花皂苷Ⅰ、槐花皂苷Ⅱ、槐花皂苷Ⅲ等。甾类有槐花米乙素，其生药中含量为1.25%，槐花米丙素及其生药中含量为0.35%（许植方等，1957）。槐花中含有19种脂肪酸，主要有棕榈酸、二丁基邻苯二甲酸、硬脂酸、亚油酸和亚麻酸。蛋白质的含量约为22%，含有17种氨基酸及多种微量元素。还含有脂肪酸，如月桂酸、十二碳烯酸、葡萄糖醛酸等（Wang et al，2017）。

生物活性研究

降血压、降血脂活性

　　槐花有降压、扩冠等作用，可用于高血压、脑出血等症的治疗和预防，能维持血管抵抗力等，其所含的槲皮素有增强毛细血管抵抗力、减少毛细血管脆性、扩张冠状动脉、增加冠状动脉血流量等作用及减轻患者因糖尿病合并高血压出现的脑出血现象（孙国禄等，2009）。

降血糖活性

　　芦丁具有改善微循环和降低毛细血管脆性的作用，主要用于糖尿病、高血压和高血糖等的辅助治疗。通过构建2型糖尿病合并高尿酸血症模型小鼠，给予槐花醇提物，结果显示槐花醇提物具有较好的降尿酸及降血糖活性（韩玲玲等，2017）。

抗氧化活性

　　槐花提取物的抗氧化能力、自由基清除能力、超氧阴离子清除能力随着乙醇提取浓度降低而升高，且槐花提取物总黄酮含量与对应的清除自由基能力呈正相关。国槐花粗多糖对 $DPPH\cdot$ 和 H_2O_2 具有较强的清除能力，具有较好的抗氧化性（李卓悦等，2018）。

抗病毒、抗真菌活性 ▶▶▶

槐花中的芦丁对水疱性口炎病毒有抑制作用（张海潮等，2023），芦丁还对金黄色葡萄球菌的黏附具有一定的抑制作用。槐花水浸剂在试管内对堇色毛癣菌、奥杜安氏小孢子菌、羊毛状小孢子菌、星形奴卡氏菌等皮肤真菌均有不同程度的抑制作用（连优优等，2018）。槐花多糖对大肠埃希菌、枯草芽孢杆菌、金黄色葡萄球菌均有抑菌活性，其中对金黄色葡萄球菌的抑菌活性最强。

止血活性 ▶▶▶

芦丁、槲皮素和鞣质均具有止血作用，且槐花中的血凝素也对红细胞有凝集作用，能缩短凝血时间。槐花生品、炭品均能显著缩短正常大鼠血浆复钙和出血时间，其中炭品作用优于生品。将242例内痔患者随机分为治疗组（槐花超微饮片+止血汤）和对照组（止血汤）各121例，连续服用5天后，治疗组得到更明显的治疗效果（钟鸣等，2012）。

保护肠胃活性 ▶▶▶

槐米提取物能有效抑制尿素酶，表征槐花健胃、养胃功效的具体机制。糖皮质激素联合槐花散治疗急性溃疡性结肠炎有显著疗效（刘志威等，2017）。

其他活性 ▶▶▶

国槐多糖能提高胸腺指数、提高血清抗体效价、促进淋巴细胞增殖，具有提高免疫系统发育活性。槐花中的多糖可以保护人角质形成细胞免受紫外线照射引起的皮肤损伤（Tian et al，2022）。

毒性和安全性 ▶▶▶

槐花所含糖分较高，故建议糖尿病患者慎用；粉蒸槐花不易消化，消化系统不好的人，尤其中老年人不宜过量食用；过敏性体质的人也应谨慎食用槐花；槐花性微寒，故脾胃虚寒者慎用（王亚男等，2013）。

黄芥子

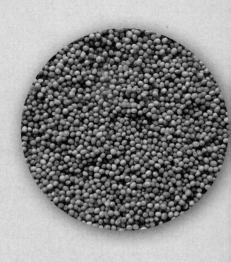

概述

芥子（SINAPIS SEMEN）别名芥菜子、青菜子、辣菜子、炒芥子，为十字花科植物白芥（*Sinapis alba* L.）或芥［*Brassica juncea* (L.) Czern. et Coss.］的干燥成熟种子。前者习称"白芥子"，后者习称"黄芥子"。首载于《名医别录》，列为上品。《日华子本草》言："芥子治风毒肿及麻痹，醋研敷之；扑损瘀血，腰痛肾冷，和生姜研微暖涂贴；心痛，酒醋服之。"芥子味辛，性温。归肺经。具有温肺豁痰利气，散结通络止痛的功效。用于治疗寒痰咳嗽，胸胁胀痛，痰滞经络，关节麻木、疼痛，痰湿流注，阴疽肿毒。芥子是中国的传统经济作物之一，盛产区域包括黑龙江、辽宁、河北、陕西、山西等省份。

芥子含有多种营养价值，有极高的食疗价值。黄芥子加开水、油、盐等调料混合后就是我们常吃的黄芥末，经常食用有助于化痰散结。除了芥末酱之外，拌凉菜时还可以加入芥末油，食疗之余还可以弥补生冷凉菜的寒凉。在平时做菜和点菜时，如果有水果、奶制品、海鲜等菜品，可再加一个芥末类的菜作为反佐。

有效成分研究

黄芥子主要成分为芥子苷和少量芥子酶，此外尚含有芥子酸、芥子碱等。

硫代葡萄糖苷又称芥子油苷，简称硫苷，是植物中一类特有的次级代谢产物，多与植物细胞质中的硫代葡萄糖苷酶（芥子酶）共存。芥子苷在芥子酶作用下，水解产生异硫氰酸对羟基苄酯、芥子碱硫氰酸盐和葡萄糖，芥子碱硫氰酸盐在酶或碱等作用下又可进一步降解产生芥子酸和胆碱（罗跃龙等，2015）。脂肪油含量约30%～37%，油中主要为芥子酸及花生酸的甘油酯，少量为亚麻酸的甘油酯。另外，芥子中含有黄曲霉毒素。蛋白质含量约为23%～30%，含量较高的为赖氨酸、含硫氨基酸，脂肪含量为29%～36%，包含多种不饱和脂肪酸，亚油酸及亚麻酸占比高，碳水化合物含量为12%～18%，粗纤维含量为3%～4%，黄芥子富含矿物质和维生素，如锌、锰、维生素C等，可以帮助维持身体的正常机能，另外黄芥子中还含有纤维和灰分（刘青凤等，2015）。

生物活性研究

抗菌活性 ▶▶▶

芥子酸对枯草杆菌、大肠埃希菌、丁香假单胞菌、沙门氏菌、金黄色葡萄球菌、单增李斯特菌和荧光假单胞菌等具有抑菌活性。芥子酸的抑菌特性是有选择性的，抑制食源性致病菌而不抑制有益的乳酸菌，在食品中可作为发酵剂，保护培养物、益生菌生长和代谢活性（Engels et al，2012）。

抗雄激素活性 ▶▶▶

芥子的醇提取物具有显著的抗雄激素活性，能抑制由外源激素引起的前列腺增生，证明芥子中可能含有抗雄激素样物质。有研究检验了80种草药的醇提取物对毛发再生的作用，发现野山楂、女贞子、猪苓、芥子等提取物呈现出明显的促进活性，其活性与TPA（12-O-十四烷酰基大戟二萜醇）和RA（反-维生素A酸）的活性几乎相当（李宗友等，1995）。

辐射保护活性 ▶▶▶

试验发现芥子碱具有辐射保护作用，芥子碱能够修复由辐射引起的致死突变，并通过进一步的试验发现芥子碱能有效清除活性氧自由基。在X射线照射下，小牛胸腺DNA的碱基损伤及链断裂随着剂量升高而增加，其损伤主要集中于链断裂，产生的活性氧可以引起DNA损伤，而H_2O_2仅造成少量伤害，当在含有H_2O_2的体系中加入微量的Cu^{2+}、Fe^{2+}时损伤急剧增加，这是由反应产生的·OH所致。·OH清除剂芥子碱具有很强的抗辐射及抗氧化作用，且对DNA无伤害，从而显示出其抗衰老的作用（李群等，1999）。

刺激活性

芥子中的主要成分白芥子苷本身无刺激作用，但它遇水后经芥子酶的作用生成挥发油，主要成分为硫代异氰酸对羟苄酯，为黄色油状物，挥发性较小，具有辣味，为强力的皮肤发红剂、催吐剂及调味剂，并有起泡作用（Huang et al，2018）。

镇咳、祛痰、平喘活性

芥子用于治疗哮喘、咳嗽（Dang et al，2023）。芥子水提取物具有良好的祛痰作用，醇提取物具有显著的镇咳作用，石油醚提取物具有平喘作用。据此可以判定，白芥子镇咳平喘的有效成分集中于其极性小的成分中，脂溶性比较大，其祛痰的成分则集中在其极性大的成分中，水溶性较大。

其他活性

硫氰酸芥子碱能降低脂质、血糖、TNF-α等代谢的相关指标，延缓肝细胞脂肪变性和动脉粥样硬化。芥子碱作为一种酚类化合物，通过清除DPPH·自由基、过氧化氢自由基、NO自由基和抑制微粒体脂质过氧化活性来表现出抗氧化作用。

毒性和安全性

芥子中含有能致泻的酸，是与水接触后释放出硫化氢而产生的，大剂量的芥子会引起硫化物中毒（殷惠玉，1993）。国内尚未见有关黄芥子其毒性的报道。

黄精

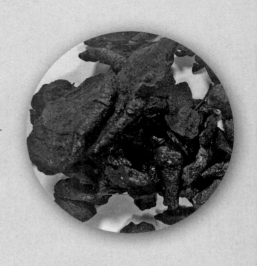

概述

　　黄精（POLYGONATI RHIZOMA）又名白及、兔竹、鸡头根、黄鸡菜、老虎姜、仙人余粮，为百合科植物滇黄精（*Polygonatum kingianum* Coll. et Hemsl.）、黄精（*Polygonatum sibiricum* Red.）或多花黄精（*Polygonatum cyrtonema* Hua）的干燥根茎。药用历史悠久，始载于《名医别录》："黄精，味甘，平，无毒。主补中益气，除风湿，安五脏。久服轻身、延年、不饥。"《本草发明》记载，黄精甘而平，补性和缓，制料他药为佳，非攻疾药也。《神仙芝草经》记载，黄精宽中益气，使五脏调良，肌肉充盛，骨髓坚强，其力倍增，多年不老，颜色鲜明，发白更黑，齿落更生。黄精味甘，性平。归脾、肺、肾经。具有补气养阴，健脾，润肺，益肾的功效。用于治疗脾胃气虚，体倦乏力，胃阴不足，口干食少，肺虚燥咳，劳嗽咳血，精血不足，腰膝酸软，须发早白，内热消渴。黄精在我国分布广泛，在陕西、宁夏、甘肃、安徽、广西、广东等地均有种植。

　　黄精呈肥厚肉质的结节块状。表面淡黄色至黄棕色，气微，味甜，嚼之有黏性。古人以黄精为养生、辟谷之食，《诗经》中最早记载了黄精被人们用作食材。在民间，黄精作为食品被广泛用于药膳中，如黄精煨猪肘、黄精炖白鸽、养生黄精粥等。而目前有关黄精的食品、保健品产品开发主要集中在简单初加工领域，例如九蒸九晒黄精、黄精芝麻丸、黄精系列酒等较为多见，还有"黄精蜜饯""黄精饮料""黄精饼干"等精深加工的黄精保健食品。

有效成分研究

黄精化学成分丰富，已从黄精中分离并确定出糖类、黄酮类、三萜皂苷类、生物碱类、木脂素类等多类型化学成分（Luan et al，2023）。糖类成分是近年来黄精化学成分研究中报道最多的，包括多糖、低聚糖等。葡萄糖、甘露糖和半乳糖醛酸组成黄精多糖，是黄精化学组成的重要部分。皂苷类物质是黄精的另一类主要活性成分，主要包括大量薯蓣皂苷元，以及人参皂苷Rb1、毛地黄糖苷、菝葜皂苷元等。从黄精中获得的生物碱量较低，结构多样，结构亚型包括吲哚嗪类和嘌呤类生物碱。营养成分丰富且含量多，包括淀粉、蛋白质等，以及人体必需氨基酸和维生素等。黄精中含15种无机元素，其中Ca、Mg含量丰富，Fe、Zn和Mn含量也较高，同时测得18种氨基酸及牛磺酸，其中苏氨酸、精氨酸、赖氨酸、亮氨酸和甘氨酸含量较高，所有样品中均测出了8种必需氨基酸。富含多种维生素，如维生素C、维生素E、维生素B_1、维生素B_2等。

生物活性研究

降血糖活性

黄精具有显著的降血糖活性（Wang et al，2023）。黄精多糖主要通过调控PI3K、Akt、IRS1、PDKI、GLUT2、PIP5K、GSY的mRNA表达，提高胰岛素分泌并促进胰岛素与胰岛素受体相结合，提高机体消耗葡萄糖能力，降低血糖浓度。多糖还能通过调控糖脂代谢来预防糖尿病的发生，通过调控PI3K/Akt信号通路中PI3K、Akt分子的mRNA表达来控制体重、调控胰岛素分泌、调节血清中总胆固醇和总甘油三酯含量等防止糖尿病的进一步发展。

抗肿瘤活性

肺癌荷瘤小鼠经黄精多糖处理可降低肿瘤质量，其机制可能是通过TLR4-MAPK/NF-κB通路增强机体免疫，抑制肿瘤的生长。黄精多糖对三重阴性乳腺癌引起的骨髓造血干细胞、祖细胞和常见淋巴样祖细胞的丢失具有保护作用，减少肿瘤浸润性细胞中免疫抑制系细胞的比例以及脾中的免疫细胞（Xie et al，2021）。

抗氧化、抗衰老活性 ▶▶▶

黄精多糖具有良好的抗氧化与抗糖基化能力（Su et al，2023）。通过建立 H_2O_2 诱导 HT22 细胞氧化损伤模型，证实了黄精多糖具有缓解细胞氧化受损、抗氧化的功效，可通过降低模型小鼠心脏中的活性氧（ROS）和丙二醛（MDA）含量，提高 SOD 水平，减轻心脏衰老和损伤。

免疫活性 ▶▶▶

有研究通过细胞模型证明黄精多糖是一种有效的免疫调节剂，其机制可能与 NF-κB 和 p38 丝裂原活化蛋白激酶（p38MAPK）通路有关（Yelithao et al，2016）。多花黄精中纯化出的多糖 POP-1 和 PCP-1 具有免疫增强活性，其中乙酰基可能影响多糖成分的免疫调节活性。

其他活性 ▶▶▶

多花黄精水煎液可以通过增加疲劳模型小鼠体内的肌糖原、肝糖原含量发挥抗疲劳作用。黄精多糖可上调 PPAR-α 和 PPAR-β 的表达，抑制 PPAR-γ 和 SREBP-1c 的表达发挥防治高脂血症的功效。2.59μmol/L 和 5.19μmol/L 的黄精多糖可显著促进小鼠胚胎成骨细胞前体细胞（MC3T3-E1）的分化并促进其矿化（Liu et al，2021）。

毒性和安全性 ▶▶▶

生黄精具有生味、麻味，长时间接触会对皮肤黏膜产生一定的刺激，甚至对机体造成急性毒性。有研究表明，黄精为主要成分的复方制剂对实验动物无毒副作用（Hua et al, 2019）。小于 6mg/mL 浓度的黄精多糖对培养分化的新生大鼠大脑皮层神经细胞不表现出细胞毒性，而 7 ～ 20 mg/mL 浓度的黄精多糖处理同种细胞，可见明显的细胞毒性。黄精不同炮制品的急性毒性试验研究结果表明，按照每天 450g/kg 给两组相同小鼠灌胃 2 周后，生黄精组的小鼠全部死亡，而炮制黄精组小鼠均无死亡，且精神活动正常。

黄芪

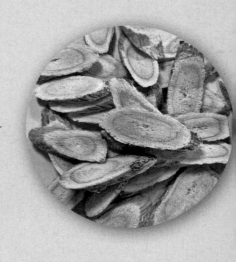

▎概述

　　黄芪（ASTRAGALI RADIX）又名黄耆，为豆科植物蒙古黄芪［*Astragalus membranaceus* (Fisch.) Bge. var. *mongholicus*（Bge.）Hsiao］或膜荚黄芪［*Astragalus membranaceus* (Fisch.) Bge.］的干燥根。其味甘，性微温；归肺、脾经。具有补气升阳，固表止汗，利水消肿，生津养血，行滞通痹，托毒排脓，敛疮生肌等功能。主要用于气虚乏力，食少便溏，中气下陷，久泻脱肛，便血崩漏，表虚自汗，气虚水肿，内热消渴，血虚萎黄，半身不遂，痹痛麻木，痈疽难溃，久溃不敛等症。黄芪始载于《神农本草经》，被列为上品。黄芪具有"补药之长""疮家要药""疮痈圣药"之美称，在我国，黄芪主要分布于内蒙古、甘肃、陕西、新疆、山西、宁夏、吉林、黑龙江、辽宁等地。

　　黄芪呈圆柱形，气微，味微甜，嚼之微有豆腥味。黄芪古时称作"黄耆"，其中"耆"有年长之意，体现着黄芪补益、延缓人体衰老的养生功效。随着食品工艺的发展，人们的健康意识的不断提高，其养生应用形式更加多样化。黄芪在临床应用、保健食品、化妆品等方面都具有极大的开发及应用价值（康东坤等，2022）。

▎有效成分研究

　　黄芪中检测到的化学成分已超过200种，其主要活性成分为多糖类、三萜皂苷类、黄酮类化合物，此外还包括蒽醌、生物碱、氨基酸和金属元素等成分。黄酮是黄芪中重要的生物活性物质，目前已从黄芪植株中提取分离出约40种黄酮成分，包括黄芪苷、槲皮素、山柰酚、异鼠李素、异槲皮苷、毛蕊异黄酮、毛蕊异黄酮葡萄糖苷等（叶迎等，2023）。黄芪皂苷化合物属于三萜皂苷类成分，包括四环三萜成分和五环三萜成分。黄芪多糖主要包含葡聚糖和杂多糖，其中葡聚糖又分为水溶性葡聚糖和水不溶性葡聚糖。杂多糖主要为水溶性酸性杂多糖，由葡萄糖、鼠李糖、阿拉伯糖和半乳糖组成，同时含有少量糖醛酸，少数杂多糖仅由葡萄糖和阿拉伯糖组成。黄芪富含多种氨基酸，以天冬氨酸、谷氨酸和脯氨酸为代表，另外还有必需氨基酸亮氨酸、异亮氨酸、苯丙氨酸、赖氨酸等和非必需氨基酸丝氨酸、谷氨酸、天冬氨酸、精氨酸等（张晓薇等，2023）。除上述化合物外，黄芪中还含有酚酸、生物碱、维生素、核苷、脂肪烃和微量元素等成分。

生物活性研究

免疫调节、抗肿瘤活性

黄芪可以提高机体特异性免疫功能，对机体的固有免疫也有大幅度提高。黄芪多糖通过调节B淋巴细胞和T淋巴细胞的增殖分化、提高浆细胞的分泌、活化细胞毒性T细胞、诱生多种免疫因子等影响机体的特异性免疫。含黄芪总黄酮的血清能明显促进小鼠脾淋巴细胞的增殖，表明黄芪总黄酮可增强小鼠的免疫调节作用。黄芪防己汤加减可明显减轻喉癌术后放疗并发淋巴水肿的程度，提高免疫功能和生活质量。注射用黄芪多糖联合紫杉醇、顺铂化疗方案能提高非小细胞肺癌患者的免疫功能及临床疗效。黄芪四君子汤可上调MFC胃癌荷瘤小鼠$CD4^+$、$CD8^+$T细胞表达，调节外周血中细胞因子的表达水平，并通过增加T淋巴细胞胞内泛素化水平，促使程序性死亡受体1（PD1）表达下调，从而抑制胃癌细胞的增殖（谭倩影等，2023）。

抗氧化活性

黄芪多糖可以清除DPPH·、超氧阴离子和羟自由基。经过黄芪多糖预处理可以减少ROS的生成和恢复小鼠肝脏中超氧化物歧化酶和谷胱甘肽过氧化物酶，从而减轻小鼠肾功能障碍和组织病理损伤（Ma et al，2020）。

心脑血管保护活性 >>>

黄芪甲苷用药组通过降低心脏质量指数和左心室质量指数、增加抑制因子含量、降低人Ⅰ型前胶原羧基末端肽和人Ⅰ型胶原交联羧基末端肽含量保护大鼠心肌纤维化。黄芪甲苷还可以通过抑制心肌中的结缔组织生长因子过度表达来抑制大鼠的心肌纤维化。黄芪总黄酮可降低血浆总胆固醇和低密度脂蛋白胆固醇水平、升高高密度脂蛋白胆固醇水平、抑制缺血并清除超氧化物改善动脉粥样硬化。还可以通过减少与肿瘤生成相关的非编码小分子单链RNA的表达，抑制心肌细胞内质网应激，抑制心肌细胞凋亡，改善心脏功能下降的状况（万莹等，2017）。

促进机体代谢活性 >>>

黄芪扶正作用的表现之一是对机体有促进代谢的功效，黄芪可以通过调节细胞内的环磷酸腺苷、环磷酸鸟苷促进蛋白质的更新。黄芪多糖可以调控种公鸡组织中微RNA-16（miR-16）的表达，进而影响机体代谢（任小春等，2016）。黄芪通过促进腺苷酸活化蛋白激酶的激活，增强葡萄糖转运蛋白-3的表达，促进葡萄糖进入神经细胞，改善脑缺血脑组织能量代谢。

其他活性 >>>

除上述活性外，黄芪还具有降血糖、利尿、抗菌、抗病毒等多种活性。黄芪多糖给药组均可降低大鼠餐后1小时的血糖，并且能够降低α-淀粉酶活性（Wang et al，2020）。黄芪中的黄酮化合物能明显提高小鼠的排尿量。

毒性和安全性 >>>

黄芪冻干粉急性毒性试验未测出LD_{50}，静脉注射最大耐受量200g/kg，相当于临床日用量0.57g/kg的约350倍；腹腔注射最大耐受量为400g/kg，相当于临床日用量的约700倍。黄芪无明显长期毒性，安全剂量范围较大。黄芪甲苷对雌雄小鼠经口最大耐受剂量均大于15g/kg，属无毒级，无致突变性。黄芪安全性较高，但使用时仍需注意，表实邪盛，气滞湿阻，食积停滞，痈疽初起或溃后热毒尚盛等实证，以及阴虚阳亢者，均需慎服（洪玉书等，2023）。

藿香

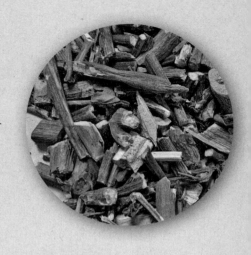

概述

藿香为唇形科藿香属藿香 [*Agastache rugosa* (Fisch. & C.A.Mey.) Kuntze] 的干燥全草，又名土藿香，在韩国称韩国薄荷（Korean mint），日语称 "KAKKO"，被东亚及东南亚各国作为传统药物广泛使用。具有化湿醒脾，辟秽和中，解暑，发表等功能，主要用于湿阻脾胃、脘腹胀满、湿温初起、呕吐、泄泻、暑湿、发热恶寒、胸脘满闷等症。藿香最早收载于《名医别录》，《本草纲目》言："霍乱腹痛垂死，同橘皮煎服；暑月，同丁香、滑石末服。" 藿香原产于我国，其主要分布在四川、江苏、浙江、湖南、广东等地，为地区性民间习用药材，但常因产地不同而名称有异，如产于江苏苏州者称苏藿香、产于浙江者称杜藿香、产于四川者称川藿香。

由于藿香本身是一种具有芳香味的植物，全株都具有香味，所以常常将藿香与其他具有芳香味的植物进行搭配，园林中可供草地、林缘、坡地、路旁栽植，并运用到一些盲人服务绿地，可以提高盲人对植物界的认识。藿香作为一种药食同源香草植物广受中国人喜爱，尤其是藿香炖鱼引得清朝查嗣琛言 "一瓶东阁莲花酒，半尾西斋藿香鱼"。藿香的食用部位一般为嫩茎叶，其嫩茎叶为野味之佳品，可凉拌、炒食、炸食，也可做粥。藿香亦可作为烹饪佐料或材料（荆文光等，2023）。

有效成分研究

　　从藿香中提取分离的非挥发油类成分主要包括黄酮类、萜类（二萜和三萜）、酚酸类、苯丙素类、醌类、甾体等化学成分。藿香中含有黄酮类化合物。除此之外，还包括异黄酮类化合物尼泊尔鸢尾异黄酮-7-O-α-L-吡喃鼠李糖苷等。萜类成分包括Agastol、Dehydroagastol（去氢藿香酚）、15-hydroxy-agastol、Isoagastol、山楂酸、齐墩果酸、熊果酸等（任雅婷等，2023）。酚酸类成分主要有迷迭香酸、原儿茶酸、绿原酸、新绿原酸、Nepetoidin B等。苯丙素类化合物为3分子聚合而成的木脂素类化合物agastinol和agasteno。藿香是高钙、高胡萝卜素食品，每100g嫩叶含水分72g、蛋白质8.6g、脂肪1.7g、碳水化合物10g、胡萝卜素6.38mg、维生素B_1 0.1mg、维生素B_2 0.38mg、尼克酸1.2mg、维生素C 23mg、钙580mg、磷104mg、铁28.5mg，全草含芳香挥发油0.5%，油中主要为甲基胡椒酚（约占80%）、柠檬烯、α-蒎烯、β-蒎烯、对伞花烃、芳樟醇、1-丁香烯等（Fǎnică et al，2023）。

生物活性研究

胃肠道保护活性 ▶▶▶

　　藿香的醇提物可以改善盐酸/乙醇诱导小鼠的胃黏膜损伤，保护胃黏膜（Nam et al，2020）。藿香花和叶的挥发油提取物对胃癌细胞有抑制作用。四川产地的藿香提取物对小鼠的胃排空有促进作用且优于广藿香，可降低肠推进率，减缓小肠蠕动，促进物质的吸收，推测其原因一方面可能是藿香提取物直接影响小肠吸收功能，另一方面可能是藿香提取物通过促进胃排空，抑制肠推进，增加了口服物质在小肠内的停留时间和接触面积。

抗菌、抗病毒活性 ▶▶▶

　　藿香提取物对革兰氏阳性菌如蜡样芽孢杆菌具有较强的抑制作用，挥发油类成分和酮康唑联用对芽孢杆菌抑制作用强。藿香花的挥发油提取物对金黄色葡萄球菌和大肠埃希菌有较强抑制活性，叶的挥发油提取物对大肠埃希菌有较强的抑制活性（Gong et al，2017）。研究发现藿香挥发油类成分具有抗真菌作用，特别是抗毛癣菌，主要活性成分是艾草醚。藿香根中提取的二萜类成分具有明显的抗人类免疫缺陷病毒（HIV）活性。藿香根甲醇提取物具有强的HIV抑制活性，最后分离确定活性成分为迷迭香酸。

抗炎、抗氧化、抗衰老活性

藿香叶提取物可以通过调节TNF-α和IL-1β水平，显著且浓度依赖性地降低了ROS 17/2.8细胞中iNOS蛋白的表达，治疗NO介导的炎症性疾病（如骨质疏松），从而具有抗炎活性。藿香活性成分田蓟苷的抗炎作用与甘草酸联合用药治疗慢性阻塞性肺疾病，具有明显的药理活性（Kim et al，2020）。藿香提取物清除$ABTS^+$·自由基能力强，其抗氧化总能力与提取物中总黄酮含量有关。藿香多糖对芬顿（Fenton）反应产生的·OH具有明显的清除作用，有抗氧化活性。藿香提取物还可以缓解紫外光照射下的人体皮肤角质的光老化，深入研究发现藿香提取物可减少炎症细胞因子，减轻紫外光诱导的光老化相关症状如脱水、形成皱纹、表皮增厚等。

抗动脉粥样硬化活性

藿香地上部分表现出抗炎和抗动脉粥样硬化作用，藿香提取物田蓟苷可调节iNOS、细胞间黏附分子-1和血管细胞黏附分子-1在血管中的表达，并因此可以预防早期动脉粥样硬化。深入研究发现藿香挥发油可以通过抑制低密度脂蛋白氧化，下调甾醇调节元件结合因子和HMG-CoA还原酶的表达，上调LDL受体表达，预防动脉粥样硬化（Jun et al，2010）。

其他活性

除上述活性外，藿香及其活性成分还具有预防、治疗或改善非酒精性脂肪肝、高尿酸血症、痛风、阿尔茨海默病、女性绝经后骨质疏松等功效（Yuk et al，2023）。

毒性和安全性

藿香传统记载均为无毒，由于含有挥发油，辛温香燥，易耗气伤阴，故临床上"阴虚火旺，胃弱欲呕及胃热作呕，中焦火盛热极，温病热病，阳明胃家邪实作呕作胀，法并禁用"。

鸡蛋花

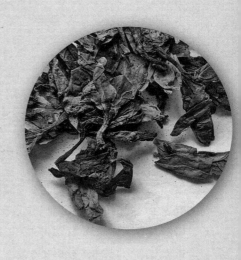

概述

    鸡蛋花（*Plumeria rubra* L.）又名缅栀子、蛋黄花、印度素馨、大季花、鸭脚木，夹竹桃科（Apocynaceae）鸡蛋花属植物鸡蛋花（*Plumeria rubra* Linn. cv. *Acutifolia*）的花朵或茎皮，始载于《植物名实图考》。原产美洲热带地区，在我国已有300多年的栽培历史。与荷花、文殊兰、黄姜花、缅桂花、地涌金莲并称为佛教六花，故又名庙树、塔树。《岭南采药录》言鸡蛋花"治湿热下痢，里急后重，又能润肺解毒"。《南宁市药物志》载其止咳。鸡蛋花味甘、微苦，性凉。具有清热，利湿，解暑之功效。用于感冒发热，肺热咳嗽，湿热黄疸，泄泻痢疾，尿路结石，预防中暑。主要产于我国的华南地区，包括广东、广西等省份。

    鸡蛋花，花萼裂片小、卵圆形，不张开而压紧花冠筒；花冠外面白色或红色，内面黄色。含有多种营养成分，具有极高的食疗价值。民间常采其泡茶、煲汤，用于消暑。鸡蛋花是"王老吉凉茶""五花茶"等广式凉茶的主要配方材料之一。由于具有特殊香气，其提取物可用作高级化妆品、香皂和食品添加剂（孙宁云等，2022）。鸡蛋花其树冠如盖，身姿优美，花朵典雅美丽，花色丰富，清香淡雅，具有极高的观赏价值，而且也属于佛树"五树六花"中"六花"之一，进而在绿化园林中也得到广泛的应用。

有效成分研究

近年来国内外学者对鸡蛋花的化学成分开展了较为系统的研究和分析，发现鸡蛋花中含有三萜类、环烯醚萜类、黄酮醇类、醛类、糖类、脂肪族类化合物、环烯醚萜苷、黄酮醇苷类等化合物。挥发油中主要成分为十六烷酸、十四烷酸和亚油酸等脂肪酸及反式-苦橙油醇、β-芳樟醇和反式香叶醇等萜类化合物。黄酮醇类成分有山柰酚、阿亚黄素等。环烯醚萜类化合物及苷类成分，主要包括鸡蛋花酸、鸡蛋花素和鸡蛋花苷类（Ye et al，2008）。鸡蛋花还具有一定的营养价值，富含蛋白质、维生素C等营养成分，矿物质有钙、铁等多种元素，对于保持身体健康有很好的帮助。

生物活性研究

解热镇痛活性 ▶▶▶

有研究发现鸡蛋花提取物对酵母菌所致的大鼠发热有明显的解热效果（Gupta et al, 2007），同时，通过小鼠热板法、小鼠醋酸扭体法、小鼠热水甩尾法和小鼠浸尾法几种疼痛模型发现鸡蛋花提取物具有明显的镇痛作用。

抗炎及促进伤口愈合活性 ▶▶▶

研究证明鸡蛋花茎皮提取物中分离的黄酮苷可明显降低四氧嘧啶所致的高血糖大鼠中血清甘油三酯含量，表明鸡蛋花茎皮提取物具有抗氧化和降血脂作用（Shokeen et al，2009）。动物模型实验表明鸡蛋花具有消炎和伤口愈合的作用，通过丙酮沉淀方法从鸡蛋花乳汁中分离得到的一种蛋白酶能够明显抑制角叉菜胶致大鼠足跖肿胀；而且在大鼠创伤愈合试验中，该蛋白酶对伤口愈合具有明显的效果（Chand et al，2011）。

抗肿瘤活性 ▶▶▶

通过体外癌细胞培养试验表明，鸡蛋花树皮提取物中直接分离得到的5种化合物（黄鸡蛋花素、黄蝉素、黄蝉花定、鸡蛋花素和鹅掌楸苦素）均显示出较强抑制癌细胞生长的作用。鸡蛋花叶子的乙醇提取物依据体重以200mg/kg和400mg/kg的剂量喂服患埃希利腹水癌的瑞士白化小鼠后，延长了患癌小鼠的寿命，同时其部分血液系统参数得到了恢复，这表明鸡蛋花叶子的乙醇提取物具有一定的抗癌活性（Rekha et al，2011）。

抑菌活性

以环丙沙星为阳性对照，对鸡蛋花叶子的不同溶剂提取物体外抑菌活性进行了研究，试验结果表明，鸡蛋花叶子不同溶剂提取物对表皮葡萄球菌和大肠埃希菌均有明显的抑制作用（Chomnawang，2009）。鸡蛋花提取物对三种革兰氏阳性菌和两种革兰氏阴性菌以及两种真菌（黑曲霉、白色念珠菌）表现出明显的抑制作用。

其他活性

鸡蛋花中的环烯醚萜类化合物褐鸡蛋花素对HIV有抑制作用。鸡蛋花茎皮提取物中的黄酮苷可明显降低四氧嘧啶所致的高血糖大鼠中血清甘油三酯的含量，表现出抗氧化和降血脂作用（Merina et al，2010）。

毒性和安全性

夹竹桃科植物一般都有毒性，但相关的毒理学研究发现，鸡蛋花作为一种药食同源植物，其水提液有局部麻醉和非特异性解痉作用，10.87～43.49g/kg鸡蛋花水提液对怀孕大鼠无胚胎毒性和致畸毒性（林丽珍，2015）。

鸡内金

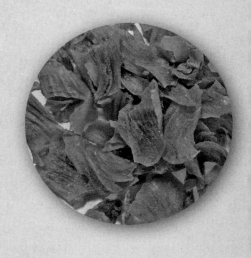

概述

鸡内金（GALLI GIGERII ENDOTHELIUM CORNEUM）又名鸡肫皮，为雉科动物家鸡（*Gallus gallus domesticus* Brisson）的干燥沙囊内壁。其味甘，性平；归脾、胃、小肠、膀胱经。具有健胃消食，涩精止遗，通淋化石等功能。主要用于食积不消，呕吐泻痢，小儿疳积，遗尿，遗精，石淋涩痛，胆胀胁痛等症。鸡内金始载于《神农本草经》，列为上品。《本草纲目》记载鸡内金"治小儿食疟，疗大人淋漓反胃，消酒积，主喉闭乳蛾，一切口疮，牙疳诸疮"。《医学衷中参西录》曰："鸡内金，鸡之脾胃也，其中原含有稀盐酸，故其味酸而性微温，中有瓷、石、铜、铁皆能消化，其善化瘀积可知。"作为临床常用中药品种，其药源极丰富，全国各地均产，全年均可收采，以个大、色黄、完整少破碎、无杂质者为佳。

鸡内金呈不规则卷片，表面黄色、黄绿色或黄褐色，薄而半透明，气微腥，味微苦。作为治疗消化不良类药材中应用频率极高的药食两用药材之一，我国对于鸡内金的使用量很大，主要为食品药品厂商将其制成系列产品，如软糖、焦饼、饮料、蛋卷、消食棒、果膏、饼干等，其次以干、鲜品的形式被消费者直接使用（肖紫薇等，2022）。

有效成分研究

鸡内金中化学成分主要包括糖类、核苷类、挥发油等成分。糖类由甘露糖、盐酸氨基葡萄糖、核糖、鼠李糖、葡萄糖醛酸、氨基半乳糖盐酸盐、葡萄糖、半乳糖、木糖、阿拉伯糖和岩藻糖组成。其含有10种核苷类成分，平均含量以肌苷、尿苷、次黄嘌呤最高，其中次黄嘌呤、胸腺嘧啶和胸苷的含量在炒制过程中有升高趋势，且变化幅度可能与受热程度有关（樊佳等，2023）。还含有蛋白质、微量元素、氨基酸等成分（张玉立，2021）。土鸡鸡内金中氨基酸总含量、促消化类氨基酸含量分别是饲养鸡鸡内金的1.12倍、1.15倍，苦味氨基酸也是饲养鸡鸡内金的1.21倍。鸡内金烘干品中氨基酸的总含量高达87%，其中，鲜味氨基酸占43%，必需氨基酸占30%，在检测出的14种氨基酸中，脯氨酸含量均为最高，每克药材达3mg以上，其次为赖氨酸、甲硫氨酸、甘氨酸、亮氨酸和苯丙氨酸，含量均每克药材达1mg左右。鸡内金生药粉的总含氮量约为14%，蛋白质含量为5%。鸡内金中铁、镁、铜、锌、锰的含量最高可达17.6μg/g、246.6μg/g、18.7μg/g、38.5μg/g、67.4μg/g。

生物活性研究

促进胃肠蠕动、消化系统分泌活性

健胃消食是鸡内金最主要的功能之一，鸡内金中的胃泌素可以起到加快胃肠蠕动和促进消化系统分泌的作用（Wang et al，2019）。鸡内金炮制品水煎液可显著增加大鼠的胃液量和胃蛋白酶排出量。功能性消化不良（functional dyspepsia，FD）大鼠连续使用鸡内金水提物7天，可降低胃组织中内皮型一氧化氮合酶蛋白表达水平，增强FD大鼠血清中胃泌素和胃动素水平，上调胃组织中水通道蛋白4的表达，从而对FD模型大鼠的胃肠功能起到改善作用。小儿复方鸡内金咀嚼片联合双歧杆菌四联活菌片治疗功能性消化不良患儿临床疗效显著，可有效改善患儿基本症状，且安全性良好。

降血糖、血脂活性

鸡内金多糖可明显抑制高脂血症大鼠血清载脂蛋白Apo A～I水平，有效调节高脂血症大鼠血清的总胆固醇含量（TC）水平、甘油三酯（TG）水平、低密度脂蛋白胆固醇水平、空腹血糖浓度（张慧莹等，2022）。鸡内金可以降低冠状动脉粥样硬化患者中颈动脉板块的面积，降低患者TC、TG和LDL-C水平。有研究表明，鸡内金多糖能有效调节大鼠血脂水平，调节载脂蛋白水平，明显改善高血脂大鼠血液黏度、红细胞变性特征以及机体和肝脏中抗氧化防御体系，表明鸡内金多糖能有效预防高血脂大鼠脂代谢紊乱，提高机体脂代谢能力，改善血液流变学异常指标，降低其氧化应激水平。

对内分泌的影响

在逍遥散中加入生鸡内金，二者联合使用，可以有效减轻肝郁脾虚证乳腺增生病大鼠乳头直径和高度增大的症状，缓解乳房小叶和腺泡的数量增多和扩张等病理变化（刘元新，2016），证明生鸡内金与逍遥散配伍对乳腺增生大鼠有良好的治疗效果。

心脏保护活性

鸡内金中提取的酸性多糖，能显著降低心肌缺血模型大鼠ST段抬高，防止心肌形态学异常改变，逆转血流动力学异常和血液流变学参数，纠正紊乱的超氧化物歧化酶、一氧化氮合酶、一氧化氮、丙二醛、肌酸激酶和乳酸脱氢酶水平（Xiong et al，2015）。

抗结石作用

鸡内金有显著抗尿路结石作用，能降低肾结石的发生率、肾结石量和肾脏损伤程度，降低尿液中尿酸和草酸含量，血清肌酐、尿素氮和尿酸含量，肾组织草酸和钙含量，同时增加肾组织和尿液中镁、超氧化物歧化酶水平（沙聪威等，2022）。由鸡内金、大叶金钱草、桃仁组成治疗尿石症的核心药物，既能针对"湿热态"，又具有明确的通淋排石疗效。

其他活性

鸡内金-薏苡仁药可用于治疗妇人症瘕（侯睿捷等，2023）。自拟鸡内金散辅助胃复春，治疗脾胃虚弱型慢性非萎缩胃炎效果显著，安全性好，具有一定的临床推广应用价值。小儿复方鸡内金咀嚼片对儿童胆汁反流性胃炎有辅助治疗作用，且安全性高。

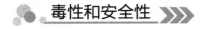

毒性和安全性

　　鸡内金的安全性相对可靠，无论在古籍记载还是现代药理学研究中均未见明显毒副作用的报道，其大剂量使用（300g/d）时亦未见毒副作用，但需注意，凡脾虚无积滞者应慎用（陈佳等，2023）。鸡内金所含的胃激素、蛋白质等不耐高温，故应用鸡内金不宜久炒、久煎，研末冲服效果较佳；本品消食磨胃，稍具攻伐之性，单纯脾虚而无积滞者应慎用；能通经活血，为保证安全，在女性孕期应慎用。此外，取其化瘀消癌功效时，生用效果更佳，大气下陷，咳嗽吐血等均应忌用。

姜
（生姜、干姜）

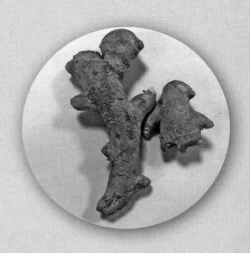

姜有生姜（ZINGIBERIS RHIZOMA RECENS）和干姜（*zingiberis rhizoma*）之分，为姜科植物姜（*Zingiber officinale* Rosc.）的新鲜根茎或干燥根茎。生姜味辛，性微温。归肺、脾、胃经。具有解表散寒，温中止呕，化痰止咳，解鱼蟹毒的功效。主要用于风寒感冒，胃寒呕吐，寒痰咳嗽，鱼蟹中毒的症状。干姜味辛，性热。归脾、胃、肾、心、肺经。具有温中散寒，回阳通脉，温肺化饮的功效。主要用于脘腹冷痛，呕吐泄泻，肢冷脉微，寒饮喘咳的症状。始载于《神农本草经》，被列为中品，谓"干姜，主胸满，咳逆上气，温中，止血，出汗"。被中医誉为"呕家圣药"。四川犍为从南北朝时期以来，即为药用姜道地产区，所产姜味辣，粉性足，质量佳，其他主要产地还有四川沐川、贵州兴义、浙江衢州等地。

姜呈不规则块状，气香特异，味辛辣。姜中含有黄酮类、糖苷类、氨基酸、多种维生素和多种微量元素（孙凤娇等，2016）。由于姜重要的食药两用价值，可开发许多高附加值的姜相关产品。将鲜姜榨汁浸提，制作含有姜香酒香的暖胃增暖的保健酒。可以利用鲜姜和红茶为主要原料制作姜汁茶保健饮料。以生姜和大枣为主要原料辅以白砂糖、柠檬酸等研制生姜大枣复合功能饮料以及生姜柠檬软糖。此外还有调味姜汁、姜罐头、姜汁啤酒、腌姜芽等。

有效成分研究

　　生姜的化学成分中有挥发油、姜辣素、二苯基庚烷，还有多糖类、黄酮类，以及18种氨基酸。挥发油化学成分主要分为单萜烯类、单萜烯类氧化物、倍半萜烯类和倍半萜烯类氧化物4大类。分离测定不同产地生姜的挥发油，测得相对含量较高的共有组分有姜烯、α-柠檬醛、α-姜黄烯、β-水芹烯和莰烯。萜类物质，约占姜的0.25%～3.0%，其中α-姜烯含量最高，占总挥发油的28.49%。生姜根茎中提取得到的总黄酮和类黄酮包括槲皮素、芸香苷、儿茶素、表儿茶素、山柰酚等。生姜中的多酚类物质主要为6-姜酚、8-姜酚、10-姜酚及6-姜烯酚（万长江等，2021）。此外，每500g鲜姜含糖类40g。

生物活性研究

抗氧化活性 ≫≫≫

　　生姜提取物预处理可抑制IL-1β诱导的C28/I2人软骨细胞中ROS和脂质过氧化的升高，并显著增加相应抗氧化酶的基因表达（Hosseinzadeh et al，2017）。并且有研究发现用乙醇、甲醇和丙酮溶剂制备的生姜提取物的抗氧化活性高于用水制备的生姜提取物的活性。

抗炎活性 ≫≫≫

　　最初认为生姜的抗炎作用主要与其抑制前列腺素和白三烯合成有关。鲜姜（Rahmani et al，2014）和干姜（Jolad et al，2005）提取物（姜辣素的主要来源）都被证明可以抑制脂多糖诱导的前列腺素E2的产生。生姜补充剂对人类炎症标志物的影响，与对照组相比，血清C反应蛋白（CRP）、TNF-α、IL-6和PGE2水平显著降低。

抗肿瘤活性 ≫≫≫

　　6-姜辣素（6-GN）处理可显著增加DNA损伤，在人类结肠癌细胞系中也观察到G2/M检查点显著的细胞周期阻滞，G2期细胞数量的增加与p53磷酸化的结合表明DNA损伤效应增加。除了6-GN，另一种从生姜中提取的酚类物质姜酮对结肠癌细胞也有类似的作用。生姜多糖UGP1，其对结肠癌HCT116细胞具有显著的抗肿瘤活性（Qian et al，2023）。

神经保护活性

生姜提取物可增加脑内SOD和过氧化氢酶（CAT）的表达，降低NF-κB、IL-1β和MDA的分泌和表达，从而改善行为功能障碍（Zeng et al，2013）。与未发酵的生姜相比，发酵生姜可显著减少突触紊乱和神经元细胞损失。

抗菌、抗病毒活性

生姜有效成分对耐药细菌如大肠埃希菌、金黄色葡萄球菌、铜绿假单胞菌、结核分枝杆菌、粪肠球菌和真菌如白色念珠菌等具有抑制作用。细胞因子干扰素-γ是由自然杀伤细胞产生并被T淋巴细胞激活的，在保护身体免受病毒和细菌感染方面起着至关重要的作用。6-姜烯酚（6-SG）在人T淋巴细胞中以剂量依赖性的方式增强IFN-γ的转录和表达（Ouyang et al，2021）。

心血管保护活性

生姜根茎预处理可降低血压，抑制血管紧张素-1转换酶活性，增加血管舒张剂一氧化氮水平（Akinyemi et al，2015）。另一项研究表明，6-GN抑制血管紧张素II型1受体的激活。在喂食高脂肪饮食的大鼠中，有氧运动和生姜提取物的结合导致血清甘油三酯、低密度脂蛋白和总胆固醇水平显著降低，高密度脂蛋白（HDL）水平显著增加，说明生姜可能具有预防动脉粥样硬化的作用。

其他活性

生姜提取物和6-SG治疗可以通过其对脊髓的作用来减轻糖尿病神经病变相关的疼痛。

毒性和安全性

生姜通过其抗胆碱能和抗血清素作用直接作用于胃肠道，增加肌肉张力和蠕动。此外可以改善与止吐药物相关的中枢神经系统副作用。与洋葱和大蒜类似，生姜也能抑制体外凝血。据报道生姜只有轻微的副作用，包括胃灼热和腹泻。大剂量生姜可增加体外抗前列腺素活性（Lumb et al，1993）。

姜黄

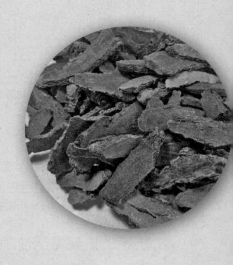

概述

　　姜黄（CURCUMAE LONGAE RHIZOMA）为姜科植物姜黄（*Curcuma Longa* L.）的干燥根茎，是多年生草本植物，来自于成熟根茎中的芳香黄色粉末，其中提取的姜黄素常用作食品添加剂。《唐本草》中将其列为中品，记载其"味辛、苦，大寒，无毒。主心腹结积疰忤，下气破血，除风热，消痈肿，功力烈于郁金"。《日华子本草》："热，无毒。治症瘕血块，痈肿，通月经，治扑损瘀血，消肿毒，止暴风痛冷气，下食。"姜黄喜向阳而生，原产于南亚和东南亚，现已被广泛引种至热带的亚洲和亚太地区，中国是姜黄的主产区之一，主要种植区在四川、云南、福建、江西等省（区、市）。

　　姜黄呈不规则卵圆形、圆柱形或纺锤形。目前，姜黄已广泛应用于食品、医药、化妆品和染料等领域（王泽霖，2022）。市场上的主要产品有姜黄饮料、姜黄解酒茶等。

有效成分研究

　　姜黄是姜黄属植物中化学成分研究最多的一个品种。迄今为止，已从该物种中鉴定出至少235种化合物，主要是姜黄素类化合物和挥发油（孙林林等，2019）。姜黄素类化合物主要是聚酮化合物，其母核是二苯基庚烃，目前从姜黄中发现的天然姜黄色素类化合物有30种以上，其中主要包括姜黄素、脱甲氧基姜黄素和去二甲氧基姜黄素，分别占70%、10% ~ 20%和10%。挥发油成分的结构类型主要有吉马烷型、菖烷型、愈创木烷型、榄香烷型、没药烷型、桉烷型、苍耳烷型等，这些化合物主要是倍半萜类和单萜类。姜黄有丰富的碳水化合物、一些蛋白质和脂肪，但不含胆固醇，含有适量的维生素，钾、钙、镁、磷等矿物质，糖类含量占50%，蛋白质含量占14%，还含有维生素C、维生素E、维生素K，其中维生素C的含量最高。

生物活性研究

抗肿瘤活性

姜黄素被美国国家癌症研究所列为第三代癌化学预防药，是抗癌剂，对肝癌、胰腺癌、胃肠癌、宫颈癌、前列腺癌等多种癌症的治疗有着巨大的潜力（Ashrafizadeh et al，2020）。姜黄素能通过作用在生长因子、转录因子、酶和基因等靶点上，抑制肿瘤细胞的增生、扩散，增强机体对细胞的敏感性，对杀灭肿瘤有一定的作用。

抗氧化活性

姜黄具有明显的抗氧化和自由基清除活性。姜黄中的姜黄素等化合物主要通过抑制氧化应激介导的ROS或脂质过氧化而表现出抗氧化作用（Phang et al，2023）。姜黄素与维生素C和维生素E的抗氧化活性相当，可以保护脂质或血红蛋白免受氧化。通过抑制蛋白激酶Cδ亚型（PKCδ）/NADPH氧化酶/ROS信号通路在佛波酯（PMA）诱导的THP-1分化过程中抑制基质侵入，提高细胞的总抗氧化能力，降低ROS水平，同时上调SOD、谷胱甘肽过氧化物酶的表达和活性。

抑菌活性

姜黄提取物对革兰氏阳性菌（金黄色葡萄球菌、肠球菌、枯草芽孢杆菌）以及革兰氏阴性菌（幽门螺杆菌、大肠埃希菌和铜绿假单胞菌）具有广谱的抗菌活性。姜黄素可结合到肠炎沙门氏菌鞭毛上，促使其破裂，从而降低了肠炎沙门氏菌的活力（Debroy et al，2022）。姜黄素通过诱导半胱氨酸-天冬氨酸蛋白酶3依赖的细胞凋亡和通过抑制NF-κB激活来自噬而防止人巨噬细胞中的结核分枝杆菌感染，可通过上调RecA蛋白的表达诱导大肠埃希菌凋亡。

抗炎活性

姜黄及其活性成分可通过降低炎性细胞因子的表达和分泌，介导多种炎症信号通路，调节炎症相关的细胞功能（如巨噬细胞）等实现抗炎作用。姜黄素可缓解脑脊髓炎（EAE）病程中的神经功能损伤，下调EAE病程中外周及中枢炎症反应，同时上调中枢Atg-5、LC3-Ⅱ的表达乃至中枢神经细胞的自噬水平，限制EAE病程中中枢神经系统的炎症损伤过程（鲍彩彩等，2019）。姜黄素通过下调IFN-γ产生来抑制K14-VEGF转基因小鼠中TPA诱导的辅助性T细胞Th1炎症。

抗糖尿病活性

姜黄素抗糖尿病的作用机制有很多，可降低血清肿瘤坏死因子-α水平、减少血浆游离脂肪酸水平及抑制NF-κB激活、蛋白质羰基化、脂质过氧化和溶酶体酶活性等，还能降低硫代巴比妥酸反应物质水平和山梨醇脱氢酶活性。姜黄素作为蛋白酶体活性的直接抑制剂，在与肥胖相关的胰岛素抵抗小鼠模型中可预防胰岛β细胞衰竭，增加胰岛素产生，其还可通过激活INS-1细胞中的PI3K/Akt/GLUT2途径增加胰岛素的表达和分泌（Weisberg et al，2016）。

其他活性

姜黄素可以改善阿尔茨海默病小鼠的学习记忆能力，减少神经损伤，也可以降低IL-1β以及TNF-α的表达，改善阿尔茨海默病的症状（商华等，2020）。姜黄素提取物在体外试验中确有明显的抗H1N1、H3N2复制作用，对艾滋病也具有一定的抗病毒作用。

毒性和安全性

现代毒理学研究表明，姜黄口服毒性低，无遗传毒性。在推荐剂量范围内，几乎无毒，可以安全使用。通过观察大鼠主要脏器、血常规、血液生化及病理指标，探讨其亚慢性毒性。口服给药（21.86g/kg）无中毒症状或死亡。需要注意的是，姜黄素可能导致心血管药物、抗生素、抗抑郁药、化疗药物、抗凝血剂和抗组胺药的某些药代动力学改变。因此，与一些常规药物合用时应谨慎（Bahramsoltani et al，2017）。

金银花

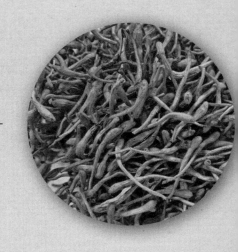

概述

金银花（LONICERAE JAPONICAE FLOS）又名忍冬花、鸳鸯花，金银花为忍冬科植物忍冬（*Lonicera japonica* Thunb.）的干燥花蕾或带初开的花。金银花味甘，性寒。归肺、心、胃经。具有清热解毒，疏散风热的功能。主要用于痈肿疔疮，喉痹，丹毒，热毒血痢，风热感冒，温病发热等症。首见于古籍《本草纲目》，其言："忍冬，煮汁酿酒饮，补虚疗风。""金银花"一名出自《本草纲目》，由于忍冬花初开为白色，后转为黄色，故得名金银花。金银花在我国分布范围广泛，在山东、河南、河北、湖北、江西等地均有种植，山东平邑、河南新密为金银花的主要产区。平邑县金银花产业具有悠久的历史，是全国最大的金银花主产区，金银花产业已经成为该县的支柱产业。其具有很高的药用价值和经济价值，广泛应用于中药药品。

金银花呈棒状，表面黄白色或绿白色，密被短柔毛。气清香，味淡、微苦。金银花在食品领域有着广泛应用。金银花饮料因含功能性成分而有清热解暑、降火明目、生津保肝、降脂降糖、养血安神、提高免疫等功效，如王老吉凉茶、和其正凉茶、金银花苦瓜饮料、金银花罗汉果饮料、银杏叶金银花保健饮料、金银花绿豆原汁复合饮料、鱼腥草金银花复合保健凉茶饮料等。金银花除了能够做成饮料，还可以开发成口香糖、啤酒、黄酒、花茶和复合酸奶等。

有效成分研究

目前已经从金银花中分离鉴定出210余种化合物，多为黄酮类、环烯醚萜苷类、三萜类、有机酸类和挥发油类化合物，以及微量元素等。从中分离出的有机酸约44种，其中绿原酸是主要有效成分，具有抗菌和抗病毒等多种生物活性（Wu et al，2019）。黄酮类化合物有60多种，主要成分包括芦丁、木犀草苷、槲皮素等。环烯醚萜苷类是金银花的主要水溶性成分，常以苷的形式存在，从中提取出70多种成分，其中闭环环烯醚萜苷类约40多种，裂环环烯醚萜苷类约20多种。除此之外，采用气相色谱-质谱法从金银花中鉴别出27种挥发油成分（马勤川等，2012），主要成分为脂肪酸，其占挥发油总量的47.01%，其中棕榈酸为19.12%，亚油酸为18.43%，亚麻酸为9.06%。

生物活性研究

抗菌活性 >>>

从金银花中分离得到3种环烯醚萜类糖苷对金黄色葡萄球菌表现出抑制活性。金银花提取物对标准株和2株临床分离株大肠埃希菌的MIC值分别为15.7 mg/mL、62.5 mg/mL和31.3 mg/mL，MBC值分别为31.3 mg/mL、62.5 mg/mL和62.5 mg/mL，结果表明金银花提取物对大肠埃希菌有较好的抗菌作用（胡立磊等，2016）。

抗病毒活性 >>>

金银花的抗流感病毒活性通过对神经氨酸酶的抑制活性得到证实，从中筛选出的化合物咖啡酰奎尼酸、绿原酸、新绿原酸、隐绿原酸，经多项抗病毒功效研究表明，具有优越的神经氨酸酶抑制活性。金银花水提物和木犀草素通过抑制JAK/STAT1/2依赖性NF-κB途径和诱导伪狂犬病病毒感染的RAW1.3细胞中血红素加氧酶-1（HO-1）表达，降低了促炎介质和炎性细胞因子的表达，表明金银花水提物可用作潜在的抗病毒药物（Lin et al，2021）。金银花多糖组分有抗呼吸道合胞病毒活性，80%醇沉金银花多糖抗病毒疗效最佳（闫光玲，2019）。

抗炎活性 >>>

金银花中绿原酸能够显著抑制炎症因子肿瘤坏死因子-α和白细胞介素-6的表达。黄酮类化合物通过抑制NF-κB信号通路的抗氧化和抗炎作用，在2,4,6-三硝基苯磺酸（TBNS）诱导的溃疡性结肠炎大鼠模型中显示出有效的抗溃疡性结肠炎活性（Liu et al，2020）。

抗氧化活性 >>>

金银花粗多糖对DPPH·自由基、ABTS$^+$·自由基、羟自由基、超氧阴离子自由基有较好的清除能力和还原力。95%乙醇提取物对·OH和DPPH·自由基的清除率最高，分别为90.69%和65.64%，95%乙醇提取物中绿原酸、类黄酮和多酚的含量最高，这些化合物的含量与抗氧化活性呈正相关（Liu et al，2016）。

免疫调节活性 >>>

金银花可以促进白细胞和炎症细胞吞噬的功能，具有免疫调节活性。绿原酸在体内外均可激活钙调神经磷酸酶，增强巨噬细胞功能，其体内功能可能通过钙调神经磷酸酶的信号通路实现。多糖可以显著减轻鼻炎症状，减少嗜酸性粒细胞数量，抑制IgE的产生以及细胞因子的表达（Bai et al，2020）。

其他活性 >>>

金银花多糖对胰腺癌细胞有抗肿瘤作用，在一定浓度时对BxPC-3和PANC-1胰腺癌细胞具有一定的抑制率。提取物可使高脂血症大鼠血清TG和肝组织TG水平明显降低，同时蔗糖性高血糖大鼠及四氧嘧啶糖尿病大鼠的血糖也显著降低，证实了金银花降血脂、降血糖作用良好。

毒性和安全性 >>>

四倍体和二倍体金银花水提物给药对小鼠的急性毒性试验中半数致死剂量值分别为72.12g/kg、69.92g/kg，急性毒性差异不明显，分别相当于人体（体重60kg）安全用量的412倍和400倍，结果表明四倍体金银花水提物具有明显的抗急性炎症作用，在一定剂量范围内使用较为安全（胡璇等，2015）。并未发现金银花对雄性生殖系统有诱变性作用，在所用剂量下，金银花对雌性大鼠孕早期生殖功能无不良影响（张玖等，2003）。

桔梗

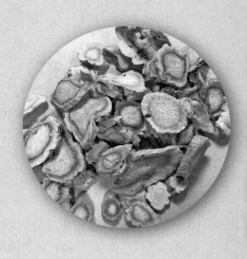

概述

桔梗（PLATYCODONIS RADIX）又名利如、房图、白药、梗草、符意、芦如、铃铛花、灯笼花、崂山参等，为桔梗科植物桔梗［*Platycodongrandiflorum* (Jacq.) A. DC.］的干燥根。桔梗的药用记载最早可追溯于《神农本草经》，被列为中品，其性平，味苦、辛，归肺、胃经。《珍珠囊补遗药性赋》记载其"利膈气，仍治肺痈；一为诸药之舟楫；一为肺部之引经"。2020版《中国药典》记载：桔梗具有"宣肺，利咽，祛痰，排脓"之功效。中医临床用于治疗咳嗽痰多，胸闷不畅，咽痛音哑，肺痈吐脓等病症。

桔梗呈圆柱形或略呈纺锤形，下部渐细；表面白色或淡黄白色，无臭，味微甜后苦。2021年，桔梗以蔬菜类别被列为国家农产品地理标志产品。桔梗根具有非常高的食用和药用价值，在朝鲜、韩国、日本及我国东北地区多以根茎腌制入食，还有凉拌菜、桔梗丝、桔梗果脯等多种食用方式，其干燥根则在中医临床常用作中药材。桔梗在清代宫廷文献药膳方和清代盱江医家食疗方中被高频次使用，现代研究的桔梗食品有桔梗米醋、桔梗酒、桔梗罐头、桔梗饮料、桔梗锅巴、桔梗果脯、桔梗乳化香肠以及桔梗曲奇饼干等（王馨悦等，2022）。

有效成分研究

桔梗中含有皂苷类、多糖类、黄酮类、酚类、甾醇类、脂肪酸及其他类等多种有效成分。目前已知的从桔梗中提取的皂苷大约有89种，具体分为5种类型：桔梗酸型、桔梗二酸型、远志酸型、桔梗皂苷内酯型和其他非典型三萜化合物。桔梗多糖是由果糖连接而成的桔梗聚糖和菊糖。黄酮类物质主要存在于桔梗的地上部分，主要为二氢黄酮、黄酮及黄酮苷类化合物，包括槲皮素-7-O-葡萄糖苷、槲皮素-7-O-芸香苷等。酚类在桔梗的根部及地上部分都含有没食子酸类、鞣花酸、苯丙酸类等成分。在根部甲醇提取物中分离鉴定出21个酚类成分的结构（Li et al，2021）。桔梗中的胡萝卜素、维生素B$_1$、尼克酸、维生素C含量最为丰富，无机元素中含必需元素有22种以上，其中Cu、Zn、Mn在必需元素中含量较高，此外还含有必需元素Ni、Sr、Fe。

生物活性研究

抗炎活性 >>>

抗炎是桔梗多糖的主要生物活性。桔梗多糖可以抑制呼吸道合胞病毒诱导的细胞凋亡，并保护小鼠免受该病毒诱导的肺部炎症（Li et al，2022），还能通过抑制髓过氧化物酶活性和炎性反应，减少炎性细胞浸润，提高小鼠结肠组织及血清中超氧化物歧化酶活性，降低丙二醛水平，缓解体内氧化应激水平，从而发挥其抗炎作用。

免疫活性 >>>

桔梗多糖浓度在200 μg/mL时对羰基氰化物间氯苯腙引起的猪肺泡巨噬细胞损伤具有保护作用，其机制可能是通过促进细胞增殖，恢复线粒体膜电位，调节相关凋亡蛋白表达等实现的，其诱导的自噬可以抑制猪肺泡巨噬细胞凋亡并促进细胞生长，其中磷脂酰肌醇3-激酶（PI3K）/蛋白激酶（Akt）/哺乳动物雷帕霉素靶蛋白（mTOR）途径发挥了关键作用（Cheng et al，2022）。

抗肿瘤活性 >>>

桔梗多糖可明显抑制S180荷瘤小鼠肿瘤的生长，该作用与改善机体抗肿瘤免疫功能有关。桔梗皂苷D对阿霉素治疗小鼠肺癌有导引作用，作用机制与促进细胞通讯和溶酶体功能、改善细胞外环境有关（许严伟等，2021）。此外，桔梗皂苷还具有抑制子宫内膜癌细胞的增殖、迁移、侵袭以及诱导其凋亡的作用，同时对肝癌及胃癌等癌症具有相同的作用。

抗氧化活性 >>>

桔梗多糖对羟自由基离子及超氧阴离子均有明显的清除能力，果胶多糖（PGP-I-I）可通过促进细胞抗氧化基因的表达，在H_2O_2处理条件下可恢复肠细胞抗氧化防御，并保护其免受氧化损伤（Zou et al，2021）。

降血糖活性 >>>

桔梗多糖可以通过改善2型糖尿病大鼠脂代谢水平和氧化应激水平从而起到降血糖作用（赵凯迪等，2022）。纳米硒桔梗多糖复合物可以对糖尿病小鼠有显著的降糖效果。

肝保护活性 >>>

桔梗多糖可下调裂解的caspase-3和Bax，上调Bcl-2蛋白表达，阻断脂多糖和TLR4的结合，抑制NF-κB和MAPK信号通路的激活，以证明其对急性肝损伤的肝保护机制（Qi et al，2021）。桔梗多糖通过促进长链非编码RNA-LINC01554的表达抑制肝癌细胞增殖、克隆形成能力及促进肝癌细胞凋亡。

其他活性 >>>

桔梗多糖还具有缓解铬引起的线粒体损伤及线粒体自噬、抗疲劳、抗病毒和调节肠道微生物群落等作用，还可以激活Akt-mTOR信号通路，抑制狂犬病病毒诱导的自噬，进而抑制病毒的复制，发挥体外抗病毒作用（Xing et al，2021）。从桔梗根中提取的菊粉型果聚糖可以在一定程度上改善PM2.5暴露导致的肠道微生物群落失衡。

毒性和安全性 >>>

2020版《中国药典》未存在桔梗有毒的说明，现代研究也未发现桔梗毒性的报道。对桔梗水提物进行经口毒性试验，分别给予白化封闭群大鼠低、中、高3个剂量组的桔梗水提物，均未发现各剂量组大鼠在脏器情况等方面的毒理变化，表明口服桔梗水提物3000 mg/（kg·d）以下剂量没有毒性（Cha et al，2021）。

菊花

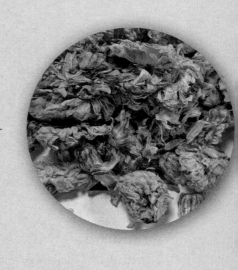

概述

　　菊花（CHRYSANTHEMI FLOS）别名寿客、金英、黄华、延年、更生，为菊科植物菊（*Chrysanthemum morifolium* Ramat.）的干燥头状花序。中国菊花历史悠久，最早的记载见之于《周官》，有杭菊、亳菊、贡菊、滁菊、祁菊、怀菊、济菊、黄菊八大主流菊花。《本草纲目》言菊花性甘、味寒，具有散风热、平肝明目之功效。《本草备药》言"菊花味兼甘苦，性禀平和"，《神农本草经》言"久服，利血气，轻身，耐老延年"。菊花味甘、苦，性微寒。归肺、肝经。具有散风清热，平肝明目，清热解毒的功效。用于治疗风热感冒，头痛眩晕，目赤肿痛，眼目昏花，疮痈肿毒。菊花在我国的盛产地主要包括江苏、浙江、安徽、四川、湖北、湖南等地，其中，以江苏扬州的菊花文化最为著名，扬州被誉为"中国菊乡"。

　　菊花呈倒圆锥形或圆筒形，有时稍压扁呈扇形，气清香，味甘、微苦。菊花含有多种营养价值，有极高的食疗价值，长期饮菊花茶能令人长寿，也能把它当作药来治病。随着人们保健意识的提升，菊花越来越受到人们的关注，它的应用已不局限于菊花代用茶，还有许多深加工制品（代震等，2017）。菊花可以做成美味的佳肴如菊花羹、菊花鱼球、菊花鱼片粥、油炸菊叶、菊酒、菊茶以及一些其它美味食品，这些菜品不仅色香味俱全，而且营养也十分丰富。

有效成分研究

　　菊花中含有黄酮类、挥发油、萜类、有机酸类等化学成分（Li et al, 2023）。黄酮类化合物与菊花的药理作用密切相关，含量高低也是评价菊花品质优劣的主要标志。槲皮素、木犀草苷、木犀草素和芹菜素等是菊花中主要的黄酮类化合物。挥发油的主要成分为单萜、倍半萜及其含氧衍生物。单萜类化合物主要有樟脑、桉叶素、龙脑、芳樟醇等。菊花中主要有机酸类化合物包括绿原酸、咖啡酸、咖啡酰奎尼酸等。菊花富含的蛋白质、氨基酸、糖类、维生素C等多种营养成分对人体健康十分重要（魏玲玲等，2021）。菊花中含有18种氨基酸，天冬氨酸和谷氨酸的含量较高，有些氨基酸可用于缓解菊花茶中的苦涩味，游离氨基酸是决定茶用菊花品质的重要指标之一。菊花含有人体必需的Cu、Fe、Zn、Co、Mn、Se等矿物质。酸性多糖主要由半乳糖醛酸、半乳糖和阿拉伯糖组成。中性多糖主要由半乳糖、葡萄糖、甘露糖和阿拉伯糖组成。

生物活性研究

抗炎活性

　　野菊花内酯可通过下调核转录因子NF-κB（P65和P50），抑制MAPK信号途径，下调TNF-α、IL-1β、NO和PGE2等表达，改善小鼠皮肤炎症表现（派妍儿等，2014）。野菊花甲醇提取物中主要含木犀草素、绿原酸等成分，可降低炎症小体细胞中核苷酸结合域样受体蛋白3激活，减少凋亡斑相关点样蛋白磷酸化，口服与注射模型均对腹膜炎小鼠有保护作用（俞树华等，2019）。

抗肿瘤活性

　　菊花中分离得到的蒲公英赛烷型三萜烯醇类对小鼠皮肤肿瘤有较显著的抑制作用，另外分离得到的15个三萜烯二醇及三醇对由TPA（12-O-十四烷酰佛波醇-13-乙酸酯）诱发产生的BV-EA早期抗原均具有明显的抑制作用，其中6个化合物对常见肿瘤如肺癌、结肠癌、肾癌、卵巢癌等60种人类肿瘤细胞进行体外细胞毒活性试验，对白血病HL-60细胞具有显著的细胞毒性（Ukiya et al，2002）。

抗氧化活性 ▶▶▶

野菊花水提液具有抗氧化活性，对实验大鼠相关器官中的脂质过氧化物（LPO）存在抑制作用，提高大鼠体内抗氧化酶活性。乙醇提取物也具有较好的抗氧化性能，这与其中较高含量的黄酮类成分以及一定量的酚酸类成分相关。此外，野菊花挥发油同样具有体外抗氧化活性（赵秀玲等，2015）。

保肝活性 ▶▶▶

传统中医药理论中将野菊花归于肝经，大量研究证实野菊花具有保肝作用。野菊花总黄酮（TFC）对不同类型的肝脏损伤有修复作用，并且可以降低患有酒精性肝损伤大鼠血清中的相关酶活性，TFC同样可以保护ConA诱导导致的免疫性肝损伤。野菊花提取物可以改善大鼠肝细胞脂肪由于病理作用导致变性的情况（Jeong et al，2013）。

其他活性 ▶▶▶

野菊花提取物能通过抑制相关酶活性起到神经保护的作用。通过建立神经细胞损伤模型发现，水提液可以通过提高损伤后的神经细胞活力发挥保护神经细胞的作用（Chun et al，2008）。

毒性和安全性 ▶▶▶

除了具有药理作用，野菊花也是一种低毒的中药材。作为药用部分的野菊花的毒性是野菊全草中毒性最低的部分（邓雪华等，2006）。急性毒理试验以及慢性毒理试验综合发现只有服用野菊花有效量的9倍以上才会导致死亡，长期在规定用量用药并不会产生慢性蓄积中毒现象，表明野菊花具有安全有效的特点。

菊苣

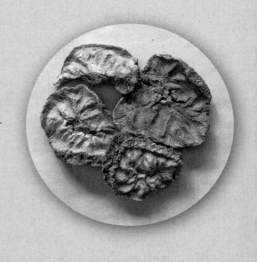

概述

菊苣（CICHORII HERBA CICHORII RADIX）又名蓝菊、苦苣、咖啡草等，系维吾尔族习用药材，是菊科植物毛菊苣（*Cichorium glandulosum* Boiss. et Huet）或菊苣（*Cichorium intybus* L.）的干燥地上部分或根。其味微苦、咸，性凉；归肝、胆、胃经。具有清肝利胆，健胃消食，利尿消肿等功能。主要用于湿热黄疸，胃痛食少，水肿尿少等症。菊苣始载于《新疆中草药手册》，言其可清肝利胆，治黄疸型肝炎。以菊苣三钱水煎服，并用适量煎水洗身。2005年，联合国粮食及农业组织指出，中国是菊苣食材的主要产地，主要分布于我国的东北、西北、华北地区及山东、江西等地。

毛菊苣茎呈圆柱形，气微，味苦。古罗马诗人贺拉斯曾写下"橄榄、菊苣及冬葵是我的粮食"；法国烹饪中用栽培方法作为叶菜食用亦由来已久；在法国大革命拿破仑时期，菊苣根经过处理后开始作为掺杂物加进咖啡中，这也是现今菊苣根在英、美等地作为廉价咖啡代用品的起源；菊苣叶也作为罗马食谱中一种有代表性的食品：以大蒜及红椒炒香，伴以肉类及马铃薯，突出菊苣叶的微苦口味及辛香（Birsa et al，2023）。菊苣具有鲜草产量高、营养价值高、味道鲜美等特点，经济价值较高。目前在中国，菊苣是一种蔬菜，社会需求量大，尤其适用于航空业用鲜菜。

有效成分研究

　　菊苣中具有生物活性的成分有多糖类、萜类、酚酸类、黄酮类、香豆素类、苯丙素类等。菊苣多糖又称菊粉，在菊苣的种子、茎、叶、根中均有分布，是菊苣中的主要成分。萜类在菊苣全草中均有分布。萜类化合物主要是三萜和倍半萜（Meng et al，2023）。还含单咖啡酰酒石酸、3,5-二咖啡酰奎尼酸和4,5-二咖啡酰奎尼酸。菊苣可作为咖啡的替代品的主要原因是菊苣中含酚酸类物质，包括菊苣酸、咖啡酸、绿原酸、异绿原酸A、异绿原酸B等。黄酮类和黄酮醇类成分主要有：芹菜素、山奈酚、木犀草素-7-O-β-D-葡萄糖苷等。主要的挥发性香气成分为乙酸、异丁酸甲酯、肉桂酸乙酯、甲酸、甲基环戊烯醇酮等。菊苣中含有大量的营养成分，包括碳水化合物、氨基酸、蛋白质、矿物质等。Na、Mg、Ca、Fe、K等矿物质的含量较高，在其根茎叶中均含有大量的矿物质成分（李耀磊等，2023）。菊苣根、叶中的氨基酸包括：谷氨酰胺、谷氨酸、天冬氨酸、天冬酰胺、甘氨酸等。菊苣中含量最高的是水溶性蛋白质，其次是盐溶性蛋白质和游离的氨基酸，而菊苣叶片中游离氨基酸和水溶性蛋白质含量较高，菊苣根中盐溶性蛋白质含量较高。菊苣中含有丰富的维生素A、维生素B$_1$、维生素B$_2$、维生素C和胡萝卜素等。

生物活性研究

🔬 肝脏保护活性 ⟩⟩⟩

　　从菊苣中分离出的部分化合物可用于治疗肝脏疾病。菊苣地上部分乙醇提取物对肝损伤大鼠的肝脏具有保护作用。通过检验肝细胞增殖细胞核抗原（PCNA）和DNA片段，探究证实菊苣果实提取物能显著降低4-叔辛基酚对肝脏的毒性。菊苣叶黄酮提取物可使细胞损伤恢复，并呈现浓度依赖性，发挥肝保护作用。菊苣根提取物中脂溶性成分和水溶性成分对化学性或酒精性肝损伤均具有显著的保护作用，还可加速磷脂合成，加快肝细胞修复速度。此外，菊苣对非酒精性脂肪性肝病（NAFLD）患者具有潜在的保肝作用（Maleki et al，2023）。

抗菌活性 >>>

菊苣叶提取物对伤寒沙门氏菌具有中度的抗菌活性。菊苣根提取物对枯草芽孢杆菌、金黄色葡萄球菌、伤寒沙门氏菌、藤黄微球菌和大肠埃希菌均有着不同程度的抑制作用。菊苣根须的热水提取物对耐甲氧西林金黄色葡萄球菌具有显著的抗菌活性。菊苣提取物联合冷氩等离子体处理的抗生物膜疗法可以作为抗菌治疗的绿色方法（Shabani et al，2023）。菊苣根提取物均有一定的抑制植物病原真菌和细菌的活性。

降血糖活性 >>>

菊苣提取物可显著提高L6细胞的基础葡萄糖摄取，具有胰岛素增敏作用。菊苣菊粉可增加小鼠成肌细胞和人肝细胞株细胞的葡萄糖摄取，降低血糖。还有多项研究发现，食用含有菊苣及其有效成分的食品具有降血糖作用，包括菊苣型低聚果糖酸奶、菊粉代替蔗糖的果冻和含有菊苣的意大利面等（Ombra et al，2023）。

调血脂、抗高尿酸血症活性 >>>

菊苣仔根水提物和75%乙醇提取物对高脂血症仓鼠血脂水平均具有调节作用，并能抑制脂质过氧化。菊苣提取物可显著降低高三酰甘油、高尿酸并高血糖交互紊乱大鼠的血清三酰甘油、尿酸、血糖水平，其作用机制与抑制脂肪酸合成酶及血清黄嘌呤氧化酶活性、增加血清胰岛素有关。菊苣提取物也可明显改善由高嘌呤饮食引发的高尿酸血症及腹型肥胖，其作用机制可能是通过降低肝脏乙酰辅酶A羧化酶、脂肪酸合成酶及黄嘌呤氧化酶活性，从而发挥综合调节尿酸及腹部脂肪堆积的作用（Amatjan et al，2023）。

免疫调节活性 >>>

菊苣多糖能一定程度消除环磷酰胺诱导的免疫抑制作用（唐芳等，2023）。菊苣川牛膝复合物对动物细胞免疫功能的分析和体液免疫功能测定结果均为阳性，具有增强机体免疫力的功效。菊苣中的菊苣酸可促进小鼠T淋巴细胞和B淋巴细胞增殖，菊苣酸灌胃剂量为1 mg/kg时效果最佳，对T淋巴细胞的效果相对更加明显。

其他活性 ≫≫

菊苣还可调节胃肠功能，包括调节肠道菌群、促进排泄等。菊苣酸可通过抑制SD大鼠心肌组织ROS活性，提高其抗氧化能力、线粒体功能、能量代谢水平及低氧适应能力，增强SD大鼠心肌组织低氧适应性。此外，还有多项研究表明菊苣及其活性成分还具有良好的抗炎、抗氧化活性（Cankar et al，2023）。

毒性和安全性 ≫≫

对复方菊苣粉的急性经口毒性和遗传毒性研究发现，复方菊苣粉属无毒级物质，未见遗传毒性作用（杨华等，2023）。小鼠食用毛菊苣地上部分水提物按生药计150g/kg（最大剂量），对小鼠未见明显急性毒性反应。但需要注意的是，孕妇严禁使用含菊苣的产品，菊苣全草具有80%的流产活性，可有效降低黄体的植入率从而显示出避孕活性。

橘红

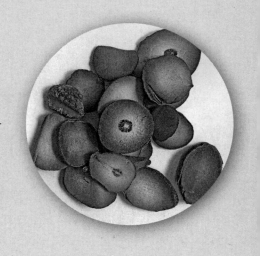

· 概述 ·

橘红（CITRI EXOCARPIUM RUBRUM），别名为芸皮、芸红、桔红，是一类芸香科植物橘（*Citrus reticulata* Blanco）及其栽培变种的干燥外层果皮。秋末冬初果实成熟后采收，用刀削下外果皮，晒干或阴干所得。橘红之名最早见于元《汤液本草》。橘红味辛、苦，性温。归肺、脾经。具有理气宽中，燥湿化痰的功效。用于咳嗽痰多，食积伤酒，呕恶痞闷，是一味临床较常用的中药，为《中国药典》所收载。橘红是《广东省岭南中药材保护条例》立法保护的8种中药材之首，被评为"中国四大南药"和"十大广药"之一，是广泛认可的药食同源产品。

橘红呈长条形或不规则薄片状，边缘皱缩向内卷曲。气芳香，味微苦、麻。橘红元素丰富、比例均衡，营养口感佳，易吸收。人们常用来煲汤、泡水、泡茶等。橘红具有沁人心脾的清新香气，人们将其应用于日常生活去除臭味、清新空气。随着人们对橘红营养认识的不断深入，近几年产品不断丰富，新产品不断涌现，现已成功研发出橘红爆珠、橘红饮料、糕点等新型产品，实现了橘红研发的成果转化，给大众带来健康美味（王壹，2023）。

有效成分研究

橘红含有黄酮类成分、挥发油类成分、多糖类成分、香豆素类化合物等生物活性物质（Yang et al，2022）。黄酮类成分在橘红中是有效成分且含量最高，主要含有柚皮苷、野漆树苷、枳属苷、新橙皮苷、柚皮素、芹菜素等。挥发油以单萜类及其衍生物为主。橘红多糖类物质主要有果胶、D-木糖、D-半乳糖、L-阿拉伯糖等。此外，从橘红药材非挥发性部位分离到2个香豆素类化合物，分别为异欧前胡素、佛手内酯。在保健食品、医药等领域具有广阔的应用前景。橘红的营养成分非常丰富，含有蛋白质、糖类、胡萝卜素、维生素C，以及矿物质等，含有氮、磷、钾、钙、镁等人体必需的矿物质，其中钾元素高于氮（李润唐等，2011）。橘红中有丰富的维生素C，有助于增强身体免疫力，预防感冒和病毒感染，还含有大量的维生素A和类胡萝卜素，这些营养成分有助于保护眼睛健康。橘红中含有多种氨基酸和糖类物质，有助于缓解疲劳，提高身体的能量水平，增强肌肉力量和耐力。

生物活性研究

解热、镇痛、抗炎活性

采用小鼠耳郭肿胀法和大鼠足跖肿胀法对橘红中以黄酮为主的提取物的消炎作用进行研究，研究结果表明橘红有明显的消炎作用（李沛波等，2006）。橘红中所含的黄酮苷有抗炎、解热、镇痛的作用，对微血管通透性增加、炎症性白细胞游走、角叉菜胶性水肿（关节炎）都有明显的抑制作用，对腹腔注射醋酸引起的化学性腹膜炎致痛和角叉菜胶性足水肿定压致痛也有一定的镇痛作用（吴宋夏，1998）。

镇咳、祛痰、抑菌活性

橘红挥发油含有较多的柠檬烯、月桂烯等，这些成分有很强的生物活性。柠檬烯具有镇咳、祛痰、抑菌等作用，月桂烯也有明显的祛痰、镇咳作用。采用小鼠酚红法及小鼠二甲苯致炎法对毛橘红和光橘红进行化痰、抗炎的药效学初步比较研究，结果显示毛橘红化痰和抗炎作用强度大于光橘红（张秀明等，2004）。从化橘红中提取多糖类成分，并给小鼠灌胃，该成分对氨水诱发的咳嗽有明显镇咳作用，小鼠气管酚红排量显著增加，显示出其具有较好的祛痰作用（周博文等，1993）。

抗氧化活性 >>>

橘红中的黄酮类成分柚皮苷、柚皮素对非酶性脂质过氧化有一定抑制作用。柚皮苷具有一定的抗氧化活性，有较强的清除超氧阴离子自由基的作用，并且对α-葡糖苷酶具有竞争性抑制作用（姜翠翠等，2020）。有研究对橘红油脂类的抗氧化作用进行研究，结果表明橘红的提取物具有较强的防止花生油、玉米油、葵花籽油、猪油氧化的能力。

免疫调节活性 >>>

脾脏和胸腺的质量可以作为衡量非特异性免疫的标志，通常情况下，免疫增强剂能够使脾脏和胸腺的质量增加，而免疫抑制剂起到相反的作用。研究橘红多糖对小鼠的免疫调节作用，发现其能明显提高正常小鼠的脾脏指数、胸腺指数以及小鼠腹腔巨噬细胞的吞噬指数，而且能提高小鼠T淋巴细胞的转化率，使小鼠的免疫调节功能增强（董宏坡等，2010）。

对气管平滑肌收缩功能的影响 >>>

橘红提取物对豚鼠离体气管平滑肌收缩功能产生影响，而且可以降低豚鼠离体气管平滑肌静息张力的功能，对乙酰胆碱（ACh）、组胺（His）、$BaCl_2$、$CaCl_2$、KCl等激动剂所致的气管平滑肌收缩都有抑制作用（关骏良等，2004）。以原代培养豚鼠气管平滑肌细胞为研究对象，观察橘红中活性成分柚皮苷、橘皮内酯和水合橘皮内酯对细胞增殖的影响，结果显示柚皮苷与水合橘皮内酯可以促进豚鼠气管平滑肌细胞增殖（董晶等，2015）。

其他活性 >>>

橘红可以抑制心肌肥厚和减少心肌损伤。黄酮的主要活性成分是柚皮苷、野漆树苷及其代谢产物柚皮素、芹菜素，这些活性成分均具有较强的抗癌作用

（Yoshinaga et al，2016）。橘红多糖对 β 淀粉样蛋白片段25 ～ 35（Aβ25 ～ 35）致小鼠阿尔茨海默病具有一定的保护作用。

毒性和安全性 》》》

　　广东省公共卫生研究院副主任医师王萍从鉴定机构、营养成分、生物活性成分、药理成分、风险评估等各方面汇报了《化橘红食用安全性评估报告》及编制工作情况，通过实验，表明橘红在食用方面具安全性，未见危害。

橘皮

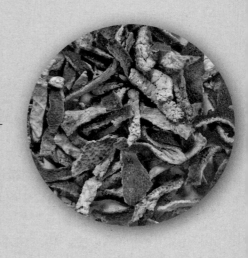

概述

陈皮（CITRI RETICULATAE PERICARPIUM）原名橘皮，为芸香科植物橘（*Citrus reticulata* Blanco）及其栽培变种的干燥成熟果皮。药材分为"陈皮"和"广陈皮"。采摘成熟果实，剥取果皮，晒干或低温干燥而成。陈皮为常绿小乔木或灌木，栽培于丘陵、低山地带、江河湖泊沿岸或平原。陈皮味苦、辛，性温，归肺、脾经，具理气健脾、燥湿化痰之功。作为药用可以追溯至东汉时期的《神农本草经》，橘皮以陈皮之名作药用处方名，最早却出现于唐代孟诜所著的《食疗本草》，其曰："又，取陈皮一斤，和杏仁五两。"后元代王好古在《汤液本草》中曰："橘皮以色红日久者为佳，故曰红皮、陈皮。"陈皮主产于广东、福建、四川、浙江、江西等地，产自广东新会者称新会陈皮、广陈皮。

橘皮常剥成数瓣，基部相连，外表面橙红色或红棕色；内表面浅黄白色，粗糙，附黄白色或黄棕色筋络状维管束。气香，味辛、苦。橘皮作为"广东三宝"之一，很受大众喜爱，在岭南夏季人们就喜好用橘皮泡水饮用。在保健食品盛行的今天，橘皮作为药食两用的中药材在国内市场上十分畅销，许多国内知名保健食品企业的产品都将橘皮药材作为主原料（谢伟等，2023）。市场上橘皮的主要产品有橘皮茶、橘皮饮料、橘皮糖以及橘皮月饼等。

有效成分研究

　　对橘皮的研究到目前为止，已经从中分离鉴定出大约140种化学成分，包括生物碱、黄酮类化合物和精油，其中黄酮类化合物被认为是主要生物活性成分（Yu et al，2018）。黄酮类成分主要有橙皮苷、新橙皮苷、柑橘素、二氢川陈皮素及5-去甲川陈皮素等。橙皮苷作为二氢黄酮苷，占橘皮提取物中黄酮总含量的50%以上。挥发油是橘皮中除黄酮类化合物以外的另一种重要的活性化学物质，其含量为1.5% ～ 2%。橘皮所含的主要生物碱类物质是辛弗林，别名对羟福林。此外还含有丰富的人体必需营养素，如肌醇、B族维生素、维生素C、类胡萝卜素、果胶、多糖、百里酚、β-谷甾醇等。许多研究者已经确定陈皮中还含有K、Na、Ca、Mg、Cu、Zn、Fe、Mn、Mo、Se等矿物质（Xiong et al，2020）。

生物活性研究

抗肿瘤活性

　　橘皮抗肿瘤机制，主要是抑制肿瘤细胞的生长和增殖、诱导加快肿瘤细胞凋亡、抑制肿瘤细胞的迁移以及调节肿瘤细胞周期和蛋白表达。橘皮中的黄酮类化合物可以通过灭活致癌物、抑制致突变和致敏致癌物酶的表达、激活地塞米松在恶性肿瘤发展的不同阶段的解毒系统来保护DNA免受氧化损伤。橙皮苷对结肠癌、乳腺癌和肺癌具有多种抗癌作用（Pandey et al，2021），一方面，橙皮苷可以诱导HepG2细胞凋亡样细胞死亡；另一方面，橘皮中的黄酮类化合物对肿瘤细胞增殖有明显的抑制作用。

抗炎活性

　　橘皮中的橙皮苷、川皮苷、柚皮素、橘皮素联合作用，具有一定的抗炎活性（Chen et al，2017）。川陈皮素对二甲苯所致小鼠耳郭肿胀有明显的抑制作用，并且能够加快小鼠断尾的凝血时间，还能通过抑制脓毒症小鼠全身和肝脏炎症因子释放，对脓毒症肝损伤小鼠发挥保护作用，显著提高小鼠的生存率，表明川陈皮素具有良好的抗炎、止血的功能。橙皮苷作为橘皮提取物主要活性成分，可抑制NF-κB和促炎细胞因子，如IL-1β、IL-6和TNF-α等。

🔵 抗氧化活性 ▶▶▶

橘皮中的黄酮、多糖和挥发油类物质均具有抗氧化作用，其中黄酮类物质的功效最为明显（Bian et al，2022）。不同年份的橘皮提取物都表现出了良好的DPPH·和ABTS⁺·自由基清除能力，并且随着橘皮贮藏时间的增加，其中的总黄酮含量显著增加，橙皮苷、川陈皮素和橘皮素这三种主要的黄酮类物质含量明显递增，抗氧化能力也随之增强。

🔵 神经保护活性 ▶▶▶

它主要通过减轻脑缺血再灌注损伤和改善运动和认知障碍来保护大脑（Huang et al，2022）。橙皮苷通过激活Akt/CREB信号通路和改善血脑屏障通透性来保护大脑免受缺血性损伤，通过改善神经生长因子和内源性抗氧化防御功能，减少神经炎症和凋亡途径发挥神经保护潜力。富含橙皮苷的膳食补充剂可以显著改善脑血流量、认知和记忆性能。

🔵 消化系统活性 ▶▶▶

橘皮是传统治疗胃肠道疾病的有效药材，橘皮中的挥发油具有刺激胃肠道的作用，能促进正常消化道分泌，包括增加唾液淀粉酶活性，对食物内含淀粉质进行分解，亦能通过促进胃液及胆汁分泌对食物内含蛋白质及脂肪进行分解，有效增强胃肠道消化能力（林健，2018）。橙皮苷、川陈皮素和橘皮素三者组合可显著促进胃液、胃蛋白酶的排出，提高胃蛋白酶活力，增强消化功能。用番茄红素和橙皮苷联合治疗的大鼠表现出对胃溃疡的治疗效果。

🔵 心血管系统活性 ▶▶▶

现代药理研究表明，橘皮及其成分在调节血脂、抗血栓形成、抗动脉粥样硬化等心血管疾病中具有良好的治疗效果（Yu，2016）。橘皮及其类黄酮（橙皮苷和橙皮素）具有降低肝脏或血液中脂质以及可以抑制血小板和红细胞聚集的作用。橘皮提取物可以降低急性高脂血症小鼠模型血清中总胆固醇和甘油三酯的水平。

其他活性 >>>

橘皮及其有效成分表现出广谱的抗菌活性，对大肠埃希菌、金黄色葡萄球菌、表皮葡萄球菌、粪肠球菌、伤寒沙门氏菌、阴沟肠杆菌等都有一定的抑制活性（Yi et al，2008）。

毒性和安全性 >>>

橘皮具有较高的药用价值和较小的生物毒性（Cao et al，2023）。橘皮含有多余的水分和多糖，这些物质在贮存过程中容易发霉，由于温度、湿度等环境的变化，为黄曲霉等真菌的生长提供了适宜的环境，有实验表明，橘皮贮藏防霉的最佳条件是温度小于25℃，湿度小于85%。需要注意的是，阴虚、干咳、内热过剩、呕血的患者，应慎用橘皮。

决明子

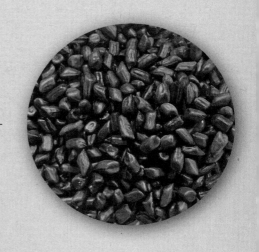

概述

决明子（CASSIAE SEMEN）又名草决明、羊明、羊角、马蹄决明、还瞳子、狗屎豆、假绿豆、马蹄子等，是豆科植物决明（*Cassia obtusifolia* L.）或小决明（*Cassia tora* L.）的干燥成熟种子，始载于《神农本草经》，并被列为上品。《本草纲目》中指出决明子"除肝胆风热，淫肤赤白膜，青盲"，《本草正义》中亦有"决明子明目，乃滋益肝肾，以镇潜补阴为义，是培本之正治"的记载。决明子为我国临床中常用中药，味甘、苦、咸，微寒，具清热明目、润肠通便之功效，主治目赤涩痛、羞明多泪、头痛眩晕、目暗不明、大便秘结等。决明子在全国南北各省均有栽培或野生，主产于安徽、广西、四川、浙江、广东等地。

决明子果实呈菱方形或短圆柱形。决明子经烘烤后有浓郁的咖啡香气，具独特的风味，民间习惯将其作为咖啡代用品。已经开发出很多决明子保健产品，其保健功效主要集中在降血压、降血脂、缓解眼疾及便秘等方面，产品的主要形式以饮品居多，其中有保健茶、复合饮料及乳饮料等，除此之外，还有粥粉、咀嚼片、调味料等已被开发的产品（刁和芳等，2020）。

有效成分研究

决明子中主要含有的化学成分有蒽醌类化合物、萘并吡喃酮类、挥发油、黄酮类、甾醇类等。萘并吡喃酮类化合物是决明子中特有的生物活性化合物，例如：红镰霉素、决明子苷、异决明子内酯等，在自然界中很少见，仅在几种植物、动物和真菌中有报道（Feng et al，2017）。决明子中还含有还原糖、多糖、脂肪、粗纤维等和人体所需常量、微量元素等成分，例如铁、钠、锌、镁和钙等，以及苏氨酸、异亮氨酸、亮氨酸、苯丙氨酸等人体必需氨基酸。粗蛋白含量达13.79%，粗脂肪含量达16.085%。糖类主要有阿拉伯糖、木糖、甘露糖、葡萄糖、半乳糖，其中多糖中甘露糖及半乳糖的含量相对较高（Deore et al，2021）。

生物活性研究

明目活性 >>>

决明子水煎剂对视网膜的组织结构与功能具有明显的改善和促进作用，能使睫状肌中乳酸脱氢酶活性显著提高，增加眼组织中三磷酸腺苷的含量，对视神经有保护作用。多糖成分可以增加下游蛋白血红素加氧酶（HO-1）的表达，并通过上调Nrf2的表达来负调控活性氧自由基的产生，从而保护人视网膜内皮细胞免受高糖引起的氧化损伤（Sun et al，2021）。

润肠通便活性 >>>

决明子具有清热润肠通便的功效，常用于治疗肠燥引起的便秘。利用决明子提取物与阳性药物组（麻仁丸）比较，提取物能更显著地增加干燥便秘模型小鼠的粪便颗粒数和粪便质量。调节血管活性肠多肽，下调水通道蛋白和毒蕈碱胆碱能受体的表达，促进肠道蠕动，从而起到通便作用（Liu et al，2015）。也有报道称，决明子可以通过抑制白细胞介素（IL）-6、环氧合酶-2（COX-2）表达和核转录因子的激活来改善溃疡性结肠炎。

肝脏保护活性 >>>

现代药理学研究证实决明子能灭肝邪热，对非酒精性脂肪肝、酒精性脂肪肝、急性肝损伤等肝脏疾病有改善作用，主要机制是防止氧化应激引起的细胞死亡，抑制炎症因子表达，并减少甘油三酯的合成。蒽醌苷通过下调肝组织中 Toll 样受体的表达，显著提高 IL-1α、IL-1β 和 IL-6 的表达，起到保护肝脏的作用（Li et al，2019）。目前的研究结果表明，决明子的乙酸乙酯的提取部分具有最强的肝保护活性，其主要成分为决明子苷 C。

降血压、降血脂活性

决明子多糖和糖苷是降血压的主要有效成分，两者均能降低实验性高血压大鼠血压（刘朋月等，2020）。提取物可以通过抑制血管内皮细胞纵向钙通道的打开、调节诱导型一氧化氮合酶和一氧化氮的释放起到对血管的舒张作用，还能显著降低血清中甘油三酯的水平，可通过激活 AMPK 信号通路抑制白色脂肪组织脂质积累，有利于动脉粥样硬化斑块的稳定，减少心血管疾病的发生。决明子中的橙黄决明素可以通过内皮信号通路诱导大鼠离体肠系膜动脉血管松弛。

抗糖尿病并发症活性

决明子提取物可以改善胰腺线粒体功能，缓解靶点组织的胰岛素抵抗（Ko et al，2020）。对糖尿病模型大鼠腹腔注射决明子汤可以降低大鼠肾纤维化的程度。决明子中的大黄素和大黄酸阻止了高脂饮食小鼠体内视网膜线粒体酶表达的代偿性增加，减少了线粒体功能障碍和代谢物过载引起的糖尿病性视网膜的病变。

神经保护活性

现代研究已将决明子的药理应用范围扩展到神经保护，决明子及其主要化学成分具有抗阿尔茨海默病、抗帕金森病、抗脑缺血再灌注等神经保护作用。决明子中的红镰霉素可以减少阿尔茨海默病（AD）模型小鼠的记忆丧失。决明子蛋白具有增强学习记忆的能力（Dai et al，2022）。提取物可以通过增加特定基因的表达，减轻实验小鼠的记忆障碍和神经元损伤。

抗氧化活性

决明子含有的蒽醌苷、决明子蛋白质和多糖具有很好的抗氧化和清除氧自由基的作用，同时能够增加免疫器官系数，从而发挥很好的抗衰老作用。提取物的自由基清除率高达 71.90%，还具有较强的铁还原抗氧化能力。决明子中的红镰霉素的抗氧化性效果比抗坏血酸更好（Luo et al，2019）。

抗菌活性 >>>

决明子中含有很多萘类和蒽醌类等化合物，具有广谱的抑菌活性。不同提取成分对金黄色葡萄球菌、大肠埃希菌、立枯丝核菌、幽门螺杆菌、粪肠球菌等都有良好的抑制效果（Ahmad et al，2019）。决明子提取物可以对抗生素耐药的细菌能起到很好的抑制效果，通过抑制蛋白质合成、抑制细菌的呼吸代谢、干预细菌（真菌）生物膜形成起到抑菌效果。

其他活性 >>>

用醇提-酸水解工艺得到的决明子提取物对脂肪酶有抑制作用，可以预防肥胖的发生（陈虹等，2015）。

毒性和安全性 >>>

急性毒性试验发现，给小鼠灌胃决明降脂片后，小鼠的最大耐受量为75g/kg，相当于成人每天用量的250倍，证明了决明子是一种毒性小的安全药物。高血脂模型大鼠连续灌胃给药90天，发现决明子不同剂量组均出现不同程度的肝肾损伤，血液中天冬氨酸转氨酶及谷丙转氨酶较模型组明显升高（刘飞等，2017）。

昆布

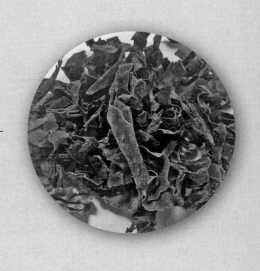

概述

概述

昆布（LAMINARIAE THALLUS ECKLONIAE THALLUS）又名海带绀布、海昆布、裙带菜等，海带科植物海带（*Laminaria japonica* Aresch.）或翅藻科植物昆布（*Ecklonia kurome* Okam.）的干燥叶状体。昆布性咸，寒，归肝、胃、肾经。主要用于治疗瘿瘤、瘰疬、睾丸肿痛和痰饮水肿等症。昆布始载于《吴普本草》。作为一种重要的海生资源，其药用与食用价值很早就为世人所知，《嘉佑本草》记载海带能"催生，治妇人及疗风，亦可作下水药"。现今《全国中草药汇编》记载，海带主产于辽宁、山东、浙江、福建、广东；昆布主产于浙江、福建。

海带呈卷曲折叠成团状，或缠结成把。气腥，味咸。昆布呈卷曲皱缩成不规则团状。全体呈黑色，较薄。用水浸软则膨胀呈扁平的叶状，边缘有小齿或全缘。昆布富含多糖、氨基酸、微量元素、脂肪酸和多酚等成分（朱立俏等，2006）。其可作药用治疗多种疾病，可以用于药膳食疗方。目前关于昆布的产品开发有很多，有昆布干、昆布调味粉、昆布酱油等。

有效成分研究

昆布中含有多糖、氨基酸、碘及其它微量元素、脂肪酸和多酚等多种有效成分，其中主要含有特征的二苯骈二氧化合物、昆布醇的二聚体 2-*O*-（2,4,6-三羟基苯基）-6,6'-二昆布醇、2-*O*-(2,4,6-三羟基苯基)-8,8'-二昆布醇、昆布醇、呋喃昆布醇A、岩藻聚糖硫酸酯、昆布岩藻聚糖硫酸酯B-Ⅰ、B-Ⅱ、C-Ⅰ、C-Ⅱ等（Fang et al，2015）。昆布多糖主要由岩藻糖、阿拉伯糖、甘露糖、葡萄糖和半乳糖等按照不同的比例组成。昆布多酚是褐藻海带中的一类重要化合物，以间苯三酚为结构单元的聚合物形式存在，具有抗菌、抗炎和抗氧化等多种活性。昆布中还含有多种人体必需氨基酸，脂肪酸，人体所需常量、微量元素等成分。通过原子发射光谱法测定海带中不同部位无机元素（Ca、Mg、Ni、Mn、Zn、Fe、Cu、Se、P）的含量，发现昆布中镁、钙、磷、铁的含量比较高，但未发现硒元素，有害元素铅的含量也较少（吕建洲等，2005）。昆布中尚含有胡萝卜素、硫胺素、核黄素、尼克酸及抗坏血酸；脂肪酸类有棕榈酸、油酸、亚油酸、十八碳四烯酸等。昆布中的营养成分丰富，不含有害物质或有害物质含量低，具有较高的食用价值及食用安全性。

生物活性研究

抗肿瘤活性 >>>

昆布多糖是一种 β-1,3-葡聚糖的聚合物，能通过激活巨噬细胞，产生细胞毒性作用，抑制肿瘤细胞增殖而杀死肿瘤细胞；可以通过抑制肿瘤血管生成而抑制肿瘤生长，也可以直接抑制肿瘤细胞生长。岩藻黄质通过触发铁死亡具有显著的抗胶质母细胞瘤（GBM）作用（Zhu et al，2023）。

抗凝血活性 >>>

从昆布中纯化了4种岩藻聚糖（B-Ⅰ、B-Ⅱ、C-Ⅰ、C-Ⅱ），发现C-Ⅰ、C-Ⅱ有很高的抗凝活性，其中C-Ⅰ有相当于肝素约81%的抗凝活性，C-Ⅱ则高达85%。对岩藻聚糖中硫酸盐浓度及分子量对凝血活性影响的研究，发现分子量越高，硫酸盐浓度越高，抗凝血活性越高（Murugan et al，2023）。岩藻多糖F2是在AT Ⅲ（抗凝血酶Ⅲ）存在的情况下加强了对Ⅱa因子的抑制，作用机制是通过HC Ⅱ（肝素辅因子Ⅱ）而不是AT Ⅲ发挥抗凝血酶作用的。

降血压活性

昆布的降血压成分可能主要是昆布氨酸（laminine）和牛磺酸。以自发性高血压（SHR）大鼠喂饲海带后血压变化为实验对照，对22例高血压病患者服用海带后降压效果进行观察，发现昆布能有效降低SHR大鼠动脉收缩压，能温和、有效地降低高血压病患者的收缩压和舒张压，提示海带可以作为高血压病的辅助降压药物（胡颖红等，1997）。

降血脂活性

心血管疾病的发生往往与血中血脂及胆固醇含量偏高有关，昆布在肠道中能将食糜中的脂肪带出体外，具有良好的降脂、降胆固醇的功效，而没有降脂药物的副作用，其组分褐藻胶、海带淀粉和褐藻糖胶都是重要的功能因子（Lee et al，2022）。

对机体免疫功能的活性

昆布多糖具有免疫调节功能。小鼠灌胃褐藻淀粉15天后，测小鼠巨噬细胞的吞噬指数、足跖肿胀度、溶血空斑等3项指标，1～2g/kg剂量组3项指标均高于对照组，0.5g/kg组与对照组无显著差异。从细胞免疫、体液免疫、非特异性免疫等三个方面研究了海带多糖的免疫功能，结果显示海带多糖能明显增强巨噬细胞吞噬功能，且随剂量的增加其功能有增强趋势（Wang et al，2022），昆布多糖具有明显的增强体液免疫和细胞免疫的作用。

降血糖活性

昆布多糖有快速而明显的降血糖作用，随着纯度增高，多糖降血糖作用增强。昆布多糖能明显降低糖尿病小鼠血糖和尿素氮，增加糖尿病小鼠的血清钙和血清胰岛素含量，对四氧嘧啶所致的胰岛损伤具有明显的恢复作用。海带多糖不仅能够降低糖尿病小鼠的血糖，参与糖代谢，而且能调节糖尿病小鼠的蛋白质代谢，缓解糖尿病病情（王庭欣等，2001）。

对甲状腺的作用活性

昆布内含有丰富的碘，在临床上主要用于防治碘缺乏病，治疗缺碘性甲状腺肿。碘又为甲状腺的主要成分，故可纠正因缺碘而引起的甲状腺功能不足，同时可以暂时抑制甲状腺功能亢进患者的新陈代谢率，使其减轻症状，但过度食用也会引起单纯性甲状腺肿或碘甲状腺功能亢进症（佟文铎等，1983）。

抗病毒和抗菌活性

通过琼脂扩散法发现昆布提取物对10种与食物有关的革兰氏阳性菌和革兰氏阴性细菌均有抑制作用（Valchos et al，1999）。昆布提取物对单纯疱疹病毒-1（HSV-1）有抑制作用。昆布对脊髓灰质炎病毒Ⅲ型、柯萨奇B3和A16型病毒、腺病毒Ⅲ型、埃可Ⅵ型病毒有明显的抑制作用，表现为显著抑制致细胞病变（CPE）的发生，使组织培养细胞得到保护。昆布浸出液对皮肤癣菌有明显的抑制作用。

抗血栓活性

中药昆布中的多糖成分具有良好的抗血栓活性，以400 mg/（kg·d）的剂量的粗多糖喂养动脉粥样硬化的小鼠，导致总血清胆固醇、甘油三酯、高密度脂蛋白胆固醇和低密度脂蛋白胆固醇分别占血清的80.6%、63.4%、43.8%和79.8%，并显示出增强动脉粥样硬化小鼠血清中抗氧化酶活性的潜力。从昆布中提取到的物质具有明显的体外抗凝活性（Li et al，2022）。

抗氧化活性

昆布的抗氧化活性主要来源于其硫酸化多糖。硫酸化多糖的抗氧化活性与多糖的分子量及硫酸脂、葡萄糖醛酸和岩藻糖的含量有关，褐海藻水解岩藻依聚糖具有明显的抗氧化活性（Mousavi et al，2023）。体外测定昆布多糖对羟自由基、超氧自由基和DPPH·自由基的清除率，采用秀丽隐杆线虫为研究模型，观察其在海藻多糖作用下的存活率，结果表明海藻多糖具有良好的抗氧化活性和抗衰老作用，能显著延长线虫寿命。

抗纤维化活性

从海带中提取分离获得的海带酸性聚糖类物质$J^{201}A$并观察其对人胚肺成纤维细胞体外增殖的抑制作用（苗本春等，2002）。

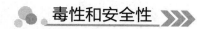

毒性和安全性

　　安全性方面，通过昆布粗多糖的经口亚急性毒性及影响肝药酶特性的研究，通过小鼠急性毒性试验，表明昆布药具有诱导肝微粒体CYP3A4代谢的作用和轻微的肝细胞毒性，高剂量经口给药能引起有临床意义的CYP450酶的诱导现象和肝脏损伤，并可能导致不期望的药物-药物相互作用（沈晶晶等，2015）。

莱菔子

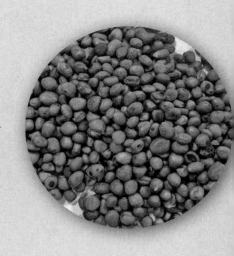

概述

　　莱菔子（RAPHANI SEMEN）别名萝卜子、芦菔子、罗白子、菜头子，是十字花科植物萝卜（*Raphanus sativus* L.）的干燥成熟种子。记载于历代多数本草著作，入药始见于约五代吴越国天宝年间的《日华子本草》，言其"醋研消肿毒"。《宝庆本草折衷》将萝卜子列为菜部上品，转引《食医心镜》言其"治积年上气咳嗽，多痰喘促，唾脓血：莱菔子一合，研，煎汤，食上服之"。《本草秘录》（又名《本草新编》）言莱菔子"却喘咳下气甚神，解面食至效""补气之药得之而无大过之忧，利湿之剂入之而有善全之妙"。莱菔子味辛、甘，性平。具有归肺、脾、胃经之功效。可消食除胀，降气化痰。用于饮食停滞，脘腹胀痛，大便秘结，积滞泻痢，痰壅喘咳等症。莱菔子有悠久的药用历史，为药食同源双用的中药材之一。

　　莱菔子呈类卵圆形或椭圆形。表面黄棕色、红棕色或灰棕色。气微，味淡、微苦辛。莱菔子籽粒营养丰富，可榨油，在《天工开物》中，莱菔子油已被列为上品。将莱菔子作为油料作物开发利用在该植物资源的综合利用方面具有非常大的潜力。莱菔子是一种消食食物，熬制的莱菔子粥不但美味可口，且能消食除胀，熬成汤药亦有此效。随着人们对莱菔子营养认识的不断深入，越来越多的莱菔子食用方法被人们知晓，可将莱菔子研成粉末用以煮茶、炖汤等。

有效成分研究

现代药理研究表示，莱菔子含有多种化学成分，如硫苷、挥发油类、抗生素类、生物碱类、黄酮类、多糖等（Gao et al，2022）。挥发油的主要成分为α-己烯醛、β-己烯醛和β-己烯醇、γ-己烯醇、甲硫醇等。莱菔子中含有的异硫氰酸盐——莱菔子素是迄今为止蔬菜中发现的最强的抗癌成分。生物碱以芥子碱为主，主要存在形式为芥子碱硫氰酸盐。莱菔子营养成分丰富，包括蛋白质、脂肪酸类、维生素、微量元素等（马东，2014），含有苏氨酸、甲硫氨酸等17种氨基酸，总氨基酸、必需氨基酸及非必需氨基酸含量比一般蔬菜要高。有研究从莱菔子中分离鉴定出两类抗真菌蛋白质，一类是富含半胱氨酸的Rs-AFP1、Rs-AFP2，另一类是萝卜2S贮藏蛋白。脂肪酸是莱菔子的主要营养成分，含量丰富，脂肪油含量45%，脂肪酸的主要成分有芥酸、油酸、亚油酸、亚麻酸、棕榈酸等，不饱和脂肪酸含量高于饱和脂肪酸含量。

生物活性研究

降血压、降血脂活性

莱菔子生物活性组分芥子碱硫酸氢盐、水溶性生物碱和正丁醇提取物等，对降低血压有显著作用，通过血管舒张功能降低血管内的血管阻力起到降压作用。莱菔子水提取物在静脉给予麻醉后的正常血压大鼠体内，通过介导阿托品敏感通路降低血压和心率（Ghayur et al，2006）。莱菔子降血脂作用随剂量的增加而增强。

平喘、镇咳、祛痰

浓氨水引咳的模型小鼠在莱菔子灌胃后咳嗽潜伏期显著延长，表现出莱菔子较好的镇咳效果。生莱菔子醇提取物和炒莱菔子水提取物具有非常显著的镇咳作用，前者具有祛痰作用，后者具有一定的平喘作用。以莱菔子为主要组成的方剂莱菔子散能通过驱除顽痰而达到治疗支气管哮喘的目的（郑国华等，2002）。

增强胃肠道动力 ▶▶▶

莱菔子水提取物可以增强豚鼠回肠平滑肌的收缩力，在各种动物肠道实验中表现出显著的促胃肠道动力的作用。此外，水提取物在实验小鼠中表现出通便作用（Ghayur et al，2005）。禁食不禁水大鼠灌服莱菔子水煎液，可明显升高实验大鼠的小肠推进率，揭示莱菔子的促胃肠动力作用。

抗氧化活性 ▶▶▶

莱菔子水提取物对1,1-二苯基-2-三硝基苯肼（DPPH·）、羟自由基的清除率较高，有较好的抗氧化活性（顾玮蕾等，2010）。有研究对莱菔子等八种药食同源原料的DPPH·自由基清除能力测定，结果表明莱菔子具有一定的DPPH·自由基清除能力。

其他活性 ▶▶▶

莱菔子有抗肾上腺素的作用，其炒品能增强膀胱逼尿肌收缩，改善排尿功能，治疗动力性尿路梗阻、前列腺增生引起的机械性尿路梗阻及抗精神病药物所致排尿功能障碍。另外，莱菔子敷贴神阙穴可加强膀胱收缩，促进自主排尿恢复，治疗尿潴留（王丽钧等，2007）。

毒性和安全性 ▶▶▶

虽然确定了许多莱菔子的生物活性，但不同的加工方法对莱菔子可能会产生不同程度的毒性。一项关于加工方法对莱菔子毒性影响的研究表明，喂食烤莱菔子的小鼠死亡率最高，体毛更脏，粪便更多，而另外两组喂食干燥和过度烘烤样品的小鼠不良反应相对较轻。观察到的异常可能归因于莱菔子烘烤过程中的化学变化，导致胃肠道运动增加（Xue et al，2006）。

莲子

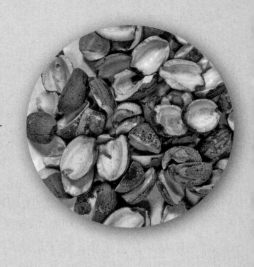

　　莲子（NELUMBINIS SEMEM）又名藕实、水芝丹、莲实、莲蓬子、莲肉等，为睡莲科植物莲（*Nelumbo nucifera* Gaertn.）的干燥成熟种子。莲子为莲的成熟种子，味甘、涩，性平，归脾、肾、心经，主要用于治疗脾虚泄泻，遗精带下，心悸失眠。《日华子本草》记载，莲子"益气，止渴，助心，止痢。治腰痛，泄精"。《滇南本草》亦称其有"清心解热"之功。经典名方——清心莲子饮主要用于治疗气阴两虚、肺肾亏虚、湿热下注等病症，主治慢性肾炎、尿路感染、尿道综合征等慢性泌尿系统疾病。

　　莲子略呈椭圆形或类球形，表面浅黄棕色至红棕色。莲子在我国药用历史悠久，始载于汉代的《神农本草经》，列为上品，古籍记载其主补中，养神，益气力，除百疾，久服轻身耐老，不饥延年。成熟的莲子剥壳后可以直接食用，也可制成莲子汁，而干制莲子常制作成药材、点心、零食、莲蓉等。莲子含有丰富的营养成分，有独特的食疗价值，不仅用于医药领域，更被广泛应用于养生保健膳食、功能性食品、日用化妆品等领域（谈静等，2022）。

有效成分研究

　　莲子中含生物碱类、萜类、酚类、有机酸、皂苷和多糖等多种有效成分

（Shahzad et al，2021）。黄酮类化合物主要有myricetin-3-*O*-glucopyranoside（杨梅素-3-*O*-葡萄糖苷）、rutin（芦丁）等。生物碱类主要为阿朴啡类生物碱、苄基异喹啉类生物碱和双苄基异喹啉类生物碱。酚类化合物属于次级代谢产物，其中许多属于生物碱，如莲子碱、异莲子碱、荷叶碱等，其它是萜类和酚类化合物（原花青素、没食子酸、儿茶素、表儿茶素、金丝桃苷、异槲皮素）、有机酸和皂苷等。莲子多糖主要由4种单糖组成，分别是D-半乳糖、L-阿拉伯糖、D-甘露糖和D-葡萄糖。莲子还含有氨基酸、无机盐、蛋白质和脂肪酸等营养元素，氨基酸包括含硫氨基酸（半胱氨酸和甲硫氨酸）、苯丙氨酸、异亮氨酸、亮氨酸等。莲子还含有铁（13～18mg/100g）、钙（30～31mg/100g）、钠（30～35 mg/100g）和钾（16～20 mg/100g）等矿物质（Luo et al，2016）。

生物活性研究

抗氧化活性

莲子蛋白中风味酶生产的水解产物显示出出色的抗氧化特性，这表明它们可以被用作促进健康的补充剂和营养保健品（Yu et al，2021）。莲子50%乙醇提取物中酚类物质质量分数达到（7.61±0.04）%，有很强的抗氧化作用，能显著提高大鼠肝和肾中的SOD和过氧化物酶的活性，降低硫代巴比妥酸反应物的含量。

助消化活性

莲子中碳水化合物的主要成分之一是淀粉。莲子的逆降解淀粉或抗性淀粉表现出强烈的益生元作用，可刺激肠道中有益微生物（双歧杆菌和乳酸杆菌）的生长，而取代度较高的丁酰化莲子淀粉具有更好的发酵特性和更多的丁酸产量，这使得一定数量的有益肠道微生物群落得到显著增加，进而促进肠道健康（Li et al，2023）。

降血糖、降血脂活性

莲子直链淀粉含量高，是抗性淀粉的重要来源，莲子抗性淀粉（LRS）可以发挥益生元的作用，可促进拟杆菌门的增殖和短链脂肪酸的增加，并且它还能促进胆汁酸转化（Li et al，2021），高剂量莲子抗性淀粉能促进胆固醇向胆酸的分解代谢，并能通过促进中链脂肪酸的生成和抑制单不饱和脂肪酸的增加来起到降血脂的作用（Zeng et al，2023）。

抗炎活性

莲子分离蛋白能够调节脂多糖刺激的RAW 264.7巨噬细胞的炎症反应，其抗炎机制与参与促炎基因诱导的NF-κB和MAPK通路下调有关。莲子分离蛋白通过激活CAT减少了脂多糖介导的细胞内ROS生成来抑制炎症反应（Moon et al，2019）。

抗肿瘤活性

莲子提取物通过阻止增殖和转移以及刺激癌细胞的凋亡和自噬来起作用（Bangar et al，2022）。莲心碱是从莲子胚胎中分离出的主要双苄基异喹啉生物碱，莲心碱可诱导p53及其效应蛋白p21并下调细胞周期调节蛋白细胞周期蛋白D1，从而诱导G1细胞周期停滞来抑制癌细胞增殖。莲心碱还能对抗宫颈癌，它通过ROS上调Atg4以诱导自噬，通过调节HeLa和SiHa宫颈癌细胞中的Bax和Bcl-2来抑制细胞增殖（Dasari et al，2020）。

其他活性

高剂量莲心碱可以通过抑制视网膜母细胞瘤细胞系WERI-Rb-1细胞中的细胞增殖、侵袭、迁移和促进细胞凋亡来减少视网膜母细胞瘤血管生成（Wang et al，2020）。2型糖尿病小鼠在饮食中补充5% ～ 15%的莲子抗性淀粉，显示出降低血糖16% ～ 34%，血清胰岛素水平提高25% ～ 39%的保护作用，并通过减少25% ～ 37%的甘油三酯来控制脂质代谢，可见莲子抗性淀粉在控制糖尿病和脂质代谢方面效果显著（Wang et al，2018）。

毒性和安全性

据《本草蒙筌》记载，莲子"味甘涩，气平寒，无毒"。

凉粉草
（仙草）

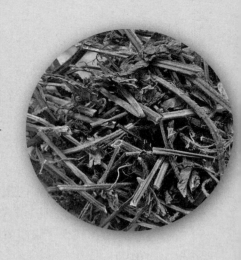

·概述·

凉粉草（PLATOSTOMA PALUSTRE）又名仙草、仙人草、仙人冻等，为唇形科凉粉草属植物凉粉草（*Mesona chinensis* Benth.）的全草。据《中国植物志》记载，凉粉草属植物为一年生草本，全世界约有8～10种，我国有2种，分别为凉粉草和小花凉粉草。据《中华本草》的记载，凉粉草味甘、淡，性寒；具有消暑、清热、凉血、解毒等功效；可用于治疗糖尿病、黄疸、痢疾、高血压、关节疼痛、急性肾炎、烧烫伤等。《中国药用植物图鉴》（第二军医大学药学系生药学教研组，上海教育出版社，1960年）亦有记载："为清凉解渴除暑剂，全草煎服，治糖尿病"。

早在清朝咸丰年间，凉粉草因清热解毒，成为众人喜爱的凉茶饮品和消闲糕点，后因具有收敛、甘甜、清寒、清热、凉血、解毒的功效，常被用来加工成流行的茶、汤、黑果冻，如作为龟苓膏、王老吉等凉茶和保健食品的主要原料植物。凉粉草作为一种重要的药食两用的植物资源，其市场前景广阔。从凉粉草中还可提取丰富的咖啡色食用色素，该色素集着色和保健于一体，可替代传统色素成为优良的天然色素。

·有效成分研究·

凉粉草中富含多糖、酚类、黄酮、糖醛酸等多种活性成分。多酚类化合物主要有丹参素、咖啡酰己糖苷、6，7-二羟基香豆素、咖啡酸、丁香酚、7-羟基香豆素、oleoeuropeinaglycone和阿魏酸葡萄糖苷等。凉粉草总多糖由盐酸氨基半乳糖、鼠李糖、阿拉伯糖、盐酸氨基葡萄糖、半乳糖、葡萄糖、木糖、甘露糖、半乳糖醛酸和葡萄糖醛酸组成，半乳糖和半乳糖醛酸的摩尔分数最大，为凉粉草多糖的主要组成成分（黄家晋，2023）。凉粉草还含有迷迭香酸、迷迭香酸甲酯、丹酚酸和咖啡酸等15种酚酸类化合物，其中咖啡酸含量最高。黄酮类化合物包括槲皮素、山奈酚和黄芩素等，其中以槲皮素为主。萜类化合物主要是熊果酸和齐墩果酸（冯白茹等，2018）。此外，凉粉草中还包含许多其他的有效成分，如有机酸、氨基酸、三萜类化合物等。凉粉草中含有17种氨基酸，其中天冬氨酸、精氨酸、甲硫氨酸的含量最丰富。

生物活性研究

抗氧化活性

凉粉草的茶饮被认为是一种超氧化物歧化酶类饮料，它具有很强的抗氧化和清除自由基能力。从凉粉草水提液中鉴定出咖啡酸、原儿茶酸、山奈酚等成分，是凉粉草中起抗氧化作用的主要成分。凉粉草多糖有很好的抗脂质过氧化效果，能够有效防止DNA的氧化损伤，是潜在的天然抗氧化剂（杨敏，2010）。

降血糖、降血压和降血脂活性

以凉粉草为原料的仙草降脂茶是受大众欢迎的一种保健产品，仙草降脂茶能明显降低家兔体内的血胆固醇和三酰甘油含量，能有效预防高脂血症，其主要有效成分为凉粉草脂醇类化合物，这类化合物能够阻止脂质在血管壁沉淀。凉粉草中含有大量降血糖和降血压的化学物质，包括β-谷甾醇、豆甾醇、α- 和β-香树脂醇、齐墩果酸、马兜铃酸和β-谷甾醇糖苷。凉粉草的主要降血脂成分是咖啡酸、山奈酚-7-O-葡萄糖苷、迷迭香酸-3-O-葡萄糖苷和芳香腺嘌呤-3-O-芦丁苷，这些成分在AMPK通路中发挥重要作用（Xiao et al，2022）。凉粉草降糖制剂对2型糖尿病有较好治疗效果，并且没有其它明显的副作用。

抑菌活性 >>>

凉粉草的根、茎、叶及全草的水提物和醇提物均具有良好的抑菌活性，能直接抑制家禽肠道内致病菌繁殖。凉粉草醇提物具有广谱的抑菌作用，其中的黄酮类化合物是起主要作用的有效成分（胡国庆，2019）。

护肝活性 >>>

凉粉草提取物可以有效抑制大鼠肝纤维化，可开发成有效预防肝纤维化的功能食品。用凉粉草水提取物对肝脏损伤的小鼠连续灌胃30天，发现小鼠肝脏损伤程度明显减轻（刘小玲等，2010）。

其他活性 >>>

凉粉草多糖可与ConA协同作用促进T淋巴细胞增殖并发挥免疫活性，这表明凉粉草多糖和硫酸化凉粉草多糖在体外具有调节机体免疫的作用（黄莉鑫，2020）。

毒性和安全性 >>>

随着贮藏时间的延长，凉粉草多糖的抗氧化和抗肿瘤活性会降低（Chen et al，2022）。凉粉草性质寒，脾胃虚寒的病人不宜过多服用凉粉草。另有急性毒性试验结果显示，小鼠经口给药对凉粉草的耐受量大于230.6g/kg，按成人日用量0.45g/kg算，相当于成人日用量的512倍，表明凉粉草的安全范围很大。

灵芝

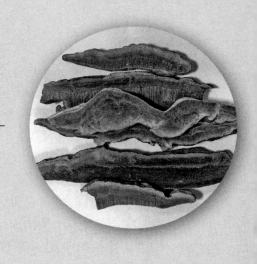

概述

灵芝（GANODERMA）别名赤芝、红芝、木灵芝、菌灵芝、万年蕈、灵芝草，为多孔菌科真菌赤芝 [*Ganoderma lucidum* (Leyss. ex Fr.) Karst.] 或紫芝（*Ganoderma sinense* Zhao, Xu et Zhang）的干燥子实体。自古以来，灵芝在我国就被用作固本培元、强身健体的滋补佳品。《神农本草经》一书中曾记载灵芝具有补气安神、扶正固本和延年益寿等很高的营养药用价值，是上品，有着"瑞草""神芝""灵草"等众多美誉，因此古人以灵芝为原型创作如意，象征百病祛除，如意吉祥。灵芝味甘，性平。归心、肺、肝、肾经。具有补气安神，止咳平喘的功效。用于治疗心神不宁，失眠心悸，肺虚咳喘，虚劳短气，不思饮食。灵芝的主要产地包括我国的湖南、贵州、四川、云南等。

灵芝外形呈伞状，气微香，味苦涩。灵芝性平无毒，长期食用可以延年益寿，因此将灵芝融入日常膳食中，可以使养生效果倍增。利用现代农产品加工方式，如冻干技术、膨化技术、生物发酵和提取技术等，将灵芝与常见食材科学配比，制作成方便的食品或饮料，以满足日常膳食需求，如灵芝面、灵芝饼干、灵芝粥和灵芝饮品等（傅成松，2023）。

有效成分研究

灵芝的主要活性成分有三萜类化合物、灵芝多糖、呋喃类、核苷类、甾醇和生物碱等（Blundell et al，2023）。多糖主要从子实体、孢子粉、菌丝体等中分离获得，有着较为复杂的化学结构，其中大部分为生物活性的β型多糖，一般情况下α构型的多糖不具有活性。三萜类化合物具有极为复杂的成分结构，为高度氧化性的羊毛甾烷衍生物，因其脂溶性较高故难溶于水，多数为苦味，苦味越强则表明三萜的含量越高。在灵芝内，甾醇的含量仅次于三萜类化合物，单体成分有麦角甾醇、过氧化麦角甾醇等，具有较强的生物活性。营养成分也非常丰富，含有蛋白质、维生素及多种矿物质。灵芝中蛋白质、总氨基酸、支链氨基酸、风味氨基酸、必需氨基酸（EAA）和非必需氨基酸含量较高（李晓凤等，2018）。灵芝含有维生素C、维生素E和胡萝卜素，其中维生素E含量相当高，同样也富含Ca、Zn、Mn、Fe、Cu等矿物质。

生物活性研究

抗氧化活性 >>>

灵芝提取物对DPPH·自由基、羟自由基的提取率的IC_{50}值分别为0.13～0.19mg/mL和0.54～0.89mg/mL，呈现良好的量效关系（潘俊等，2021）。通过研究给小鼠灌胃灵芝提取物观察小鼠的抗氧化能力和运动能力，结果显示小鼠机体GSH-Px活力、SOD活力、机体的抗氧化能力和运动恢复能力显著提高（王冬，2020）。

抗炎活性 >>>

虎乳灵芝热水和乙醇提取物对RAW 264.7巨噬细胞均具有抗炎作用，亚油酸可以减少一氧化氮的产生，并下调脑小胶质细胞中神经炎症性诱生型一氧化氮合酶和环氧合酶2基因的表达，乙醇提取物还可增加白细胞介素10的表达，从而实现其抗炎的效果（Nllathamby et al，2016）。灵芝的活性成分可通过抑制炎症反应通路、调节炎症因子等水平来抑制促炎因子的表达从而达到减少炎症反应发生的目的。

抗肿瘤活性 >>>

灵芝多糖通过对肿瘤细胞产生毒副作用，诱导细胞凋亡从而直接抑制肿瘤细胞生长，还可以通过增强机体免疫力影响T淋巴细胞、B淋巴细胞和补体系统等，达到间接对抗肿瘤的效果（苗晶等，2012）。有学者研究发现，灵芝多糖可间接提高小鼠腹腔巨噬细胞的吞噬能力，提高对肿瘤细胞的杀伤活性，提高免疫功能，有效抑制H22肝腹水瘤细胞的增殖。

免疫调节活性

研究灵芝对RAW 264.7细胞吞噬能力和免疫调节能力的影响，实验表明低剂量的灵芝对RAW 264.7细胞吞噬能力有促进作用，同时还具有促进免疫细胞增殖的作用（熊川等，2018）。对患有重症胰腺炎的小鼠注射灵芝溶液，一段时间后，因患病而导致免疫力下降的小鼠，其吞噬细胞的吞噬能力得到增强，进而提升机体的免疫能力。

其他活性

灵芝三萜酸能显著缩短小鼠的睡眠潜伏期，表明其具有改善睡眠的功能（俞盈等，2019）。其还能显著降低小鼠血清甘油三酯、总胆固醇和低密度脂蛋白胆固醇水平，显著减少主动脉斑块面积，通过减轻内皮功能障碍和调控巨噬细胞极化、促进泡沫细胞凋亡，来减轻动脉粥样硬化（Li et al，2021）。

毒性和安全性

采用埃姆斯实验评估灵芝的遗传毒性，结果表明，灵芝水提物在高浓度（＞2.5 mg /mL）下对菌株TA98的代谢激活可能具有遗传毒性作用（Ergun，2017）。灵芝水提物浓度在0.05%～20.00%的范围内对斑马鱼胚胎有毒性和致畸作用，试验中斑马鱼胚胎出现形态异常、生长迟缓，灵芝提取物的致死效应表现为剂量和时间依赖性，具有致死和亚致死效应。综上，灵芝的毒理学安全性研究（动物实验），包括急性毒性试验、遗传毒性试验、致畸试验显示在一定剂量内灵芝不具有明显毒性，但在高浓度（＞2.5mg/mL）下可能具有遗传毒性作用，应谨慎食用。

龙眼肉
（桂圆）

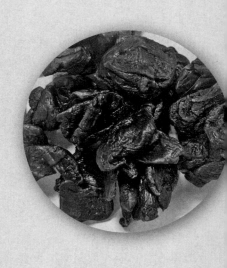

· 概述 ·

  龙眼肉（LONGAN ARILLUS）为无患子科植物龙眼（*Dimocarpus longan* Lour.）的假种皮。别名龙目、桂圆、比目、荔枝奴、益智、亚荔枝、圆眼、川弹子、骊珠、燕卵、蜜脾、鲛泪、木弹、绣木团等。龙眼肉性甘，温。归心、脾经。有补益心脾，养血安神的作用。用于气血不足，心悸怔忡，健忘失眠，血虚萎黄等病症。龙眼始载于《神农本草经》，编入木部中品，云"龙眼，味甘，平。主五脏邪气，安志厌食。久服，强魂、聪明、轻身、不老，通神明"。明代李时珍曰："食品以荔枝为贵，而资益则龙眼为良。"龙眼原产于我国南部及西南部的亚热带地区，现广西、广东、福建、台湾、海南、四川、云南和贵州均有栽培，产量居世界首位。

  龙眼肉为纵向破裂的不规则薄片，气微香，味甜。龙眼肉作为保健食品已有千年的历史，中医认为龙眼肉性味甘温，入心、脾经，有补益心脾，养血安神之功效，主要用于心脾虚损、气血不足所致的失眠、健忘、惊悸、眩晕等症，历来被视为强身健体的佳品。目前关于龙眼肉的产品开发有很多，例如龙眼肉西洋参膏、桂圆肉茶、龙眼罐头等（蔡长河等，2002）。

有效成分研究

龙眼肉中含有糖类、脂类、核苷、皂苷、多肽、多酚、氨基酸和矿物质等多种有效成分。采用高效液相色谱法（HPLC）蒸发光散射测定龙眼果肉中水溶性单糖和寡糖的种类和含量，龙眼鲜果和干果中的单糖和寡糖主要是果糖、葡萄糖、蔗糖，以蔗糖含量最高，达517.28 mg/g，3种糖的总质量分数在鲜果中为830.36 mg/g，而在干果中下降了14.8%，其中又以蔗糖的下降最显著，达20.6%，质量分数降低的原因可能是晒干过程发生了美拉德反应和寡糖的水解（Lin et al，2009）。龙眼肉作为一种良好的药食，其主要营养成分为：总糖12.38% ～ 22.55%，还原糖3.85% ～ 10.15%，脂肪0.1%，每100g含蛋白质1.2g、膳食纤维0.4g、胡萝卜素20mg、维生素K 196.5mg、维生素C 43.12 ～ 163.7mg、尼克酸1.3mg、硫胺素1.01 mg。用微波消解龙眼肉样品，测定样品中6种矿物质的含量，其中含钙585.93μg/g、镁342.90μg/g、铁69.32μg/g、锌50.32μg/g、铜34.93μg/g、锰12.11μg/g（黎中良等，2006）。

生物活性研究

抗应激活性

用龙眼肉提取液进行了小鼠对高温、低温、缺氧等环境的抵抗力，以及增重、免疫试验，其有明显的抗应激作用，能增加正常小鼠体重，对利血平引起的体重下降有对抗作用，说明龙眼肉有促进生长发育、增强体质的作用，能增加小鼠脾重，能增强网状内皮系统的活性，增强免疫力（农兴旭等，1989）。

抗氧化活性

龙眼肉提取液可在体外抑制小鼠肝匀浆脂质过氧化物（LPO）的生成。高浓度试验组动物血中谷胱甘肽过氧化物酶活力显著提高，胸腺及淋巴结组织切片特殊染色显示，该组动物的T淋巴细胞检出率显著升高，证明龙眼肉提取液有一定的抗自由基及提高细胞免疫功能的作用。龙眼多糖可以清除活性氧自由基，但抑制肝微粒体脂质过氧化物（LPO）的作用呈双相性，一定剂量范围内，随着龙眼剂量的增加抗脂质过氧化作用增强，当剂量达到一定程度时反而减弱，直至恢复到与对照组没有差别，新鲜龙眼肉的清除氧自由基的效率可达80.58%（李雪华等，2004），一旦清除O_2^-，可以从根本上预防体内形成过多的不必需的·OH和其他相应的活性氧自由基，从而达到防止老年性退行性病变，预防和延缓衰老的目的（吴华慧，2004）。

抗焦虑活性

以抗焦虑活性为指标，通过小鼠冲突缓解试验，将所得提取物皮下注射（2.0g/kg），发现小鼠饮水次数明显增加；以冲突缓解试验评价抗焦虑活性时，给予腺苷30 mg/kg，小鼠饮水次数增加，给予腺苷60mg/kg可抑制小鼠自发运动，可见龙眼肉提取物具有明显的抗焦虑活性（奥山惠美，1998）。

免疫调节活性

一定剂量的龙眼水溶性提取物能显著提高正常小鼠体液免疫和细胞免疫能力及抗氧化活性（苏东晓，2010）。龙眼果实中含有水溶性单糖和多糖成分，分子质量大于100kDa的主要由半乳糖、鼠李糖、阿拉伯糖组成的多糖/糖蛋白复合物具有较高的生物活性，阿拉伯糖、甘露糖、木糖和半乳糖是与巨噬细胞刺激活性相关的最重要的4种单糖组分，而多糖结构中最常见的单糖——葡萄糖对多糖的免疫活性无决定性作用。

抗肿瘤活性

以S180癌小鼠模型为研究对象，发现龙眼的超声提取物中的多糖有清除自由基、免疫调节、抗肿瘤活性，其中在中、低剂量（200 mg/kg、100 mg/kg）时抗肿瘤活性达到最大值（Zhong et al，2010）。

神经保护活性

龙眼肉具有神经细胞保护作用，采用β淀粉样蛋白（Aβ）诱导PC12细胞损伤，用龙眼肉不同提取物作用于损伤的PC12细胞，酶联免疫吸附测定（ELISA）试剂盒检测SOD、MDA水平，MTT检测细胞增殖。采用H_2O_2诱导PC12细胞损伤，Annexin V-FITC/PI双染色法检测细胞凋亡，龙眼肉提取物作用的PC12细胞凋亡数较少（倪雪娇等，2018）。

其他活性

龙眼肉提取液与异戊巴比妥同时使用，低剂量时能够增强睡眠频率、增加睡眠时间，与蝇蕈醇有协同作用，能增强异戊巴比妥诱导的睡眠时间（骆萍等，2011）。

毒性和安全性

安全性方面，龙眼肉虽滋补效果好，但食用后也会出现许多不良反应，其性温润，因此体内有痰火及湿滞者应慎食。风寒感冒、消化不良、阴虚火旺、炎症、糖尿病及苔厚腻者忌食龙眼肉。研究发现，一些老人食用龙眼肉后出现肠胃不适、口臭及便秘等症状，因此龙眼肉不应过量食用（吴玲等，2019）。

罗汉果

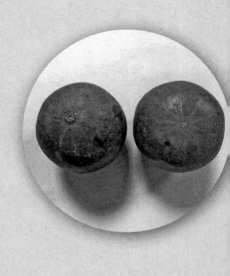

概述

　　罗汉果（SIRAITIAE FRUCTUS）又名拉汗果、金不换、假苦瓜等。罗汉果为葫芦科植物罗汉果［*Siraitia grosuenorii* (Swingle) C. Jeffrey ex A. M. Lu et Z. Y. Zhang］的干燥果实。罗汉果味甘，性凉。归肺、大肠经。具有清热润肺，利咽开音，滑肠通便的功效。主要用于肺热燥咳，咽痛失音，肠燥便秘等症状。罗汉果作为药物首载于《药物出产辨》，其载"罗汉果产广西桂林府"罗汉果之名始见于《修仁县志》（李皓翔等，2020）。我国罗汉果主要产地为广西，此外，广东、江西、湖南也有少量分布，属于中国特有的经济和药用植物。

　　罗汉果呈卵形、椭圆形或球形。气微，味甜。罗汉果富含多种营养物质，如必需氨基酸、维生素C、维生素E、微量元素等，此外还含有黄酮、皂苷、多糖、多酚等生物活性成分（刘灿等，2010）。其既可作为食品原料，又可作为天然甜味剂。饮料消费在我国食品消费中所占比例逐年提高。饮料产品具有产品种类丰富、口感多变、适应性广、携带饮用方便等优点。以沙棘叶和罗汉果为主要原料，研制出低咖啡碱、低糖、含有黄酮类成分的保健复合饮料。以桂花、罗汉果制备桂花罗汉果果冻，在保证成品保水性的情况下，将桂花香气和罗汉果清爽的口感融合，使产品水润爽口，兼具清新口腔、清咽润喉的功效。罗汉果除了能够做成饮料和果冻，其还可以开发成糖果、果酒和蛋糕等。

有效成分研究

从罗汉果中分离出100多种化合物，包括至少46种三萜类化合物、7种黄酮类化合物、19种氨基酸和2种多糖。三萜类化合物（葫芦烷三萜类）分别有siamenside Ⅰ（赛门苷Ⅰ）、grosmoside Ⅰ（光果木鳖皂苷Ⅰ）、mogroside Ⅱ E（罗汉果苷Ⅱ E）、mogroide Ⅲ（罗汉果苷Ⅲ）等。黄酮类化合物属于天然多酚类化合物，主要存在于植物中。罗汉果中总黄酮的含量为5～10mg（Chun et al，2014），其主要含有山奈酚和槲皮素。大多数罗汉果多糖存在于植物果肉中。从罗汉果渣中鉴定了一种新的多糖SGP。SGP由α-L-阿拉伯糖、α-D-甘露糖、α-D葡萄糖、α-D-半乳糖、葡萄糖醛酸和半乳糖醛酸组成。蛋白质含量为7.11%～10.78%。此外，含有18种氨基酸，其中8种是人体必需氨基酸。谷氨酸是合成谷胱甘肽的重要原料，也是人类需求量最高的非必需氨基酸，在罗汉果中含量很高（108.2～113.3 mg/kg）（Xu et al，1986）。

生物活性研究

抗糖尿病活性

罗汉果提取物可通过抑制大鼠麦芽糖酶活性和餐后血糖水平的升高而发挥特异性的降血糖作用（Suzuki et al，2005）。此外，在治疗的糖尿病啮齿动物模型中，葡萄糖、脂质利用率和胰岛素敏感性有所改善。还可以有效减轻1型糖尿病（IDDM）小鼠早期临床症状、生化异常和胰岛病理损伤，发挥抗糖尿病作用。

抗肿瘤活性

罗汉果皂苷Ⅴ可导致胰腺癌细胞（PANC-1细胞）凋亡和细胞周期停滞，抑制胰腺肿瘤在体内或体外的生长。在胰腺癌小鼠异种移植模型中，使用罗汉果皂苷Ⅴ可导致Ki-67下调和异种移植肿瘤中细胞核抗原表达增殖。罗汉果醇可以抑制ERK1/2和STAT3信号通路，特别是通过抑制p-ERK1/2和p-STAT3来抑制白血病细胞K562的增殖。此外，罗汉果醇增强p21表达，导致G0/G1细胞周期停滞（Liu et al，2015）。

抗炎活性 >>>

　　研究罗汉果各化合物对 LPS 诱导 RAW 264.7 细胞中炎性因子 TNF-α、IL-1β 及 IL-6 表达的影响，发现 7 个化合物具有一定强度的抗炎活性，其活性可能与其抑制炎性因子的释放有关（吴涓江等，2023）。罗汉果皂苷 V 可以有效减少炎症细胞的数量和鸡卵白蛋白（OVA）诱导的气道高反应性。

抗氧化活性 >>>

　　罗汉果提取物能有效降低 Fe^{2+} 溶血的发生率，清除自由基，减少过氧化氢对肝组织的氧化损伤（Murata et al，2010）。罗汉果甜苷 V 浓度为 1.2mg/mL 和 1.4mg/mL 时，其对 DPPH・和 $ABTS^+$・自由基的清除率分别达 49.19% 和 47.56%，分别为维生素 C 的 0.54 倍和 0.49 倍，说明罗汉果甜苷 V 具有一定的抗氧化活性，其在作为天然甜味剂的同时，也可以作为天然的抗氧化剂在药材或保健品中作为功能性辅料使用。

神经保护活性 >>>

　　罗汉果醇可以抑制 Aβ1-42 激活的 NF-κB 信号转导，并减少促炎细胞因子的产生，其治疗的记忆受损小鼠海马额叶皮层的 Iba1 阳性细胞数量、IL-6、IL-1β、TNF-α、NF-κB 和 p65 水平显著降低（Wang et al，2020）。

其他活性 >>>

　　罗汉果现在更广泛地用作润肺剂和咽炎缓解剂。罗汉果皂苷能够减少小鼠肝脏中的脂肪堆积，并增加了 AMPK 的磷酸化水平。

毒性和安全性 >>>

　　罗汉果提取物是一种新型低热量、无糖甜味剂，可用作果汁添加剂，以促进健康或制备无糖食品（Yang et al，2016）。此外，实验表明，这种甜味剂是无毒的。其他由罗汉果制成的保健品和食品在中国市场有售。

马齿苋

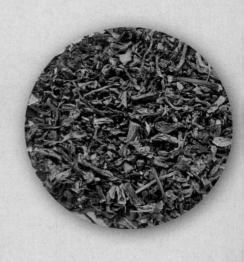

· 概述 ·

马齿苋（PORTULACAE HERBA）又名马苋、五行草、长命菜等，为马齿苋科植物马齿苋（*Portulaca oleracea* L.）的干燥地上部分。其味酸，性寒；归肝、大肠经。具有清热解毒，凉血止血，止痢等功能。主要用于热毒血痢，痈肿疔疮，湿疹，丹毒，蛇虫咬伤，便血，痔血，崩漏下血等症。马齿苋叶青、茎红、花黄、子黑、根白，具有五行之色，又名五行菜。汉代《神农本草经》言其"苋实，味甘，寒。主青盲，明目，除邪，利大小便，去寒热……一名马苋"。东晋葛洪著《肘后备急方》涉及马齿苋的有5个药方，唐代孙思邈著《千金要方》6处药方用到马齿苋。马齿苋在全国各地几乎均有分布，属药食同源植物，被世界卫生组织列为全球使用最广泛的药用植物之一。

马齿苋多皱缩卷曲，常结成团，气微，味微酸。马齿苋资源丰富，其对环境的适应能力极强，抗旱耐涝，富有强有力的生命力，适应于田间地头种植，可多次采收。明代，《水云录》问世数年或数十年后，两湖地区元旦食马齿苋的行为已发展成了较为固定的节日习俗，它本身也被抬高到荒年救命菜的地位。马齿苋食用方法较多，主要有煮粥、生食和拌菜三样。市场上现售有多种马齿苋相关产品，如包子、煎饼、酒水、洗发水、面膜、化妆品等（陶星宇等，2023）。

有效成分研究

对马齿苋化学成分的研究，主要集中在黄酮类、生物碱类、木脂素类、有机酸类、多糖类以及其他类成分等几个方面。黄酮类化合物主要包括芹菜素、山柰酚、儿茶素、木犀草素、槲皮素等以及异黄酮衍生物dalpulapans F、二氢黄酮类dalpulapans G。马齿苋中生物碱类成分含量丰富，具有较高的生物活性，主要包括去甲肾上腺素、腺苷、N-反式阿魏酰基酪胺、多巴胺等。生物碱包括吲哚类生物碱oleraindole A、oleraindole B。新化合物oleralignan A、oleralignan B、oleralignan C和oleralignan D是从马齿苋中新发现的木脂素类成分（Wang et al，2022）。马齿苋中有机酸类成分主要是多不饱和脂肪酸类，可分为ω-3、ω-6等系列，ω-3系主要包括二十碳五烯酸、α-亚麻酸等。多糖以果胶多糖占大多数，单糖残基包括葡萄糖、甘露糖、鼠李糖、半乳糖醛酸、阿拉伯糖和半乳糖等（Zhuang et al，2022）。马齿苋碱提法多糖的得率为20%，是水提法的4倍。除新发现的以上几类成分外，尚含人体所需的18种氨基酸，其中总氨基酸含量为22.23 mg/g，必需氨基酸含量占总氨基酸的40.44%，且微量营养元素β-胡萝卜素、抗坏血酸和矿物质的含量普遍高于芹菜、生菜等蔬菜。马齿苋含有丰富的K、Mg、Zn、Mn、Ca、Fe、Na、Cu、Ni等矿物质，其中钾、铁的含量分别为340.0 mg/100g、2.1 mg/100g。

生物活性研究

抗肿瘤活性 》》》

马齿苋70%乙醇提取物对人胶质母细胞瘤细胞有显著的抑制作用。马齿苋的醇提取物能够有效抑制结肠癌。从马齿苋中提取的多糖能够有效抑制人胃癌细胞的生长。马齿苋多糖能够有效抑制小鼠肺癌肿瘤生长，缩小肿瘤体积，同时马齿苋多糖还能增强小鼠的胸腺指数，对免疫系统同样有一定的调节作用。马齿苋生物碱能够抑制乳腺癌裸鼠的肿瘤生长，缩小肿瘤体积。马齿苋酰胺E对肾癌有较好的敏感性（陈盛烨等，2021）。

抗氧化活性 ⟫⟫⟫

6个马齿苋品种的提取物都显示出较强的抗氧化活性。马齿苋花朵的抗氧化活性最高，这与花朵中含较高的总酚、抗坏血酸、β-胡萝卜素和ω-3脂肪酸有关。已从马齿苋中分离出几种化合物，并证明其抗氧化活性。例如，酚性生物碱如马齿苋酰胺A、马齿苋酰胺B和马齿苋酰胺E均显示出抗氧化活性。鲜马齿苋多糖的抗氧化性强于干马齿苋多糖（陈凌等，2021）。马齿苋黄酮具有较强的体内和体外抗氧化活性，可作为一种天然的抗氧化剂。对生马齿苋和蒸马齿苋提取物的对比分析表明，蒸马齿苋抗氧化活性降低。栽培型马齿苋抗氧化作用好于野生型马齿苋。

神经保护活性 ⟫⟫⟫

马齿苋的多种提取物对神经系统有明显的调节作用，对多种神经系统的相关疾病有很好的治疗效果。马齿苋外敷能够改善带状疱疹后遗神经痛。从马齿苋种子中提取的有效成分能够改善丙烯酰胺中毒大鼠的神经系统症状。马齿苋的水提取物也具有很好的神经保护作用，能够减轻脂多糖造成的大鼠认知记忆、脑组织病理损伤，减轻神经炎症水平，具有很好的神经保护功能（Hussein et al，2022）。

降血糖活性 ⟫⟫⟫

马齿苋的茎尖提取物灌胃给药能够有效降低糖尿病模型小鼠的血糖水平，并能改善小鼠的体重水平，其作用效果呈现剂量依赖性（Tegegne et al，2022）。马齿苋提取物能够有效降低糖尿病小鼠血糖和糖化血红蛋白水平，改善小鼠的胰岛素抵抗。马齿苋提取物能够抑制碳水化合物的分解，延缓葡萄糖进入血液从而发挥降低餐后血糖的作用。

保肝活性 ⟫⟫⟫

马齿苋多糖能够有效降低肝损伤小鼠血清谷丙转氨酶（ALT）、谷草转氨酶（AST）水平，并且能够改善肝脏的病理损伤（黄小强等，2020）。马齿苋能够有效降低高脂大鼠AST、ALT、丙二醛水平，提高SOD水平，能够预防和减轻肝细胞的变性，进而减少肝细胞的受损程度。能够显著改善链脲佐菌素诱导的糖尿病小鼠的肝脏损伤，马齿苋种子对非酒精性脂肪肝非常有效。

抗菌、抗病毒活性 ▶▶▶

马齿苋及其活性成分对多种细菌都有较好的抑制作用，包括大肠埃希菌、酵母菌、金黄色葡萄球菌等（金星文，2020）。马齿苋水煎液能够有效抑制单纯疱疹病毒的活性，且对正常细胞毒性低。马齿苋的水提取物对甲型流感病毒感染具有抗病毒活性。

其他活性 ▶▶▶

马齿苋醇提物能够通过影响胆固醇逆向转运的正反馈发挥抗动脉粥样硬化的作用，并且能够调节脂质在细胞内外代谢、保护弹性血管形态及心室结构、加强动脉粥样硬化斑块稳定性、改善心室重构。马齿苋还具有治疗或改善急性荨麻疹、反流性食管炎、血脂水平及抗疲劳效果（王辉敏等，2023）。

毒性和安全性 ▶▶▶

马齿苋中含有强心苷与草酸，都可能有毒性。马齿苋导致急性肾损伤的病例屡有发生，其草酸含量比较高，短时间大量服用，会形成草酸钙在肾里面不断积聚，导致肾小管急性损害。中毒的患者有一个共性就是直接炒着吃马齿苋，要减少草酸的摄入，可以把马齿苋焯水后再食用。马齿苋中草酸含量约1%，而加水5倍量，焯水3min即可将草酸去除达50%以上，且马齿苋越嫩采摘，草酸含量越少（周三女等，2016）。

麦芽

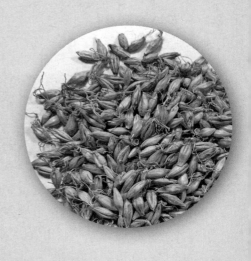

· 概述 ·

　　麦芽（HORDEI FRUCTUS GERMINATUS）为禾本科植物大麦（*Hordeum vulgare* L.）的成熟果实经发芽干燥的炮制加工品。麦芽味甘，性平。归脾、胃经。具有行气消食，健脾开胃，回乳消胀的功效，主要用于食积不消，脘腹胀痛，脾虚食少，乳汁郁积，乳房胀痛，妇女断乳，肝郁胁痛，肝胃气痛的症状。生麦芽具有健脾和胃，疏肝行气的功效，主要用于脾虚食少，乳汁郁积的症状。炒麦芽具有行气消食回乳的功效，主要用于食积不消，妇女断乳的症状。焦麦芽具有消食化滞的功效。用于食积不消，脘腹胀痛的症状。麦芽古称"蘗"，《名医别录》在穬麦条下指出"以作蘗"，《本草汇言》更其名为大麦芽，《本草纲目》载名为麦芽，一直沿用至今。麦芽原产于云南、广西、广东、福建、台湾等地。

　　麦芽呈梭形，表面淡黄色，气微，味微甘。因其丰富的多酚类物质以及高抗氧化活性，在食品中的应用越来越受到关注。大麦在发芽过程中，部分蛋白质因为受到蛋白酶的分解作用，形成低分子肽类和氨基酸，并在萌发过程中合成新的蛋白质，与未发芽的大麦相比，发芽大麦的总氨基酸含量显著增加（张端莉等，2014）。麦芽能使面制品形成独特的色香味，改善其感官品质。目前关于麦芽产品的开发有很多，有麦芽糖、麦芽啤酒、麦芽饮料等。

有效成分研究

麦芽为一味常用的消食药，已从中分离出了多种成分，主要包括黄酮类、酶类、酚类、氨基酸、糖类等。大麦、麦芽、炒麦芽及焦麦芽中均含有儿茶素、槲皮素、山柰酚及麦黄酮4种黄酮类成分。黄酮类成分作为麦芽中的有效成分，经过炒制后含量可能会发生不同的变化。研究发现，麦芽经炮制后儿茶素、山柰酚含量略有下降，大麦发芽制成生麦芽后麦黄酮含量下降，但麦芽炒焦后麦黄酮含量却显著上升。麦芽中主要的酚类成分是阿魏酸（丁晓嫚等，2018）。水溶性酚酸具有健胃消食的功效，但因生麦芽中酚酸类成分含量较高，对胃肠道有较强的刺激作用，而经过炒制后，使有机酸含量减少，从而减轻对胃肠道的刺激作用，达到健脾消食的功效（胡静等，2017）。现今已从麦芽中发现阿拉伯糖、葡萄糖、木糖、半乳糖、鼠李糖等，同时含有多种氨基酸，如天冬酰胺、缬氨酸等，且氨基酸总含量占麦芽的8.69%，其中人体必需氨基酸占总氨基酸的3.29%。

生物活性研究

抗氧化活性 ▶▶▶

大麦芽中具有天然的抗氧化类物质成分，主要包括酚酸类、黄酮类、单宁类等物质。富硒麦芽富含有机硒，食用安全，补充适量的富硒麦芽，可以增加小鼠不同组织中的硒含量，提高小鼠体内的抗氧化酶活力和总抗氧化能力（张欢欢等，2019）。

降血糖活性 ▶▶▶

大麦芽中的粗多糖成分来源于大麦芽中的膳食纤维，具有降低糖尿病小鼠的空腹血糖作用。大麦碱提多糖BIF-60、大麦水提多糖BSF-20和BSF-80r三种多糖，可以促进胰岛素分泌，增加肠道代谢产物，调节肠道菌群，从而对2型糖尿病大鼠血糖状况具有改善作用（李林燕，2021）。麦芽制品麦芽浸剂可以口服，能使正常人及家兔血糖降低，将麦芽醇提物注射给家兔，可使其血糖降低40%或者更多，降血糖作用可维持7小时以上。

肝脏保护活性 >>>

饲用富硒麦芽粉的大鼠，肝脏免受损伤，环鸟苷酸（cGMP）浓度不受影响。其可拮抗黄曲霉毒素B_1（AFB_1）产生的肝脏损伤和增殖作用（陈焕朝等，1993）。

消食化积，降浊生清 >>>

单独用麦芽具有消食之功，尤其小儿。因其味甘、平，不易引起小儿抗拒服药。如调治消化疾病的基本方三仙饮（焦麦芽、焦神曲和焦山楂），治疗10岁以下小儿脾虚食积导致的腹胀、消化不良、便秘或便溏收效较好，能改善儿童厌食，增加饭量，提高免疫力（陈广坤等，2021）。临床上配伍生麦芽调治多种不同证候的慢性萎缩性胃炎，疗效显著。

其他活性 >>>

麦芽生用与炒用均有回乳之功效，但近代有不少医家认为生麦芽回乳之功效强于炒麦芽。

毒性和安全性 >>>

麦芽毒性小，但用作动物饲料被动物大量摄入时，可能引起中毒，因其中含微量麦芽毒素。《食性本草》："久食消肾，不可多食。"《本草正》："妇有胎妊者不宜多服。"《汤液本草》："豆蔻、缩砂、木瓜、芍药、五味子、乌梅为之使。"麦芽作为啤酒生产的重要原料已有上千年历史（刘纹纹等，2023），麦芽用量在一定范围内是安全的。

玫瑰花
（重瓣红玫瑰）

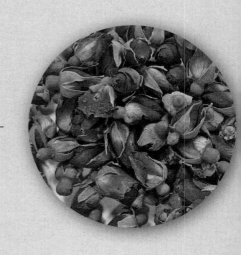

概述

　　玫瑰花（ROSAE RUGOSAE FLOS）又名徘徊花、笔头花、刺玫花、湖花等，为蔷薇科植物玫瑰（*Rosa rugosa* Thunb.）的干燥花蕾。玫瑰花出自姚可成《食物本草》，性温，味甘、微苦，归肝、脾经。《中国药典》提到："玫瑰花具有行气解郁，和血，止痛的功效。主要用于肝胃气痛，食少呕恶，月经不调，跌扑伤痛等症状"。《本草正义》对其药用价值也有记载："玫瑰花香气最浓，清而不浊，和而不猛，柔肝醒胃，流气活血，宣通窒滞而绝无辛温刚燥之弊，断推气分药之中，最有捷效而最为驯良者，芳香诸品，殆无其匹。"

　　玫瑰花略呈半球形或不规则团状，花瓣多皱缩，展平后宽卵形，呈覆瓦状排列，紫红色，有的黄棕色。气芳香浓郁，味微苦涩。玫瑰花从作为食品佐料增香提味开始，逐渐发展为食品主料被制成玫瑰花酒、花露酒、花饼、花饮料、花酱、花茶、凝胶软糖等（田谊红等，2022）。在云南，玫瑰常被作为食品原料制成玫瑰鲜花饼。玫瑰花茶是我国特有的传统花茶之一，其含有芳樟醇、醇类化合物、萜烯类化合物等香气成分，因此具有馥郁玫瑰花香的独特香气。随着对玫瑰花及系列产品的开发，玫瑰花在保健、食品、美容、精油制作等方面应用突出。

有效成分研究

　　玫瑰花瓣中含有黄酮类、挥发油、多糖类、多酚类和脂肪酸类等多种有效成分。黄酮类化合物有黄酮醇、儿茶酸、表儿茶酸、绿原酸、咖啡酸、没食子酸、芦丁、槲皮素、槲皮苷、金丝桃苷等，花青素是一种水溶性的类黄酮化合物，包含花青素3,5-二葡萄糖苷、花青素3-O-葡萄糖苷、天竺葵苷3,5-二葡萄糖苷和天竺葵苷3-O-葡萄糖苷（Wan et al，2019）。挥发油即玫瑰精油，是一种名贵的天然香料，素有"液体黄金"之美誉，其主要的活性成分有醇类、萜类、酯类、醛类、烷烃类及酮类等多种化合物。多酚类化合物主要是槲皮素和没食子酸。玫瑰花含有氨基酸、蛋白质、生物碱和微量元素等多种营养元素，其中含有17种人体所需氨基酸，其中苏氨酸、缬氨酸、甲硫氨酸、异亮氨酸、亮氨酸、苯丙氨酸和赖氨酸含量约占氨基酸总量的34.42%。玫瑰的粗蛋白质含量在2.5%～12.2%，高于许多常见的可食用花卉（Takahashi et al，2020）。玫瑰花含有Fe、Mn、Zn等多种微量元素。

生物活性研究

抗氧化活性

　　玫瑰花由于黄酮类化合物和酚类化合物的存在，具有抗氧化和自由基清除特性。玫瑰花瓣提取物的主要成分是山柰酚-3-O-葡萄糖苷，以及其他山柰酚糖苷，已被证明具有抗氧化作用。大马士革食用玫瑰提取物含有多种天然抗氧化剂，可防止Fe^{2+}-抗坏血酸诱导的脂质过氧化（Verma et al，2020），其甲醇提取物也表现出很高的自由基清除活性。大马士革食用玫瑰花瓣的新鲜水提取物可以减少自由基和微生物感染的有害影响。

抗菌活性

　　蔷薇花瓣水提物对革兰氏阴性、阳性细菌和真菌的抑菌活性成分主要是次级代谢产物，如酚类化合物、萜类、单宁和生物碱，其中含有抑制病毒基因组转录和病毒蛋白质合成的类黄酮（Androutsopoulou et al，2021）。香叶醇作为一种主要的玫瑰油成分（约28%），对78种不同的微生物具有抗菌活性（Lira et al，2020）。

减脂活性

玫瑰花的乙醇提取物具有高达62%的抗脂肪酶活性（Alnukari，2020），在一项涉及小鼠的双盲临床试验中，玫瑰提取物可以减少内脏脂肪，抑制体重增加，具有抗肥胖潜力。

保护心血管活性

玫瑰花乙醇提取物具有控制血压的活性，其中黄酮类化合物可显著降低活性氧的合成和线粒体膜电位（MMP）的崩溃，从而降低心血管疾病的风险。黄酮类化合物对阿霉素（DOX）诱导的心肌细胞自噬有影响，通过下调LC3-II含量、上调p62含量抑制自噬，同时通过抑制自噬来控制DOX诱导的心脏毒性（Yuan et al，2020）。

神经保护活性

玫瑰花瓣提取物具有神经保护作用，其作用机制是抑制脂质过氧化和恢复抗氧化酶表达，改善脑组织功能（Yon et al，2018）。玫瑰花瓣丁醇提取物通过降低中风大脑中的一氧化氮和丙二醛水平，达到神经保护作用。

毒性和安全性

玫瑰花加工产品的卫生学检测、理化指标检测均符合国家标准要求，急性经口毒性检测为实际无毒，但需注意阴虚火旺者慎服（王丽君等，2020）。

牡蛎

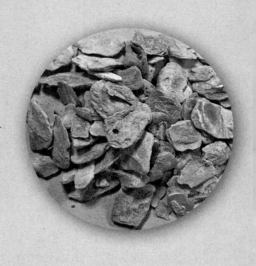

概述

牡蛎（OSTREAE CONCHA）为牡蛎科动物长牡蛎（*Ostrea gigas* Thunberg）、大连湾牡蛎（*Ostrea talienwhanensis* Crosse）或近江牡蛎（*Ostrea rivularis* Gould）的贝壳。牡蛎味咸，性微寒。归肝、胆、肾经。牡蛎具有重镇安神，潜阳补阴，软坚散结的功效。主要用于惊悸失眠，眩晕耳鸣，瘰疬痰核，症瘕痞块的症状。煅牡蛎具有收敛固涩，制酸止痛的功效。主要用于自汗盗汗，遗精滑精，崩漏带下，胃痛吞酸的症状。牡蛎首载于《神农本草经》，书中将其列为上品。至汉代，张仲景所著《伤寒论》和《金匮要略》就已经广泛地使用牡蛎组成方剂来治疗疾病。《中华本草》记载，牡蛎以细小浮游生物为食。我国沿海均有分布，山东、福建、广东沿海已人工养殖。

长牡蛎呈长片状，气微，味微咸。大连湾牡蛎呈类三角形，背腹缘呈八字形。近江牡蛎呈圆形、卵圆形或三角形等。古诗词中关于牡蛎的描述很多，例如，唐有李白的"天上地下，牡蛎独尊"；宋有苏东坡的"兴会不可无诗酒，盛筵当须有肥蚝"。牡蛎自古便是海中珍馐、桌上佳肴。牡蛎不仅滋味出众，更富含蛋白质、多不饱和脂肪酸、维生素、矿物质等营养成分，具有较高的营养价值（施恬等，2023）。目前关于牡蛎，其贝壳可以做成牡蛎锌镁硒片，而牡蛎肉做成的产品较多，有牡蛎罐头、牡蛎饮料、牡蛎干等。

有效成分研究

牡蛎壳的物质组成分为无机质和有机质两部分：无机质以碳酸钙为主，占牡蛎壳质量的90%以上，其中钙元素占（9.78±0.23）%，此外还含有铜、铁、锌等20多种微量元素；有机质又分为可溶性有机质和不溶性有机质，其含量随贝壳种类不同而异。牡蛎壳与煅制牡蛎壳的钙含量分别为34.59%、35.1%，氮含量分别为0.0374%、0.0116%（赵玉英等，2014）。Ca含量以$CaCO_3$计分别为86.48%和87.75%。牡蛎壳和煅制牡蛎壳蛋白质的提取量分别为1.19%和1.21%。牡蛎壳中含有碳酸钙、磷酸钙，其碳酸钙含量为80%～95%，可作为原料制成"活性钙冲剂"。

生物活性研究

抗炎活性

牡蛎多糖具有强大的抗炎特性并介导肠道微生物组，其通过抑制炎症和调节低氧诱导因子-1α（HIF-1α）来缓解葡聚糖硫酸钠（DSS）诱导的结肠炎（Jiang et al，2023）。牡蛎壳提取物处理可依赖性地降低细胞内活性氧的产生，并增加巨噬细胞中抗氧化酶活性。牡蛎壳提取物显著抑制了NO的产生，降低了iNOS、COX-2和NF-κB的表达。牡蛎壳提取物显著抑制RAW 1.6细胞中IL-264β、IL-7和TNF-α的产生（Lee et al，2013）。因此，这些结果表明牡蛎壳提取物对脂多糖刺激的RAW 264.7细胞具有抗炎作用。

抗氧化活性

从牡蛎壳中得到的牡蛎壳寡肽，发现其具有较强的清除DPPH·自由基和超氧阴离子自由基的能力。对牡蛎粗多糖溶液、脱蛋白牡蛎粗多糖溶液、纯化牡蛎多糖LF2这3种样品进行体外抗氧化活性测定，表明纯化的牡蛎多糖具有良好的抗超氧阴离子活力，可能是一种良好的超氧阴离子清除剂。牡蛎多糖在浓度为4 mg/mL时，对羟自由基最高清除率为65.69%，对H_2O_2诱导的小鼠红细胞氧化溶血的抑制率为58.9%，具有较好的抗氧化活性（李志，2009）。

抗菌活性 >>>

煅烧牡蛎壳可以作为食品加工和食品包装中良好的抗菌替代品。牡蛎壳的抗菌活性主要依赖于CaO的碱度，CaO是煅烧牡蛎壳中增加周围pH值的主要化合物，使细胞壁破裂并产生活性氧和自由基，从而强烈影响细胞完整性。CaO的抗真菌活性也与其碱度和ROS生成有关（Sadeghi et al，2019）。来自各种物种的煅烧壳粉通过延缓需氧细菌生长和抑制大肠埃希菌而发挥了很强的抗菌活性。0.05%的牡蛎壳粉能减少和维持需氧菌和乳酸菌的数量。

抗肿瘤活性 >>>

牡蛎甲醇提取物都能不同程度地抑制肿瘤细胞的增殖，具有广谱的体外抗肿瘤活性。从牡蛎体内分离提取到牡蛎低分子活性多肽组分BPO-L，证实BPO-L对肺癌细胞具有显著的诱导分化作用（李祺福等，2008），其诱导癌细胞分化机理与其调节和干预 c-myc、MTp53 等癌基因与 p21WAF1/CIP1 和 Rb 等抑癌基因的表达有关。

降血糖活性 >>>

采用牛胰蛋白酶酶解法制备所得的牡蛎肽能够明显降低糖尿病小鼠的血糖。研究发现，低、中、高剂量水解牡蛎粉分别降低糖尿病小鼠空腹血糖水平21.09%、32.12%、37.05%，该水解牡蛎粉对糖尿病小鼠表现出良好的降血糖作用。牡蛎糖胺聚糖对 α-葡糖苷酶活性具有一定抑制作用（孔艳等，2019）。

其他活性 >>>

牡蛎多糖可以增强巨噬细胞的吞噬能力、提高B淋巴细胞的免疫功能。

毒性和安全性 >>>

研究人员对牡蛎壳细胞毒性和遗传毒性的生物相容性进行评价，结果发现牡蛎壳粉末对机体没有明显的细胞毒性和遗传毒性作用（李秀兰等，2009）。

木瓜

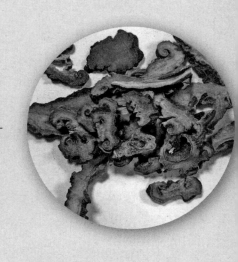

概述

　　木瓜（CHAENOMELIS FRUCTUS）又名皱皮木瓜、宣木瓜等，为蔷薇科植物贴梗海棠［*Chaenomeles speciosa*（Sweet）Nakai］的干燥近成熟果实。其味酸，性温；归肝、脾经。具有舒筋活络，和胃化湿等功能。主要用于湿痹拘挛，腰膝关节酸重疼痛，暑湿吐泻，转筋挛痛，脚气水肿等症。木瓜始载于《名医别录》，在其他古籍中多有记录，《本草正》中称木瓜"入脾、肺、肝、肾四经"，《本草经集注》中称木瓜具有消痰止咳功效，主治痢疾、风湿和咳嗽等症状。木瓜在我国湖北省、安徽省、云南省等地广泛栽植。

　　木瓜呈长圆形。外表面紫红色或红棕色。气微清香，味酸。两晋时期的郭璞为《尔雅》做注时解释说木瓜外形像个小瓜，酸酸的也还能吃，还是木质的，木瓜因此得名。由于树姿优美，花簇集中、花量大、花色美，木瓜常被作为观赏树种，具有城市绿化和园林造景功能。木瓜果具有很好的营养价值和保健功效，木瓜食品方面的开发也越来越丰富。市场上现售木瓜制品有木瓜酒、木瓜醋、木瓜干、木瓜饮料、木瓜糖等（刘秀华，2023）。

有效成分研究

　　木瓜含有丰富的多酚类物质。木瓜残渣中多酚含量最高，木瓜汁次之。

木瓜多糖是木瓜中主要有效成分之一。从木瓜多糖中分离得到CPP1中性多糖和CPP2酸性多糖2组多糖，2组多糖的单糖组分包括6-脱氧-L-甘露糖、甘露糖、葡萄糖、半乳糖和L（+）-树胶醛糖5种单糖。检测木瓜多糖，发现了3种多糖，且均含有吡喃糖和呋喃糖，主要含α-糖苷键，也有部分β-糖苷键。木瓜中的化学成分以五环三萜类化合物为主，三萜类化合物包括齐墩果酸、熊果酸、乙酰熊果酸等。黄酮类成分主要由芦丁、槲皮素、柚皮素、儿茶素等组成（吴敏，2017）。木瓜还含有铜、铁、钙、镁、锌、硒、锰、钴等矿物质（雷明馨等，2021）。木瓜果实中维生素C、维生素B_1、维生素B_2的平均含量分别为48.8mg/100g、5.8mg/100g和0.16mg/100g。

生物活性研究

抗氧化活性

木瓜所含的多种成分都具有显著的抗氧化作用，木瓜多酚、木瓜多糖、乙醇提取物、甲醇提取物和水提取物抗氧化活性被广泛研究。木瓜醇提物对2种自由基（DPPH·和$ABTS^+$·）的清除能力均强于木瓜水提物，木瓜醇提物比木瓜水提物的抗氧化能力更强。在对木瓜多酚抗氧化活性的研究中发现多酚水提物对自由基的清除率高达96.64%，说明木瓜多酚是一种效果很强的抗氧化成分（冯协和等，2016）。

肝脏保护活性

木瓜醇提物可以使慢性肝损伤的大鼠得到改善。研究木瓜醇提物对于急性肝损伤和免疫性肝损伤的保护作用，发现木瓜醇提物能明显降低肝组织匀浆中的MDA水平，提高SOD水平，同时降低ALT、AST水平，起到保肝作用。木瓜总黄酮可以显著降低小白鼠急性肝损伤后的ALT、AST和MDA水平，并能够提高SOD水平。木瓜能够对肝损伤进行保护，齐墩果酸起重要作用，齐墩果酸具有活泼官能团，可提高酶活性、促进肝细胞再生，还可阻碍丙氨酶与肝组织炎症的反应，促进肝损伤的恢复（覃洪含等，2016）。

抗肿瘤活性 》》》

将木瓜水提物以一定剂量注射小鼠的腹腔，分析后发现木瓜水提物对小鼠的肿瘤（艾式腹水癌、淋巴肉瘤和肉瘤S80）有明显的抑制作用。木瓜中的单体化合物如白桦酸和鼠李糖苷等都有明显的抗肿瘤作用，机体的黑色素瘤可以被杀伤，白桦酸还可以对大肠埃希菌的繁殖起到抑制作用。皱皮木瓜中的甾醇类化合物对胃癌细胞具有显著的抑制作用。齐墩果酸和熊果酸对肝癌细胞的生长也有抑制作用。木瓜提取物可降低肿瘤多重性，并可以逆转CCl_4诱导的肝脏组织形态学改变，改善凝血酶原时间，恢复血小板计数（Kyei et al，2021）。

降血糖、降血脂活性 》》》

木瓜蛋白酶通过调节参与脂代谢和炎症反应的成脂因子水平，在高脂饮食诱导的小鼠和3T3-L1前脂肪细胞中发挥抗肥胖作用（Amin，2021）。木瓜可以保持心肌抵抗糖尿病诱导的细胞死亡，可以辅助治疗糖尿病，并且对高脂血症大鼠具有降血脂活性。木瓜抗高脂饮食（HFD）诱导的非酒精性脂肪肝（NAFLD）是通过降低肝脏脂质蓄积、抑制致脂途径、改善抗氧化状态的平衡和降低全身炎症等途径实现的，这些研究结果为木瓜提取物防治NAFLD提供了依据。

其他活性 》》》

皱皮木瓜多酚提取物对LPS诱导的RAW 264.7细胞表现出剂量依赖性抗炎作用。这种抗炎作用的潜在机制是通过抑制IκBα和p65蛋白磷酸化，阻止NF-κB二聚体核转运，进而起到抗炎作用。皱皮木瓜多酚提取物还可以通过抑制p38和JNK蛋白的磷酸化，进而抑制MAPK信号通路中炎症信号转导，起到抗炎作用（胡付侠，2023）。

毒性和安全性 》》》

木瓜含有较多的单宁成分，如与含金属离子的药物合用后，易在体内生成沉淀而降低疗效。此外，木瓜与酸性较强的化学药如阿司匹林、利福平、磺胺类等合用，易加重肝肾毒副作用（吴玲等，2019）。木瓜苷在83.1～1330.0 mg/kg对小鼠无胚胎毒性和致畸毒性。

胖大海

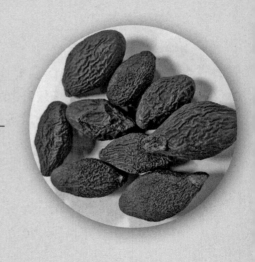

概述

　　胖大海（STERCULIAE LYCHNOPHORAE SEMEN）又名大海子、安南子、大洞果等，为梧桐科植物胖大海（*Sterculia lychnophora* Hance）的干燥成熟种子。因其以水泡之，层层胀大而发胖，故有胖大海之名。胖大海很早传入中国，但具体时间未见文献记载，文献考证最早可以追溯到清代《本草纲目拾遗》。胖大海味甘，性寒，归肺、大肠经。具有清热润肺，利咽开音，润肠通便等功能。主要用于肺热声哑，干咳无痰，咽喉干痛，热结便闭，头痛目赤等症。《本草纲目拾遗》言其"治六经之火""治火闭痘，服之立起"。《药性蒙求·果部》记载："胖大海，甘，能清邪热。解毒凉营，目牙热疾。"

　　胖大海呈纺锤形或椭圆形。胖大海是清咽利喉类药材中应用频率最高的药食两用药材。我国对于胖大海的使用量很大，主要为食品药品厂商将其制成系列产品，如软糖、润喉糖、饮料、花茶、凉粉等，其次以干品的形式被消费者直接使用（范玺等，2022）。

有效成分研究

　　胖大海中化学成分主要包括有机酸及其衍生物类、黄酮类、生物碱类、脑苷脂类、核苷类、倍半萜类、简单苯丙素类、其他类等成分。黄酮类化合物包括山柰酚-3-*O*-*β*-D-葡糖苷、山柰酚-3-*O*-*β*-D-芸香糖苷、异鼠李素-3-*O*-*β*-D-芸香糖苷等。种子外层含西黄芪胶黏素。此外，胖大海含有3,4-二羟基苯甲酸、*β*-谷甾醇、胡萝卜苷等化合物。核苷类成分包括*β*-腺苷、尿苷、尿嘧啶（Oppong et al，2020）。分离鉴定出41种挥发性成分，其中含量最高的成分是乙烯基环己烷，占挥发性成分总量的20%。还含有丰富的多糖，主要由半乳糖、阿拉伯糖、鼠李糖、葡萄糖、木糖、半乳糖醛酸等构成。脂肪酸主要包含亚油酸、软脂酸、油酸和硬脂酸等。胖大海中含有7种人体必需氨基酸以及9种药用氨基酸（李璐等，2020）。国产和进口胖大海富含16种微量元素。

生物活性研究

镇痛、解热和抗炎活性

胖大海药用历史悠久，是治疗咽喉肿痛的传统中药，常与其他中药配伍使用（胡佑志，2023）。腹腔注射复方胖大海糖浆的小鼠扭体反应次数明显减少，热板法痛阈值提高，具有一定的镇痛作用。口服胖大海汤剂对脂多糖注射引起的大鼠发热有较强的解热作用，对角叉菜胶注射液引起的后爪水肿有抗水肿作用，对二氧化硫诱发的咽喉感染有抗炎作用，对大鼠喉部有解热、消肿、抗炎的作用。胖大海提取液在抗炎、解热、镇痛方面表现出良好活性。

抗菌活性

复方胖大海制剂对大部分常见菌具有抑菌作用，抑菌谱广泛，对呼吸道常见致病菌抑菌作用较为突出。胖大海对湿热痢疾具有良好的疗效，胖大海对痢疾杆菌的抑菌效果与呋喃类抗菌药（痢特灵）相当。胖大海的乙醇提取物对变形链球菌致龋具有抑制作用。胖大海多种提取物对金黄色葡萄球菌、大肠埃希菌、白色念珠菌、伤寒沙门氏菌均有着不同程度的抑制作用（Yang et al，2016）。

抗氧化活性

灌胃胖大海水煎液组大鼠肺组织状态良好，核转录因子红系2相关因子2

（Nrf2）含量明显升高。Nrf2能够通过调控抗氧化元件调控多种抗氧化蛋白表达，起到抗氧化作用，间接治疗由氧化应激引起的肺间质纤维化。研究发现大鼠肺组织中过氧化物酶体增殖物激活受体γ（PPARγ）水平在胖大海低浓度组有显著升高。胖大海乙醇提取物可显著增加超氧化物歧化酶水平，发挥抗氧化作用，可能与其脑苷脂类成分有关（Patro，2021）。

神经保护活性

通过对胖大海中分离得到的脑苷脂类成分进行神经保护活性研究，发现胖大海有效成分在一定剂量范围内，对过氧化氢诱导的SH-SY5Y细胞损伤具有中等神经保护作用，且呈现剂量依赖性。胖大海有效成分对小鼠脑出血后继发性脑损伤、小鼠胚胎1-甲基-4-苯基吡啶离子损伤中脑多巴胺能神经元有神经保护作用（宁巧庆等，2016）。胖大海有效成分还可以通过改善脑组织能量代谢机制，降低神经毒性，发挥对神经元缺血损伤的保护作用。

抗肥胖作用

科学研究发现，给予胖大海提取物的肥胖大鼠，体脂及脂体比均低于模型对照组，中、高剂量组脂肪酸合成酶活性显著降低（高丽芳等，2011）。胖大海活性成分作用于营养性肥胖及代谢综合征大鼠后，其血清甘油三酯、总胆固醇、游离脂肪酸、低密度脂蛋白-C、空腹血糖、空腹胰岛素均有所下降。脂肪酸合成酶还可有效降低小鼠血脂水平，减少脂肪积蓄，对肥胖小鼠的脂肪积蓄发挥良好的抑制作用。

其他活性

胖大海的强吸水性能够增加肠内容积，促进肠蠕动，具有通便的作用。胖大海还具有治疗间质性肺病的作用，其中，低、中浓度胖大海组和吡非尼酮组的疗效相对较好（李颜，2016）。

毒性和安全性

胖大海性寒滑肠，故脾虚便溏者忌服，脾胃虚寒泄泻者慎服。采用胖大海仁（去脂干粉）用于急性毒性试验，兔子出现呼吸困难、运动失调症状。犬连续10～15天服用大剂量胖大海仁提取物出现致死情况，伴随肺充血水肿、肝脂肪变性。临床上沸水泡服胖大海出现了尿血1例。胖大海具有降压的作用，长期服用可能会导致血压偏低的不良反应。胖大海具有缓和泻下的作用，肠胃不好者不应长期服用（逸菲，2008）。目前，关于胖大海的毒理基础研究很少，服用胖大海时应该遵循"对症下药"的原则，不能将胖大海当作保健品长期使用。

蒲公英

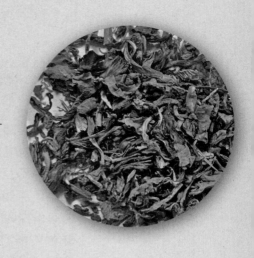

概述

　　蒲公英（TARAXACI HERBA）又名婆婆丁、黄花地丁、白鼓丁等，为菊科植物蒲公英（*Taraxacum mongolicum* Hand.-Mazz.）、碱地蒲公英（*Taraxacum borealisinense* Kitam.）或同属数种植物的干燥全草。蒲公英味苦、甘，性寒；归肝、胃经。具有清热解毒，消肿散结，利尿通淋等功能；主要用于疔疮肿毒，乳痈，瘰疬，目赤，咽痛，肺痈，肠痈，湿热黄疸，热淋涩痛等症。晋代《刘涓子鬼遗方》始载蒲公英，书中仅对蒲公英的主治进行了描述，提出蒲公英煮汁饮之或外敷可治疗"乳痈"。唐代《新修本草》云"一名构耨草，叶似苦苣，花黄，断有白汁，人皆啖之"。2018年国家中医药管理局公布的《古代经典名方目录（第一批）》将包含蒲公英药材的名方"五味消毒饮"收录其中。蒲公英主要产于北半球温带至亚热带地区，在我国华北、东北、西北、西南等地均有分布。

　　蒲公英呈皱缩卷曲的团块。气微，味微苦。蒲公英常生长于山坡、草地、路旁、河边、田间等，易采摘，是早春时期优质的蔬菜资源。蒲公英除具有基本的营养成分外，Fe、维生素B_1、维生素A的含量超过大多数绿色蔬菜，还含有微量元素硒。古人有鲜食蒲公英的习惯，采挖后，用清水洗净，可蘸酱、凉拌、炒食、做粥。随着人们对蒲公英的认识愈来愈深入，蒲公英被广泛应用于粮食制品加工、糕点加工、乳制品加工、饮品加工等食品加工中，一方面提高了食品的品质及风味，另一方面提高了食品的营养（张思琪等，2023）。

有效成分研究

蒲公英含有黄酮类、多糖类、植物甾醇类、萜类、酚酸类等多种活性成分。从蒲公英中分离出来的酚酸类物质主要有对羟基苯甲酸、对羟基苯乙酸、原儿茶酸、香荚兰酸、对香豆酸、咖啡酸、阿魏酸，其中在根和叶中已分离出30多种酚酸类化合物。蒲公英叶中的酚酸含量更高，大约为根中的100倍以上。蒲公英茎叶中羟基肉桂酸衍生物尤为丰富，主要包括原儿茶酸、香豆酸、咖啡酸、甲壳素、单咖啡酰酒石酸、二咖啡酰酒石酸等（曾淑欣等，2023）。黄酮类物质被发现于蒲公英全草、根、茎、叶和花等部位，地上部成分更为丰富。目前，已经发现的黄酮类物质母核分为4种，分离鉴定出蒲公英黄酮单体达17种。蒲公英属中存在的倍半萜类化合物主要为倍半萜内酯，通常以糖苷的形式出现。蒲公英含碳水化合物、脂肪、蛋白质、多种矿物质以及维生素等营养成分。自然光照射处理的蒲公英苗菜粗脂肪含量、可溶性蛋白质含量、粗纤维含量、有机酸含量和维生素C含量高，并富含多种氨基酸，检测出了16种水解氨基酸，其中包含人体8种必需氨基酸中的7种（付晨青等，2022）。多糖是蒲公英的主要功能性成分之一，约占蒲公英干重的30%～50%，其中根部多糖含量显著高于花、叶等部位，菊糖含量最高，约占根部的45%。蒲公英中的多糖含量由高到低为根＞花＞叶。蒲公英的挥发性成分中含量较高的为亚麻酸、棕榈酸、油酸、棕榈酸乙酯。

生物活性研究

抗炎活性

蒲公英具有显著的抗炎活性，可能与多糖、黄酮类、酚酸类、三萜类等成分有关。蒲公英可用于治疗上呼吸道感染、急性扁桃腺炎、肠胃炎、肝炎、肺炎、盆腔炎、急性阑尾炎、慢性阑尾炎等多种炎症疾病。蒲公英全草中的咖啡酸、绿原酸、菊苣酸等有机酸类成分，能通过影响人支气管上皮细胞中的Toll样受体4/I κB激酶/核转录因子-κB信号转导通路减轻脂多糖诱导的呼吸道炎症及其他炎症。蒲公英挥发油对炎症因子NO以及TNF-α的释放有明显的抑制作用。蒲公英甾醇可减轻小鼠滑膜增生、骨和软骨损伤及炎症细胞浸润，对关节炎小鼠具有一定的保护作用。蒲公英提取物可通过促进miR-708-5p表达而抑制类风湿性关节炎成纤维样滑膜细胞增殖、炎症反应并诱导细胞凋亡（王亚男等，2023）。

抗氧化活性

蒲公英中的黄酮类、多糖类、酚类物质可有效清除自由基，表现出良好的抗氧化作用（Wang et al，2023）。蒲公英茎叶总黄酮和根总黄酮可以上调抗氧化基因Nrf2和SOD1的mRNA水平，均具有良好的抗氧化能力。蒲公英叶多糖具有一定的抗氧化活性，其对DPPH·自由基、羟自由基、超氧阴离子自由基的IC_{50}值分别为34.62mg/mL、12.16mg/mL、0.98mg/mL。菊苣酸是蒲公英醇提物中重要的抗氧化活性成分，具有较强的抗氧化能力，菊苣酸对DPPH·和$ABTS^+$·的清除率随菊苣酸浓度增加呈线性增加，清除DPPH·的效果优于清除$ABTS^+$·。

抗菌活性

蒲公英具有广谱抑菌作用，全草、根、茎、叶和花均有抑菌效果，不同部位抑菌能力有所不同。蒲公英中绿原酸和咖啡酸，主要通过破坏菌体细胞膜，从而抑制菌株生长（高飞雄等，2019）。蒲公英提取物对藤黄微球菌、铜绿假单胞菌、枯草芽孢杆菌、大肠埃希菌、金黄色葡萄球菌均具有抑制作用。蒲公英提取物对枯草芽孢杆菌、肺炎克雷伯氏菌、铜绿假单胞菌和金黄色葡萄球菌细菌均有抑制活性，且抑菌活性具有浓度依赖性。

抗肿瘤活性

目前，蒲公英对乳腺癌的抑制作用表现显著。蒲公英挥发油对乳腺癌细胞株MCF-7有很好的抑制作用，动物实验中苏木精-伊红（HE）、原位末端转移酶标记技术（TUNEL）染色发现蒲公英挥发油组乳腺癌细胞数目减少，细胞排列变稀疏，能明显抑制肿瘤增殖、促进凋亡，小动物计算机体层显像仪（micro-CT）扫描发现肿瘤组织体积变小且小鼠骨骼完好。蒲公英-丝瓜络复合提取物具有抑制乳腺癌4T1细胞增殖的作用，该作用可能与诱导细胞凋亡和细胞周期阻滞有关。蒲公英根提取物及其配方通过下调Nanos1的表达抑制三阴性乳腺癌细胞增殖、迁移及侵袭能力（Mi et al，2023）。

降血糖活性 >>>

蒲公英具有调节糖代谢、降低血糖的作用。闫爽等研究表明，蒲公英提取物具有显著的降血糖作用，可能与其改善胰岛素抵抗、提高氧化应激水平及改善脂质代谢有关（闫爽等，2020）。蒲公英多糖可通过抑制α-淀粉酶和α-葡糖苷酶的活性，改善糖尿病患者的脂质代谢和预防糖尿病并发症的发生。

其他活性 >>>

蒲公英对受损的肝脏有显著的保护作用。蒲公英叶提取物可显著降低重铬酸钠引起的急性肝损伤及肝细胞坏死。蒲公英多糖能够提高肉仔鸡的免疫功能并改善血清生化指标，提高生长性能（单舒萱等，2023）。

毒性和安全性 >>>

《本草经疏》："蒲公英味甘平，其性无毒。"口服蒲公英煎剂偶见恶心、呕吐、腹部不适及轻度泄泻等胃肠道反应，亦有出现全身瘙痒、荨麻疹等。服用酒浸剂有头晕、恶心、多汗等反应，少数患者出现荨麻疹并发结膜炎，停药后消失。体质虚弱者不适宜用蒲公英，因蒲公英味苦性寒，若滥用导致伤阳伤气，则会加重病情（潘霞等，2013）。

芡实

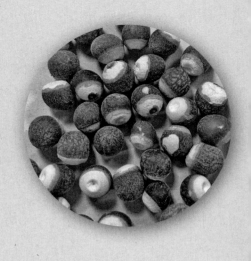

概述

芡实（EURYALES SEMEN）又名鸡头实、鸡雍、鸡头果等，为睡莲科植物芡（*Euryale ferox* Salisb.）的干燥成熟种仁。芡实味甘、涩，性平。归脾、肾经。具有益肾固精，补脾止泻，除湿止带的功效。主要用于遗精滑精，遗尿尿频，脾虚久泻，白浊，带下的症状。芡实药用始载于《神农本草经》，被列为上品。一直到明代李时珍《本草纲目》，才以"芡实"为正名列入果部，后世多沿用"芡实"为正名。芡实在中国、俄罗斯、朝鲜、日本及印度均有分布。在中国主产于山东省及苏北、皖北等地区。

芡实呈类球形，气微，味淡，其营养成分为蛋白质、碳水化合物、氨基酸、矿物质、维生素。其中含有3种维生素E的异构体（李美红等，2007），可以缓解部分由于维生素缺乏而引起的疾病。芡实可作为食品加工的原辅料，但是其深加工仍然存在开发种类少、加工成本高等问题，较难满足消费者需求。未来仍需要进一步开展芡实精深加工技术研究。目前已经开发出的产品有挤压膨化食品、杂粮馒头、芡实饼干、芡实面包、八宝粥、芡实糕、芡实茶和芡实酒等。

有效成分研究

芡实主要含有多酚类、黄酮类、甾醇类、木脂素类、脑苷脂类、生育酚类、挥发油类等100多种化合物。多酚类成分主要包括鞣花酸、老鹳草素、阿魏酸、没食子酸等。黄酮类成分主要包括柚皮素、（−）-表儿茶素-3-O-没食子酸酯等。甾醇类成分主要包括菜油甾醇、β-谷甾醇等。生育酚类成分主要包括α-生育酚、β-生育酚、γ-生育酚等。挥发油类成分主要包括水芹烯、十三酸、十五醛等。芡实主要成分为碳水化合物，含量约为72.1%～77.6%，其中淀粉占70%～80%，蛋白质含量达9.68%。蛋白质中的氨基酸种类较丰富，包含了18种氨基酸，其中包括Lys、His等7种人体必需的氨基酸。芡实还富含多种维生素，其中维生素C的含量较高，一般为50 mg/kg（王娜等，2016）。

生物活性研究

抗氧化活性

DPPH·自由基清除试验显示，粗提物、乙酸乙酯和正丁醇提取物在脂质过氧化测定中显示出高水平的抑制作用。在所有的酶抑制活性中，乙酸乙酯表现出最高的内源性酶抑制作用，从而有助于消除氧化应激（Lee et al，2002）。芡实多糖具有清除羟自由基、1,1-二苯基-2-三硝基苯肼自由基、超氧阴离子和亚硝酸盐的能力，具有较好的体外抗氧化活性。

降血糖活性

通过检测发现由芡实获得的多糖是葡聚糖，其可以激活磷脂酰肌醇3-激酶和蛋白激酶，从而上调葡萄糖转运体-4的表达来增加葡萄糖消耗，表明芡实可以改善胰岛素抵抗的糖尿病治疗（Zhang et al，2019）。从芡实中分离出的2β-羟基桦木酸，3β-油酸酯可显著降低链脲佐菌素诱导的2型糖尿病模型大鼠的血糖和血脂水平。

抗抑郁活性

在长期不可预测的应激雌性Balb/c小鼠中给药，并进行了几个抑制剂实验。行为表现没有发现差异，但蔗糖表现测试显示，在100mg/kg和150mg/kg的石油醚提取物下，愉悦感显著改善。69.62%的维生素E是提取物中含量最丰富的化合物，被发现对经芡实石油醚提取物处理的小鼠有神经保护作用

（Huang et al，2018）。

抗菌活性 >>>

从芡实籽中提取的类黄酮成分对大肠埃希菌、沙门氏菌和根霉均表现出一定抑制作用。芡实提取物对枯草芽孢杆菌、金黄色葡萄球菌、酵母菌及弧菌的抑制作用较强（李成良，2011）。

抗肿瘤活性 >>>

芡实提取物可通过抑制Akt和激活p53蛋白诱导人肺癌细胞A549凋亡（Nam et al，2019），对人肝癌Hepg2细胞和人胃癌SGC7901细胞的增殖也具有明显的抑制作用（王俊南等，2020）。并发现芡实壳中提取的柯里拉京、老鹳草素对人卵巢癌A2780细胞具有显著的抑制作用。

其他活性 >>>

芡实多糖可通过加快肝糖原的分解，并减少蛋白质及一些含氮化合物的分解，来实现降低血尿素氮的含量，从而改善机体的能量代谢进而实现抗疲劳作用。

毒性和安全性 >>>

空白对照组、糖肾康丸组的急性毒性试验的各观察指标未见明显毒性反应，亦未能涉及相应的组织、器官、系统（刘昌，2015）。需要注意的是，《随息居饮食谱》："气郁痞胀，溺赤便秘，食不运化及新产后皆忌之。"大小便不利者禁服，食滞不化者慎服。

青果

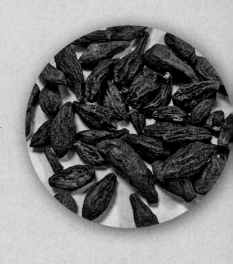

概述

　　青果（CANARII FRUCTUS）又名橄榄、白榄、甘榄、忠果等，为橄榄科植物橄榄（*Canarium album* Raeusch.）的干燥成熟果实。青果性平，味甘、酸，具有清热利咽、生津解毒等功效，可用于咽喉肿痛、烦热口渴、咳嗽痰黏、鱼蟹中毒等病症。《日华子本草》言其"开胃、下气、止泻"。《本草纲目》："生津液、止烦渴，治咽喉痛，咀嚼咽汁，能解一切鱼鳖毒。"《滇南本草》言其"治一切喉火上炎、大头瘟症，能解湿热、春温，生津止渴，利痰，解鱼毒、酒、积滞"。

　　青果呈纺锤形，果肉具有强烈苦味和涩味的感官特性，久嚼微甜。青果营养丰富，其果肉含有17种人体所需要的氨基酸，且富含钙质与维生素C，鲜食有益于人体健康。中医素来称青果为"肺胃之果"（陈姣等，2021），其古方青龙白虎汤等深受人们欢迎，在民间多以药膳食用；复方制剂青果丸、青果膏、复方青橄榄利咽含片等在临床应用中备受青睐。中国橄榄果实的含油量相对较低，大多加工成饮料和糖果，青果还可以与肉类炖汤作为保健饮料，有舒筋活络功效。

有效成分研究

　　青果中含有多酚类、黄酮类、萜类、香豆素类等多种有效成分。酚类物质是青果中主要的活性成分，其与青果的苦涩及药理作用均有关。青果中多酚类含量高达280 mg/g，主要有没食子酸、鞣花酸和鞣花酰基（HHDP）己糖，其含量分别占总酚类化合物的32.9%、17.4%和16.0%（Chang et al，2017）；黄酮类化合物有山奈酚、穗花杉双黄酮、木犀草素、表儿茶素、槲皮素、芦丁、柚皮苷等；萜类化合物有α-香树脂醇、α-香树脂醇乙酸酯、β-香树脂醇、齐墩果酸、β-香树脂酮等；香豆素类化合物有滨蒿内酯、东莨菪内酯、秦皮甲素和（E）-3,3′-二羟基-4,4′-二甲氧基等。青果内含有脂肪、糖类、有机酸等营养成分。脂肪酸有棕榈酸、油酸、亚油酸等，脂肪油有脂肪酸十五烷酸、十七烷酸，以及含量丰富的肌醇、β-谷甾醇等。糖类物质以蔗糖、果糖为主（林玉芳等，2012），以及以苹果酸、柠檬酸、酒石酸、奎尼酸、草酸为主的有机酸。另外，青果核仁富含Ca、K、Fe、Mg，含量均高于青果果肉。

生物活性研究

解热镇痛、抗炎活性

青果常以组方用于临床治疗，对治疗咽喉炎、口炎、肝炎和中毒有疗效，临床上青橄榄利咽含片对虚火上炎证、声音嘶哑、咽部慢性充血等症状疗效显著。通过炎症模型实验发现青果总黄酮和醋酸乙酯的提取部分是抗炎镇痛的活性部位，也是有效的抗炎剂。青果生物活性物质如苯丙素类化合物表现出显著的抗神经炎症活性，可用于神经炎症相关疾病，如阿尔茨海默病，这表明橄榄可以作为一种天然的健康水果来作为补充剂应用，对阿尔茨海默病等神经炎症相关疾病具有有益效果（张淑娟，2019）。

抗肿瘤活性

青果干果可以降低患心血管疾病和癌症的风险，青果多糖为抑制肿瘤细胞的主要活性成分。青果具有抑制人宫颈癌、乳腺癌、胃癌和肝癌细胞增殖的作用（刘梅等，2019）。

抗菌、抗病毒活性

青果广泛的抗病毒活性体现在酚类和黄酮类化合物中。青果的抗病毒活性表现在抗乙型肝炎表面抗原和抗人类免疫缺陷病毒（HIV）方面，其中活性成分没食子酸是抗乙型肝炎病的主要有效成分，同时根据单宁对HIV逆转录酶的强抑制作用推断出没食子酸及其衍生物有望扩大抗病毒范围（Jie et al，2008）。青果总黄酮及没食子酸为主要抗菌成分，对大肠埃希菌、金黄色葡萄球菌等均有较强的抑制作用，在日常生活中常作为天然防腐剂。

抗氧化活性

青果抗氧化活性成分主要为多酚类、多糖类、黄酮类以及苯丙素类化合物等，青果提取物具有较强的自由基清除和抗氧化能力。苯丙烷类化合物在自由基测定中具有强大的抗氧化活性（Zhang et al，2019）。青果低分子量多糖显示出相对较强的自由基清除活性，青果多糖组分是复合多糖的主要抗氧化成分。

解酒护肝活性

青果主要通过其中的挥发油及鞣质等活性成分来解除酒后头晕、头痛等不适感。橄榄解酒饮品能降低小鼠的醉酒率，降低小鼠肝指数，改善肝组织病理状态，起到保肝护肝作用。

其他活性

青果提取物可以改变高脂饲料喂养小鼠的肠道菌群组成，并对阿克曼氏症有潜在的益生元作用（Zhang et al，2018）。青果提取物不仅可抑制mRNA水平，而且还可有效控制胆固醇外流和胆固醇摄取的基因表达，初步认为青果水提物可以改善高脂饲料刺激下糖尿病大鼠的代谢紊乱，进而改善排尿功能。

毒性和安全性

青果作为药食同源中药，安全性高，适宜于长期服用。青果安全有效，无毒副作用，目前已成为多种保健食品的主要原料。但要注意青果与牛肉同食入体内消化后，会产生化学反应，从而引起腹胀等人体不适症。

肉苁蓉

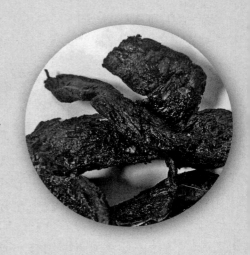

肉苁蓉（CISTANCHES HERBA）又名大芸、寸芸、苁蓉，为列当科植物肉苁蓉（*Cistanche deserticola* Y. C. Ma）或管花肉苁蓉［*Cistanche tubulosa* (Schenk) Wight］的干燥带鳞叶的肉质茎。肉苁蓉味甘、咸，性温；归肾、大肠经。具有补肾阳，益精血，润肠通便等功能。主要用于肾阳不足，精血亏虚，阳痿不孕，腰膝酸软，筋骨无力，肠燥便秘等症。肉苁蓉最早记载于《神农本草经》中，被列为上品。《本草汇言》有曰："此乃平补之剂，温而不热，补而不峻，暖而不燥，滑而不泄，故有从容之名。"肉苁蓉的名称因此得来。作为中国名贵药材之一，肉苁蓉具有"从容""和缓"的特性，为补肾壮阳、润肠通便之良药，喜生于轻度盐渍化的松软沙地上，一般生长在沙地或半固定沙丘、干涸老河床等，享有"沙漠人参"的美誉，主要分布在中国内蒙古、宁夏、甘肃及新疆地区。

肉苁蓉呈扁圆柱形，稍弯曲，表面棕褐色或灰棕色；气微，味甜、微苦。肉苁蓉属于药用盐生植物，被世界自然保护联盟列为濒危等级（EN），于1984年列入中国《国家二级保护植物名录》。2023年5月，经过3年的种植试验，中国第八大沙漠乌兰布和沙漠成功实现四翅滨藜接种"沙漠人参"肉苁蓉（王帅等，2023）。优质肉苁蓉具有"油亮、体重、肥厚、质柔润、味甘"的特征。市场上现售有多种肉苁蓉相关产品，如保健酒、肉苁蓉原浆等。

有效成分研究

肉苁蓉中含有多种化学成分，主要为苯乙醇苷类、环烯醚萜类、木脂素及其苷类、多酚等多种化学成分。苯乙醇苷类是苯乙醇和糖类结合而成的一类化合物，是肉苁蓉属植物的主要成分，也是肉苁蓉发挥功效的重要生物活性成分，目前从荒漠肉苁蓉中分离鉴别出70余种，包括松果菊苷、管花苷A、毛蕊花糖苷、异毛蕊花糖苷，其中的松果菊苷、毛蕊花糖苷是《中国药典》规定的成分。肉苁蓉中约有26种环烯醚萜及其苷类成分，如京尼平苷酸、8-表马钱子苷酸、6-去氧梓醇等。通过质谱分析从肉苁蓉属植物中分离得到16个木脂素类化合物，包括阿拉善苷A（Alaschanioside A）、落叶松脂醇葡萄糖苷、松脂素葡萄糖苷等。此外，肉苁蓉中还含有很多其他成分，包括苯甲醇苷类、酚苷类、甾醇、生物碱类等，如甜菜碱、烟酰胺等（刘海民等，2023）。肉苁蓉多糖主要组成成分为小分子糖，肉苁蓉中性糖CLP1中含有的单糖主要为甘露糖、半乳糖醛酸、葡萄糖、半乳糖以及阿拉伯糖；肉苁蓉酸性糖CLP2中含有的单糖主要为鼠李糖、半乳糖醛酸、葡萄糖以及半乳糖（肖林霞等，2023）。肉苁蓉中含有的氨基酸类成分包括缬氨酸、亮氨酸、赖氨酸、天冬氨酸等多种氨基酸。此外，肉苁蓉还含有Na、Mg、K、Ca、Fe等常量及微量元素，其中K、Na的含量最高，均在1000mg/kg以上。

生物活性研究

神经保护活性

肉苁蓉总苷可以通过多种途径诱导MCAO/R大鼠神经血管再生，促进神经功能恢复。有研究对198例血管性痴呆患者进行分组治疗，两组给予基础治疗后分别采用脑复康治疗和肉苁蓉总苷治疗，结束后通过比较两组的治疗效果、认知功能和血清p-tau蛋白表达水平得出肉苁蓉总苷可以有效改善血管性痴呆病人的认知功能，有利于缩短住院时间，提高日常生活能力。后续研究发现，肉苁蓉抗血管性痴呆的药效物质为苯乙醇苷类化合物的体内降解产物，其可能通过代谢产物直接参与神经递质代谢、调节脂质代谢等多途径发挥抗血管性痴呆的药效。肉苁蓉苯乙醇苷可以明显降低阿尔茨海默病小鼠模型的脑部海马神经元的损伤，改善小鼠的学习与记忆能力。有研究发现，含肉苁蓉复方及其活性成分的药物可通过改善代谢功能、调节肠道微生物群落、减轻病理性脑损伤等多种途径，减弱糖尿病患者的神经炎症并改善其认知功能（Ran et al，2023）。

免疫调节活性

肉苁蓉能够促进淋巴细胞的增殖，改善机体免疫功能，激活免疫细胞，同时能显著提高巨噬细胞吞噬及分泌功能，从而活化巨噬细胞，起到调节免疫活性的作用。肉苁蓉多糖可以明显提高巨噬细胞活性，促进淋巴细胞增殖。小鼠动物实验证明管花肉苁蓉苯乙醇苷提取物可以诱导诱导型一氧化氮合酶表达从而刺激巨噬细胞合成 NO，同时也刺激巨噬细胞释放肿瘤坏死因子 $-\alpha$ 和白介素 -6，激活巨噬细胞的免疫调节功能。含肉苁蓉复方的药物可通过增强外周免疫力和肠黏膜免疫屏障，从而预防继发于脑出血的肺部感染（Miao et al，2022）。

抗氧化、抗疲劳、抗衰老活性

肉苁蓉中多糖的 DPPH·自由基清除实验和总抗氧化能力实验结果表明，肉苁蓉中性糖 CLP1 的抗氧化能力高于肉苁蓉粗多糖 CLP 和肉苁蓉酸性糖 CLP2。肉苁蓉水提物富含多种功效成分并具有良好的抗氧化活性。有研究发现，肉苁蓉多酚纯化产物和复方管花肉苁蓉片能显著增加小鼠游泳力竭时间，明显增加体内肝糖原、肌糖原的含量，提高乳酸脱氢酶活力，加速血乳酸的清除，并有效抑制乳酸生成的水平，加强了机体耐力，从而可以较好地缓解机体疲劳。此外，肉苁蓉可以显著改善小鼠骨骼肌萎缩，显示出良好的抗癌因性疲劳作用（张石蕾等，2023）。肉苁蓉可提高 D- 半乳糖衰老模型大鼠肝脏 Ca-ATP 酶活性，提高肝线粒体膜流动性，降低肝线粒体 MDA 含量、磷脂酶 A2（PLA2）活性，从而起到延缓衰老效果。还有研究表明，含肉苁蓉复方的物质可阻止糖化物质的积累，具有抗衰老活性。

抗骨质疏松活性

Zhang 等通过动物实验研究发现，肉苁蓉提取物对骨质疏松症具有治疗作用（Zhang et al，2019）。通过对浙江中医药大学附属温州市中西医结合医院就诊的 70 例原发性骨质疏松患者治疗研究发现，肉苁蓉具有双向调节骨吸收和骨形成的作用，能够提高骨密度，进而起到抗骨质疏松的作用。肉苁蓉水提物能够促进骨质疏松性骨折愈合。

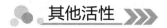 其他活性 >>>>

从肉苁蓉多糖中分离出来的一种多糖组分可以降低丙二醛、甘油三酯含量，调节相关酶的活性，从而起到对酒精性肝损伤的保护作用。肉苁蓉汤适用于临床治疗便秘，且标本兼治。肉苁蓉活性成分可通过抑制NADPH/ROS/内质网（ER）应激抑制心肌细胞焦亡并改善心脏功能。肉苁蓉还具有抗抑郁、抗肿瘤、抗炎、促智等多种功能（Wu et al，2023）。

毒性和安全性 >>>>

肉苁蓉提取物对雌、雄性小鼠的急性经口半数致死剂量（LD_{50}）均大于10g/kg；3项致突变试验的结果均为阴性；90天经口毒性试验结果正常。动物进食、饮水基本正常，粪便性状正常，未见明显行为改变和中毒表现，亦未见动物死亡。肉苁蓉提取物对大鼠血液学和血液生化指标均无明显影响，大鼠肝脏、脾脏和肾脏脏器质量及脏器系数均正常，病理检查未见脏器明显异常。可见肉苁蓉具有较高的食用安全性，在推荐剂量范围内使用是安全的（胡雄飞等，2023）。

肉豆蔻

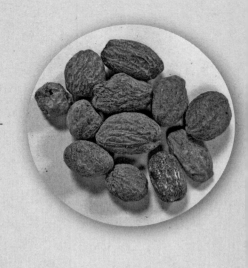

肉豆蔻（MYRISTICAE SEMEN）又名肉蔻、肉果、玉果、麻醉果、迦拘勒、顶头肉等，为肉豆蔻科植物肉豆蔻（*Myristica fragrans* Houtt.）的干燥种仁。其味辛，性温；归脾、胃、大肠经。具有温中行气，涩肠止泻等功能。主要用于脾胃虚寒，久泻不止，脘腹胀痛，食少呕吐等症。肉豆蔻始载于《雷公炮炙论》，《本草汇言》言其，为和平中正之品，运宿食而不伤等。其原产地为印度尼西亚的马鲁古群岛，热带地区广泛种植，在我国海南、广东、广西等地也有种植。

肉豆蔻呈卵圆形或椭圆形。表面灰棕色或灰黄色；气香浓烈，味辛。作为热带著名香料和药用植物，肉豆蔻有一种特有的令人愉快的香味和一点辣的味道，果实中红色假种皮（肉豆蔻衣，mace）和干燥种仁（肉豆蔻，nutmeg）是其主要使用部位。肉豆蔻在多个国家使用的历史悠久，中药通过炮制减少生肉豆蔻的毒性，在食品应用中，也可通过煨炒、纯化等方法去除肉豆蔻醚和黄樟素等物质，提高安全性。肉豆蔻的食品开发种类较少，可熬煮肉豆蔻粥和肉豆蔻汤进行食疗保健（Ashokkumar et al，2022）。

有效成分研究

肉豆蔻中含有木脂素、新木脂素、二苯基烷烃、苯丙素类、萜类等约250

种化学成分，其中莰烯、榄香烯、肉豆蔻醚、丁香酚、异榄香烯、异丁香酚、甲氧基丁香酚、蒎烯、桧烯、黄樟醚、肉豆蔻酸、肉豆蔻醚和咖啡酸具有生物活性，肉豆蔻木酚素、内消旋-二氢愈创木酸、肉豆蔻醚和马拉巴酮C是目前研究中发现活性最高的物质。挥发油是肉豆蔻的主要生物活性成分，以苯丙素类、单萜类和倍半萜类为主。其中肉豆蔻醚约占挥发油总量的12.45%，为主要成分（秦宇仙等，2022）。每百克可食部分的蛋白质含量高达8.1%，其中完全蛋白质的含量占蛋白质含量的85%以上；脂肪含量高达25%以上，其中不饱和脂肪酸的含量占脂肪含量的50%以上；碳水化合物含量达28.9%；膳食纤维含量达14.4%；灰分2.3%。肉豆蔻含有人体所必需的矿物质K、Na、Ca、P、Fe、Zn、Mn、Cu、Se等，其中K、Na、Ca、P含量相当丰富。同时还含有丰富的维生素A、B族维生素、维生素E等人体所需维生素（李秀芳等，2006）。

生物活性研究

肝脏保护活性

肉豆蔻可治疗化学性肝损伤。肉豆蔻提取物及肉豆蔻木脂素可通过上调过氧化物酶体增殖物激活受体α通路，减弱氧化应激，改善硫代乙酰胺引起的小鼠肝损伤。肉豆蔻醇提物通过激活腺苷酸活化蛋白激酶α磷酸化，抑制脂肪酸合成酶及调节元件结合蛋白的表达，从而减少体内外脂肪酸合成，缓解脂毒性大鼠肝细胞损伤。Poorbagher等发现，肉豆蔻酚类化合物可降低L-天冬酰胺酶致肝毒性小鼠的肝酶活性、炎症反应，增强抗氧化活性，改善肝细胞崩解和空泡化等现象（Poorbagher et al，2022）。

胃肠道保护活性

肉豆蔻护肠功能主要表现为缓解肠道痉挛和保护肠黏膜。肉豆蔻水提物可阻断乙酰胆碱受体和组胺受体，松弛豚鼠的离体回肠，缓解肠痉挛。肉豆蔻醚可上调直肠灌注乙酸诱导的结肠炎大鼠的Nrf2及血红素加氧酶-1的水平，降低结肠髓过氧化物酶活性及NF-κB mRNA表达，通过抗氧化、抗炎活性治疗溃疡性结肠炎及其黏膜损伤（Ismail et al，2022）。肉豆蔻中马拉巴酮B和马拉巴酮C可通过上调黏蛋白含量，提高前列腺素E2水平，增加表皮细胞生长因子受体和环氧合酶表达，促进吲哚美辛诱导的胃溃疡小鼠伤口愈合。Sattar 等研究表明肉豆蔻可通过增加血管愈合相关激素和抗氧化改善胃部损伤（Sattar et al，2019）。

神经保护活性 >>>

肉豆蔻具有抗痴呆、抗抑郁、抗帕金森病和抗癫痫等药理作用，主要以苯丙素类和挥发油类成分发挥作用。肉豆蔻提取物可增强大鼠海马组织抗衰老因子 Klotho 水平，降低 PI3K 和 Akt 等磷酸化水平，改善慢性脑低灌注大鼠的空间认知能力，预防血管性痴呆（邱新茹等，2022）。肉豆蔻中甲基丁香酚、丁香酚、肉豆蔻酸和 β-谷甾醇经鉴定，可抑制东莨菪碱诱导的失忆大鼠体内外乙酰胆碱酯酶活性，从而治疗痴呆和阿尔茨海默病。肉豆蔻挥发油抗抑郁机制为提高小鼠脑内 5-羟色胺（5-HT）、多巴胺、去甲肾上腺素（NE）的含量。肉豆蔻挥发油 β-环糊精包合物可显著改善慢性温和不可预知性应激抑郁大鼠的自主活动状况，其抗抑郁活性成分可能为肉豆蔻醚、黄樟醚等。肉豆蔻中的安五脂素通过激活新生大鼠中脑中 PPARγ 和提高精氨酸酶-1 表达水平为多巴胺能神经元提供保护作用，防止炎症变性，进而改善帕金森病。

心脑血管保护活性 >>>

长期服用肉豆蔻醇提物可促进大鼠红细胞和血小板的生成，对肝酶活性、尿素氮和肌酐水平无影响，可预防贫血等疾病。不含黄樟醚的肉豆蔻醇提物可提高 PPARα 和 PPARγ 活性，降低血糖和三酰甘油水平，从而对 2 型糖尿病大鼠的高脂血症起治疗作用（Lestari et al，2019）。肉豆蔻挥发油可通过提高心肌组织 SOD 含量、减少丙二醛含量、抗脂质过氧化保护大鼠缺血再灌注离体心脏，也可通过增加冠脉流量和负性传导等改善心律失常。

其他活性 >>>

除上述活性外，肉豆蔻还可调节血糖水平、预防心血管疾病、抗肿瘤、抗炎镇痛、抗菌、抗氧化等（Song et al，2023）。

毒性和安全性 >>>

虽然肉豆蔻具有以上众多药理作用，有些药效已经在临床上应用了几百年，但肉豆蔻中的肉豆蔻醚、榄香素和黄樟醚等活性成分由于一次服用剂量过大或长期服用会出现不同程度的毒性。肉豆蔻的毒性和不良反应，主要包括拟精神活性、低血压、心动过速、运动抑制、流产、胃肠道不适等，1～2mg/kg的肉豆蔻就可引发中枢神经系统（CNS）效应，毒性剂量在5g。发挥毒性的主要成分包括肉豆蔻醚、黄樟醚、丁香油酚、榄香素，因此在肉豆蔻临床药物开发过程中应注意这几种成分的含量（马可等，2022）。

肉桂

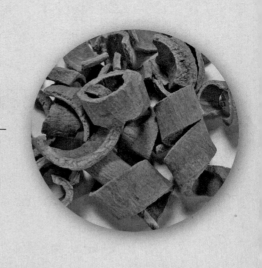

概述

肉桂（CINNAMOMI CORTEX）又称香桂，为樟科植物肉桂（*Cinnamomum cassia* Presl）的干燥树皮，按其规格可分为官桂、企边桂、板桂、油桂、油通、桂心、桂碎等。肉桂味辛、甘，性大热，归肾、脾、心、肝经。具有补火助阳，引火归元，散寒止痛，温通经脉等功能，主要用于阳痿宫冷，腰膝冷痛，肾虚作喘，虚阳上浮，眩晕目赤，心腹冷痛，虚寒吐泻，寒疝腹痛，痛经经闭等。《唐本草》中始用"肉桂"之名，《神农本草经》中列其为上品。肉桂是我国第一批列入《既是食品又是药品的物品名单》的中药材，在我国的道地产区为广东、广西地区。因其广泛的医药、食品、化妆品等用途，肉桂在国际上有着重要的价值。我国为肉桂生产大国，2013年中国肉桂产量超越印度尼西亚成为世界第一大肉桂产区，我国肉桂出口额在出口药材中位居前三。

肉桂呈槽状或卷筒状，味甜、辣。肉桂及肉桂油是我国传统外贸商品，在国际享有盛誉，行业内分别称之为"中国桂皮"和"中国肉桂油"（邹志平等，2018）。"中国肉桂油"由于其内在品质特殊，在食品添加剂、调香、医药等领域具有不可替代的优势。作为传统的香辛调味佳品，肉桂可去腥解腻、除异增香，多用于烹调肉类制品，是经典调味品五香粉的成分之一。西方国家通常用桂皮粉来烤制面包、点心，腌制肉类食品及调配咖啡、牛奶等。目前关于肉桂的产品有很多，包括膳食补充剂、五香粉、刮痧油、调味粉等。

有效成分研究

植物化学研究表明，肉桂化学成分包括挥发油、多酚、萜类、黄酮、多糖等化合物。目前已从肉桂中分离鉴定出300多种成分。挥发油是肉桂的主要药效物质，包括桂皮醛、香豆素、肉桂酸、肉桂醇、2-甲氧基桂皮醛等，其中桂皮醛是挥发油的主要成分，占75%～90%。从挥发油中分离到的萜类包括芳樟醇、α-葎草烯、α-毕橙茄醇、γ-榄香烯、龙脑、α-姜黄烯等（Wang et al，2023）。肉桂的果、叶、茎中均富含黄酮类物质，包括槲皮素、山柰酚、原花青素多聚体等。肉桂含多种酚酸类成分，如5-羟基水杨酸乙酯、丁香酸、对羟基苯甲酸、异香草酸、原儿茶酸、香草酸等。还含有其他有效成分包括香豆素、木脂素、皂苷等。有研究从肉桂中鉴别出13种脂肪酸类化合物，占肉桂脂类成分的72%。其中不饱和脂肪酸有月桂酸、棕榈烯酸、亚油酸、亚麻酸、油酸，占13.83%；饱和脂肪酸包括十四烷酸、棕榈酸、硬脂酸、花生酸等，占58.85%。肉桂叶、枝中均含有多糖成分，其组成包括D-木糖、D-核糖、D-阿拉伯糖、半乳糖、D-呋喃葡萄糖等（卫向南，2014）。肉桂还含丰富无机元素，包括Li、Cu、Ni、Na、Mg、Ca、Zn、Mn、Fe、K等，其中Ca含量最高。

生物活性研究

抗炎、镇痛活性

肉桂有效成分（肉桂醛、肉桂醇、肉桂酸）均具有一定的抗炎作用（艾勇等，2020）。其中抗炎效果最好的肉桂醛能减轻实验动物的足跖水肿，提高足跖组织中过氧化氢酶、超氧化物歧化酶和谷胱甘肽过氧化物酶的活性，同时能降低足肿胀小鼠中的丙二醛水平和髓过氧化物酶活性与血清中炎症因子的水平，从而产生抗炎作用。肉桂有机溶剂提取物中主要抗炎活性成分有*E*-肉桂醛和邻甲氧基肉桂醛。肉桂多酚提取物具有抑制急性、亚急性及亚慢性炎症反应、镇痛等作用。

抗肿瘤活性

肉桂对多种肿瘤细胞具有抑制作用。肉桂醛可促进肝癌细胞、人黑色素瘤细胞、宫颈癌细胞、大肠癌细胞凋亡。肉桂提取物可抑制人肺癌细胞、前列腺癌细胞增殖，抑制胃腺癌细胞生长。肉桂多酚能通过阻断细胞周期进程、诱导肿瘤细胞凋亡等方式消灭肿瘤细胞。肉桂提取物对人口腔表皮样癌细胞和白血病细胞具有抑制作用（吴俊橄等，2023）。

抗菌活性

肉桂的化学成分丰富，抗菌谱广，其多种成分都有抗菌作用，如肉桂中提取出的肉桂油、肉桂酸、肉桂醛等物质。肉桂水提取物对大肠埃希菌、痢疾杆菌、伤寒杆菌、金黄色葡萄球菌、白色葡萄球菌及白色念珠菌均有明显抑制作用。乙醇提取物对霉菌具有较强的抑制作用。肉桂精油及其有效成分对金黄色葡萄球菌、大肠埃希菌、产气肠杆菌、变形杆菌、铜绿假单胞菌、霍乱弧菌、副溶血性弧菌、沙门氏菌和假丝酵母菌、白色念珠菌等丝状真菌及石膏样小孢子菌、红色毛藓菌等多种皮肤癣菌均有不同程度抑制作用。另外，肉桂提取物的抑菌效果在食品制品上仍有较强的作用，具有一定的应用价值（南洋等，2016）。

抗氧化活性

肉桂多种提取物均具有很强的抗氧化活性，其中肉桂乙醇提取物抗氧化活性强于超临界流体萃取物，证明肉桂可作为天然抗氧化物质（Yang et al，2012）。肉桂总黄酮可以清除多种自由基。肉桂挥发油具有较强的还原性、抗氧化活性和一定的清除自由基的能力。

降血糖、血脂

肉桂油能通过降低血清瘦素、抵抗素水平，增加胰岛素敏感性，从而改善胰岛素抵抗小鼠糖脂代谢。肉桂可以增加2型糖尿病大鼠肝糖原、肌糖原储存量，从而提高外周组织对葡萄糖的利用，改善2型糖尿病大鼠的胰岛素抵抗。Fahadah等研究了肉桂对大白鼠体重增加、食物摄入和血脂的影响，研究发现服用肉桂提取物粉，可以降低实验动物的血清总胆固醇、甘油三酯、低密度脂蛋白胆固醇和血清总胆固醇水平（Fahadah et al，2020）。肉桂挥发油具有一定的降血糖作用，能够减少肝细胞脂肪沉积。肉桂多酚通过激活胰岛细胞的ATK通路，促进胰岛素分泌，降低血糖含量。

其他活性 ▶▶▶

肉桂提取物可抑制注射丙酸睾丸酮诱导前列腺增生模型小鼠的前列腺增生。肉桂酸可作用于大鼠骨髓间充质干细胞使骨钙素表达升高，同时抑制大鼠骨髓间充质干细胞的增殖，促进其向成骨细胞分化。肉桂多酚可以降低酒精造成的肝组织脂质的氧化造成的损伤，证明肉桂多酚有治疗急性酒精肝的作用。

毒性和安全性 ▶▶▶

肉桂具有温通经脉等功能，有出血倾向者及孕妇慎用，不宜与赤石脂同用。经小鼠急性毒性试验发现，肉桂最大给药浓度对小鼠体重、心、脾、肺、肾的脏器指数无明显影响；肉桂提取物对正常大鼠的空腹血糖无明显影响，但中、高剂量对正常大鼠的肝、肾均存在一定损害（陈玫伶，2020）。长期高剂量使用肉桂提取物，可使得实验动物肝质量增加，提示肉桂提取物具有潜在的肝脏毒性。

桑椹

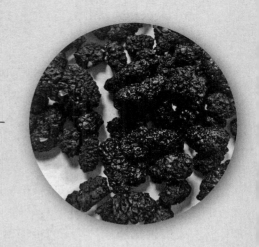

概述

  桑椹（MORI FRUCTUS）又名桑椹子、桑蔗、桑枣、桑果，为桑科桑葚属落叶乔木植物桑（*Morus alba* L.）的干燥果穗。桑椹味甘、酸，性寒。归心、肝、肾经。桑椹具有滋阴补血，生津润燥等功能。主要用于肝肾阴虚，眩晕耳鸣，心悸失眠，须发早白，津伤口渴，内热消渴，肠燥便秘等症。桑椹始载于《新修本草》（《唐本草》）。《本草纲目》云："桑辨有葚者栀"。《本草求真》云："桑椹甘凉色黑，治能除热养阴止渴，乌须黑发。"中国不仅是全世界桑树种植面积最大的国家，也是拥有桑树品种最多的国家，桑树种质资源非常丰富。

  桑椹为聚花果，气微，味微酸而甜。桑树的果实被写作"桑葚"或"桑椹"，在古代的文学诗词和中医药书籍中，使用"桑椹"比较普遍，少见"桑葚"一词，在中医药古籍中基本都用"桑椹"。桑椹作为具有保健功能的第3代水果，其良好的口感、丰富的营养物质和对人体的健康功效使得桑椹精深加工产品的市场需求量激增，备受关注，除鲜食之外，还可加工成保健饮品、果醋、果酒、食品添加剂等（雷昌贵等，2023）。

有效成分研究

  桑椹主要化学成分有黄酮类、花色苷类、酚酸类和生物碱类等多种成分。

黄酮类化合物总含量为187.23mg/g，其成分包括芦丁、异槲皮苷、黄芪甲苷、异槲皮素、槲皮素等。酚酸类成分有原儿茶酸、新绿原酸、绿原酸、隐绿原酸、对羟基苯甲酸和咖啡酸等（韩晓云等，2023）。桑椹花青素属于酚酸类，提取物中总花青素含量为314.30 μg/mg。生物碱主要是吡咯生物碱和多羟基生物碱，代表化合物为1-脱氧野尻霉素（DNJ）。桑椹中富含蛋白质、人体必需的氨基酸、糖类、游离酸、粗纤维、维生素等多种功能成分，具有较高的营养价值，还含有钠、钾、镁、钙、铁、锰、铜、锌等多种矿物质。桑椹中含有17种氨基酸，其中天冬氨酸、谷氨酸的平均含量较高（窦子微等，2023）。多糖的含量高达9.42%，主要为鼠李糖、岩藻糖、阿拉伯糖、木糖、甘露糖、葡萄糖和半乳糖等成分。桑椹的其他成分还包括出β-谷甾醇亚油酸酯、叶黄素等。

生物活性研究

抗氧化、疲劳活性

研究发现，桑椹水提物可提高SOD和CAT水平，降低MDA水平，提高肝糖原水平，降低尿素氮水平和血乳酸水平，具有抗氧化、抗疲劳作用。Lee等通过在大鼠饲料中补充桑椹提取物4周，可明显降低血清、肝脏胆固醇，血清低密度脂蛋白胆固醇和粪便胆汁酸水平，对体重和食物摄入量无明显影响（Lee et al，2020）。通过对比黑桑椹提取物与白桑椹提取物，发现黑桑椹提取物中酚类成分含量丰富，抗氧化性强，更有效抑制活性氧的生成、线粒体功能障碍等。桑椹中矢车菊-3-O-葡萄糖苷对DPPH·自由基、羟自由基清除能力和总还原能力强，具有很好的抗氧化能力。

预防糖尿病

桑椹中酚类化合物有明显的抗糖尿病活性，在我国食用桑椹辅助治疗糖尿病已有千年的历史。有研究发现，桑椹花青素提取物对高糖和棕榈酸诱导的HepG2细胞的胰岛素有抑制作用，体内实验表明，补充桑椹花青素提取物可明显降低小鼠的空腹血糖、血清胰岛素、瘦素、甘油三酯和胆固醇水平（Yan et al，2016）。通过体外降糖实验发现，桑椹多糖可以提高细胞对胰岛素的敏感性、促进胰腺分泌胰岛素，口服桑椹多糖可以明显降低糖尿病小鼠血糖水平、增加小鼠的体重；桑椹多糖可以抑制细胞凋亡，改善糖尿病大鼠胰岛素分泌靶向，调节葡萄糖代谢。

神经保护活性

桑椹提取物可增强胆碱能和ERK磷酸化，降低海马氧化应激状态，具有神经保护和记忆增强作用，可作为潜在的增强记忆和保护神经的新型药物。桑椹提取物和花色苷可以通过保护或增强神经营养因子介导的神经元功能来改善记忆。张会平等通过对阿尔茨海默病模型大鼠喂养桑椹首乌补脑颗粒，发现喂食桑椹首乌补脑颗粒的大鼠，其学习记忆功能有一定程度的恢复，且超氧化物歧化酶含量升高、丙二醛含量降低（张会平等，2016）。

抗癌活性

桑椹活性成分可以阻止人胃腺癌、乳腺癌、结肠癌的发展。Lin等总结了桑椹花青素抗癌活性及其潜在分子机制的最新进展，通过调节信号转导通路抑制增殖、诱导细胞周期停滞、刺激癌细胞凋亡，逆转癌细胞的耐药性并增加其对化疗的敏感性（Lin et al，2017）。

保肝活性

用桑椹花色苷成分作为药物对防治慢性代谢性疾病具有一定意义。桑椹花青素成分可恢复高糖诱导的人正常肝细胞的损伤，通过改善抗氧化防御系统，在体内外预防葡萄糖诱导的损伤。桑椹多糖可通过激活乙醇脱氢酶、清除自由基和抑制脂质过氧化能力显示出肝脏保护作用。桑椹多糖还可抑制肝脏炎性反应的发生，对急性肝损伤起保护作用（舒广文等，2019）。

其他活性

桑椹提取物还有调节免疫能力、抗肥胖、抗炎抗菌、改善睡眠、抗动脉粥样硬化等功效。

毒性和安全性 》》》

《新修本草》记载有"桑椹，味甘，寒，无毒"。桑椹虽具有较高的安全性，但仍需要适量食用。因为桑椹所含的挥发油对消化道有刺激作用，桑椹所含的胰蛋白酶抑制物可抑制肠道内的多种消化酶，特别是抑制胰蛋白酶活性的作用较强，使其不能破坏C型产气荚膜杆菌β毒素，可致鼻出血和出血性肠炎，食入过多可致中毒，以小儿多见（丁保乾，2006）。

桑叶

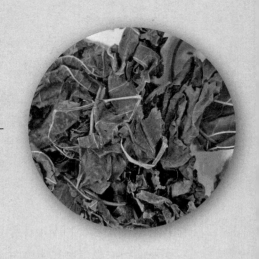

概述

　　桑叶（MORI FOLIUM），又名蚕叶、帖扇子、家桑、荆桑、桑椹树等，始载于《神农本草经》，列为中品，被誉为"神仙叶"，为桑科桑属双子叶植物桑树（*Morus alba* L.）的干燥叶。由于具有丰富的营养活性成分，被国家卫生健康委员会确认为"既是食品又是药品"的植物原料，享有"植物之王"的美称。桑叶味甘、苦，性寒。归肺、肝经。具有疏散风热，清肺润燥，清肝明目的功效。主要用于治疗风热感冒，肺热燥咳，头晕头痛，目赤昏花等病症。《本草纲目》言"桑叶乃手、足阳明之药，汁煎代茗，能止消渴"。

　　桑叶为不规则的破碎叶片。气微，味淡、微苦涩。因其具有较高的营养价值，被列为"人类21世纪十大保健食品"之一。近年来随着桑资源药、食用研究的深入，桑叶加工利用技术不断创新与发展，以桑叶为原料先后开发出了茶类（含茶粉）、菜类、饮品类、食品基料类、面食类、饲料添加配方类、日化类等系列产品（Sarkhel et al，2022）。桑叶可被用作茶，以优质的嫩桑叶为原料，最早记载于《本草纲目》，一些地方桑叶茶还被称为"长寿茶"。桑叶中丰富的营养物质，除育蚕外还能给畜禽提供养料，是一种优质的饲料资源，可以广泛应用在畜禽养殖中。

有效成分研究

桑叶的化学成分丰富，从桑叶中分离鉴定出来的化合物类型主要为黄酮类、生物碱类、酚类、甾醇类、多糖类、芪类和挥发油等（Parida et al，2023）。黄酮类物质是桑叶中的主要有效成分，主要分为黄酮、二氢黄酮、黄酮醇和异黄酮类。生物碱具有多个羟基，结构上主要分为吡咯烷型生物碱、去甲莨菪烷型生物碱和亚胺型生物碱。在所有植物中仅有桑叶含有1-脱氧野尻霉素。桑叶是芪类化合物的丰富来源，主要有二苯乙烯类、2-苯骈呋喃类和芪类低聚物。多糖的结构单元主要有甘露糖、鼠李糖、葡萄糖、半乳糖、木糖、阿拉伯糖等（陈永丽等，2021）。蛋白质含量丰富，其中粗蛋白含量占干重的25%左右，部分品种桑叶的蛋白质含量接近于大豆，且至少含有17种氨基酸，必需氨基酸占总氨基酸的34.7%左右，含有动物所需的氨基酸高达50%以上。桑叶中的维生素有维生素A、B族维生素、β-胡萝卜素和视黄醇等，为机体提供正常免疫功能及营养物质代谢等生理功能，同时也可以提高在机体受到应激刺激时产生的抗氧化能力。桑叶中至少含有8种矿物质，部分矿物质如钙、钾、铁、锌含量明显比玉米和苜蓿中的含量高，对维持动物正常生命活动有很大作用。

生物活性研究

降血糖活性

桑叶中的黄酮类化合物、多酚类、生物碱和多糖对糖尿病动物模型有很好的降血糖作用。使用高血糖小鼠模型来试验桑叶水提取物的降血糖作用，结果表明，水提物中主要的降糖成分是黄酮类化合物和生物碱，且对α-葡糖苷酶活性的抑制率较高（Han et al，2020）。粉末、提取物和胶囊形式的桑叶衍生产品被广泛用作控制血糖和血糖的膳食补充剂。

抗肿瘤活性 >>>

桑叶多糖可以增强免疫器官线粒体蛋白的表达,提高宿主免疫系统的抗肿瘤活性。利用凝胶渗透色谱从桑叶中分离纯化出一种水溶性多糖RMP1,对人胃腺癌和宫颈癌细胞具有抗肿瘤作用(Chen et al,2018)。

抗氧化活性 >>>

桑叶提取物中含有大量的生物活性物质,提取物的抗氧化活性通过清除自由基,抑制细胞氧化。桑叶多糖在体外实验中表现出良好的清除各种自由基的能力。在细胞层面上,也表现出良好的预防 H_2O_2 诱导的PC-12细胞氧化损伤的能力(Lang et al,2021)。桑叶茯砖茶总黄酮具有较好的抗氧化能力,其对 DPPH·和 $ABTS^+$·自由基清除能力较强。

抗炎活性 >>>

桑叶可作为抗炎制剂抑制NF-κB介导的炎症反应。通过减少促炎介质和细胞因子,如诱导型一氧化氮合酶、环氧合酶-2、肿瘤坏死因子-α、白细胞介素-1β和IL-6,导致NF-κB(核转录因子-κB)转录因子的下调,从而发挥抗炎作用(Park et al,2013)。此外,蛹虫草与桑叶发酵的乙醇提取物有良好的抗炎和抗自噬能力,不仅能抑制多糖诱导的巨噬细胞炎症反应和自噬通路,还能通过改善炎症反应和自噬通路抑制高脂饮食诱导的肝脂肪病变。

免疫调节活性 >>>

桑叶多糖可以通过影响单核巨噬细胞、体液免疫和细胞免疫功能而增强小白鼠的免疫功能。研究发现在一定浓度剂量范围内,桑叶多糖可提高小鼠碳廓清指数和血清溶血素水平及ConA诱导的小鼠脾淋巴细胞转化能力(侯瑞宏等,2011)。

其他活性 >>>

桑叶乙醇提取物在控制与肥胖相关的某些疾病中发挥着重要作用,如高脂血症及与肥胖相关的脂肪肝症。研究用3T3-L1细胞开展体外实验验证发酵的桑叶提取物有较好的抑制脂肪形成的作用(Guo et al,2020)。

毒性和安全性 >>>

通过采用最大限量法研究桑叶水提液的急性毒性，一次性灌胃给予小鼠桑叶水提液，连续观察两周后得出，桑叶属无毒级物质。对桑叶水提液进行3项遗传毒性实验（Ames实验、中国仓鼠肺成纤维细胞染色体畸变实验、小鼠骨髓嗜多染红细胞微核实验），结果均为阴性，未观察到桑叶水提物遗传毒性。研究表明，桑叶不具有亚急性和亚慢性毒性（彭宝莹，2021）。

沙棘

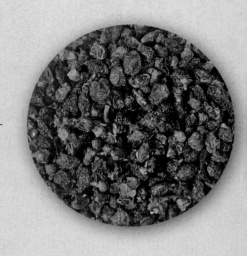

　　沙棘（HIPPOPHAE FRUCTUS）又名醋柳、酸刺，系蒙古族、藏族习用药材，为胡颓子科植物沙棘（*Hippophae rhamnoides* L.）的干燥成熟果实。沙棘性温，归脾、胃、肺、心经。具有健脾消食，止咳祛痰，活血散瘀等功效。主要用于脾虚食少，食积腹痛，咳嗽痰多，胸痹心痛，瘀血经闭，跌扑瘀肿。始载于《晶珠本草》，其言"沙棘利肺止咳，活血化瘀，利心脏血脉，消痰浊"。在我国，沙棘长期被用作民族药物，特别是在中国西藏、内蒙古，是许多生物活性物质的丰富来源。由于其促进健康的作用和药用特性，几十年来人们对其进行了广泛的研究。

　　沙棘果实呈类球形或扁球形，气微，味酸、涩，可以作为水果直接食用，其果实的营养价值很高，富含黄酮类化合物、糖类、维生素、氨基酸等。沙棘果实维生素种类多、含量高，富含的维生素C、维生素E等使其享有"维生素C之王"的美称（卢顺光等，2019）。目前关于沙棘的产品开发有很多，有沙棘果汁、果酒、果酱、果脯、果醋、沙棘原浆，还有沙棘果冻、果粉、沙棘果糕等。

　　目前沙棘中已知有超过190种生物活性成分。已从沙棘果中鉴定到了黄酮类、酚酸、脂类、多糖、甾醇类和三萜类等。黄酮的主要存在形式是槲皮素、异鼠李素、山柰酚、杨梅素、芹菜素等黄酮苷元与葡萄糖、鼠李糖、芸香糖、槐糖、半乳糖等糖基结合形成的黄酮醇苷类化合物。多酚类化合物主要可以分为两类，一类是鞣花酸等单体，另一类是一些连有糖苷的复合类多酚化合物。从沙棘中鉴定出了水杨酸等17种酚酸，酚酸的总含量范围3.570～4.439mg/g（Zadernowski et al，2005）。沙棘中富含维生素、矿物质、脂肪酸、氨基酸等物质，中国沙棘中维生素C含量可高达25 mg/g（以鲜重计）。氨基酸齐全，不同沙棘的氨基酸总量、人体必需氨基酸含量、非必需氨基酸含量之间均存在差异，氨基酸总量为1.06～2.26g/100g，必需氨基酸含量在0.334～0.674g/100g，非必需氨基酸含量范围在0.566～1.197g/100g（马旭等，2023）。沙棘果实中含有5%～10%的糖类，水解单糖为阿拉伯糖、木糖、半乳糖、甘露糖、葡萄糖、果糖，以葡萄糖和果糖为主。

生物活性研究

抗氧化活性

沙棘发挥抗氧化作用的主要物质基础包括：酚酸，如没食子酸、绿原酸等；黄酮类化合物，如异鼠李素、槲皮素等；维生素C等。沙棘果实总黄酮提取液的DPPH·自由基清除率、ABTS$^+$·自由基清除率、还原能力均较强，有一定的抗氧化活性（李东香等，2023）。其中含有大量的有机酸，其中苹果酸和奎尼酸占总酸的90%以上，沙棘果提取物对DPPH·自由基清除能力在一定浓度范围内确实具有较好的剂量依赖性，具有高抗氧化性能。

抗肿瘤活性

沙棘的抗肿瘤活性可归因于抗氧化化合物，特别是酚类化合物和黄酮类化合物，包括山柰酚、槲皮素和异鼠李素，这些物质保护细胞免受可能导致基因突变和癌症的氧化损伤（Christaki，2012）。沙棘多糖能够抑制肝癌细胞Hep G2的增殖、迁移及侵袭情况，并诱导Hep G2细胞凋亡，具有一定的抗肿瘤作用（魏晨业，2021）。

抗炎活性 >>>

体外活性筛选表明山奈酚、槲皮素、异鼠李素等成分对脂多糖和IFN-γ诱导的小鼠巨噬细胞RAW 264.7中NO生成有显著抑制作用。沙棘多糖预处理显著降低了CCl_4诱导的小鼠TNF-α、IL-1β、iNOS的表达，表现出抗炎活性（Zhang et al，2017）。

免疫调节活性 >>>

沙棘的提取物能够明显提高T淋巴细胞转化率，能够加强机体在细胞免疫和体液免疫方面的功能。沙棘多糖能够激活巨噬细胞并且明显增强环磷酰胺致免疫低下小鼠的免疫功能（王蓉等，2020）。

保护肝脏活性 >>>

沙棘能提高小白鼠肝糖原含量，预防CCl_4对小白鼠谷丙转氨酶（GPT）、谷草转氨酶（GOT）的升高作用，能降低总胆红素（TBil）含量，结果是沙棘对CCl_4肝组织损伤具有保护作用（马惠茹等，2009）。从沙棘果实中获得的原儿茶酸对肝星状细胞的活化表现出强烈的抑制作用。此外，沙棘多糖可保护小鼠免受对乙酰氨基酚诱导的肝毒性和急性肝衰竭。

其他活性 >>>

沙棘果多酚提取物对5种食源性细菌大肠埃希菌、金黄色葡萄球菌、单核细胞增生李斯特氏菌、蜡样芽孢杆菌、鼠伤寒沙门氏菌有很强的抑制作用，尤其是对后三种细菌，抑制率可高达90%（Tian et al，2018）。

毒性和安全性 >>>

小鼠口服含有沙棘果肉的物质进行急性毒性和亚急性毒性试验，结果表明是安全的。将沙棘果油对小鼠进行急性毒性试验和亚慢性毒性试验，结果显示为安全（Zhao et al，2017）。

砂仁

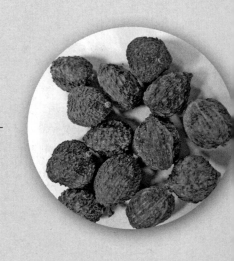

概述

　　砂仁（AMOMI FRUCTUS）又称缩砂蜜，为姜科植物阳春砂（*Amomum villosum* Lour.）、绿壳砂（*Amomum villosum* Lour. var. *xanthioides* T. L. Wuet Senjen）或海南砂（*Amomum longiligulare* T. L. Wu）的干燥成熟果实。砂仁味辛，性温。归脾、胃、肾经。具有化湿开胃，温脾止泻，理气安胎的功效。主要用于湿浊中阻，脘痞不饥，脾胃虚寒，呕吐泄泻，妊娠恶阻，胎动不安的症状。砂仁的最早描述可见于唐代甄权的《药性论》，记载为："缩沙蜜，君。出波斯国，味苦，辛。"明代陈嘉谟的《本草蒙筌》首次以砂仁为正名，曰："砂蜜即砂仁。"明清时期砂仁产地在岭南地区，现以阳春砂为主流品种，以广东阳春为道地产区。

　　阳春砂、绿壳砂呈椭圆形或卵圆形，气芳香而浓烈，味辛凉、微苦。海南砂呈长椭圆形或卵圆形，气味稍淡。砂仁除药用价值外，还可作为食品。市场上，砂仁产品已有砂仁蜜饯、砂仁软糖、砂仁茶、砂仁酒以及砂仁果醋等产品，其中砂仁酒具有温中化湿、健胃护胃、促进饮食等功效，其他产品也具有砂仁的各种功效。

有效成分研究

　　砂仁主要化学成分有挥发油、多酚类、多糖、有机酸等。从挥发油中鉴定的化合物类别为单萜烃、含氧单萜、倍半萜烃和含氧倍半萜（Dai et al，2016）。黄酮类物质有槲皮素、儿茶素、槲皮苷、异槲皮苷。砂仁中主要含有两种多糖，将其水解为单糖，测定单糖组分为阿拉伯糖、甘露糖、葡萄糖及半乳糖，其中阿拉伯糖的含量最高，这是砂仁多糖区别于其它多糖的一个特点。砂仁多糖的提取率达到5.84%（张继斌，2018）。从砂仁中分离得到6种有机酸：香草酸、硬脂酸、棕榈酸、原儿茶酸、对甲氧基肉桂酸酯和对羟基肉桂酸。

生物活性研究

抗氧化活性 >>>

砂仁多糖是一种非晶型结构、具有吡喃环且热稳定性较好的片状酸性杂多糖（韦志等，2021）。体外抗氧化模型（DPPH·、$ABTS^+$·、羟自由基）结果表明砂仁多糖具有较好的体外抗氧化能力。

镇痛抗炎活性 >>>

砂仁挥发油中所具备的镇痛和抗炎作用是多成分作用的结果，它可以延长疼痛小鼠的疼痛阈值时间，并显著抑制二甲苯诱导小鼠的耳郭肿胀炎症，乙酸苄酯是镇痛活性成分之一。同时，砂仁治疗腹泻小鼠具有剂量依赖性的退烧作用，这是由于不同的腹泻症状与炎症介质的合成和释放之间的关联（Lee et al，2016）。

抗菌活性 >>>

砂仁挥发油对细菌和真菌都有抑制作用，抑制作用对象主要包含了以下菌类：金黄色葡萄球菌、沙门氏菌、枯草芽孢杆菌等，还有铜绿假单胞菌和肺炎克雷伯氏菌等。其抗菌机制可能是细胞膜通透性和完整性的改变，导致核酸和蛋白质泄漏（Guo et al，2017）。

降血糖活性 >>>

砂仁可以降低四氧嘧啶诱导的糖尿病小鼠的血糖水平，并显著抑制四氧嘧啶引起的 NF-κB 信号通路的激活，表明砂仁具有降血糖作用（Zhang et al，2013）。砂仁提取物对 α- 淀粉酶和 α- 葡糖苷酶均有较好的抑制活性，是一种强效的天然降血糖剂。

保肝活性 >>>

在二甲基硝胺诱导的大鼠模型中，砂仁中乙酸龙脑酯的乙酸酯部分通过成纤维细胞因子的调节来产生抗肝纤维化作用，发现通过成纤维细胞因子的调节，特别是肝纤维化大鼠模型中的 TGF-β，证明了砂仁的强效抗肝纤维化特性（Wang et al，2013）。

其他活性 >>>

海南砂仁挥发油对番泻叶制造的腹泻模型有止泻效果。海南砂仁提取物均对胃溃疡的治疗有效果。

毒性和安全性 >>>

通过对砂仁临床观察发现，其无毒（Tang et al，2012）。但是，阴虚、津液不足或便秘引起的上火者不宜使用。对砂仁煎液饲养的小鼠观察3天后无中毒或死亡症状，连续服用砂仁提取物30天后对体重、肝脏和肾脏功能无明显影响（Zhao et al，1992）。研究结果表明，砂仁果实无明显的急性毒性和亚急性毒性。

山柰

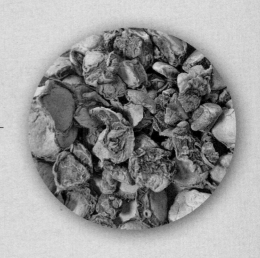

概述

　　山柰（KAEMPFERIAE RHIZOMA）又名山辣、沙姜、土麝香等，是姜科植物山柰（*Kaempferia galanga* L.）的干燥根茎。山柰是唯一一味在我国产量较大的山柰属植物，其味辛、性温。《本草纲目》记载，山柰可以祛除邪气，可治疗感冒胃痛、寒湿、霍乱、风虫牙痛。《岭南采药录》记载："山柰治跌打伤，又能消肿；治骨哽，以之和赤芍、威灵仙等分，水煎服。"《本草汇言》记载："山柰治停食不化，一切寒中诸证。"

　　山柰在临床上主要用于治疗胸横隔膜胀满、腹部寒痛、饮食不良等。在民间，山柰一直作为药食两用的植物使用，从根茎中提取的芳香油可作为调香原料，定香力强。由于其挥发油含量高，香气浓郁，在食品工业中也被广泛应用于食品中的调味品和香料，其根茎、叶常用于白切鸡、白斩鸡的食用佐料（周奕姝等，2022）。

有效成分研究

　　山柰中主要含有二萜类、二苯基庚烷类、黄酮类、酚酸类以及挥发油等多种有效成分，而药理活性较强的化合物主要集中在黄酮类、二萜类和多氧环己烷衍生物（Win，2016）。以山柰酚为母核的黄酮类化合物也是山柰属植物的主要化学成分之一。山柰根茎中含有大量的脂肪酸类化学成分，主要有硬脂酸、5-癸烯酸、柠檬酸三甲酯、二十酸乙酯、2-十四碳烯酸、单棕榈酸甘油酯等（吴华东，2016）。山柰的挥发油含量较高，干品能达到30%～40%，主要有对甲氧基肉桂酸乙酯（反式、顺式）、反式肉桂酸乙酯、正十五烷、龙脑、8-十七碳烯、莎草烯、十七烷、蓝桉醇、桉油精、顺式肉桂酸甲酯等。

生物活性研究

镇痛、抗炎活性

山柰叶具有镇痛和抗炎作用，其机理为山柰酚能够降低TNF-α/IFN-γ诱导的成肌细胞中促炎因子和趋化因子表达（Sulaiman et al，2020）。山柰酚可通过调节PI3K和ERK蛋白磷酸化影响C_2Cl_2细胞中的肌源分化，改善成肌细胞分化形态，可用作保护肌肉免于炎症损伤的候选化合物（解灿灿等，2023）。山柰酚可通过抑制TLR4/NF-κB信号通路的激活，抑制肺部炎症反应，改善老龄大鼠的肺功能，在预防和治疗PM2.5诱导的急性肺损伤方面有潜在应用价值（王峥业等，2023）。

抗氧化活性

山柰具有抗氧化性能和透皮吸收性能，能延缓皮肤老化，并具有一定的防晒作用，可作为化妆品行业的天然护肤品使用。山柰酚可通过抑制MAPK和NF-κB级联以及NRF-2/HO-1水平的上调来减少氧化应激、炎症和细胞凋亡（玄露露等，2021）。

心脑血管保护活性

山柰酚可通过多个靶点介导巨噬细胞极化，减轻心肌缺血再灌注损伤（罗小志等，2023），木犀草素和山柰酚可通过不同的药理机制发挥防止动脉粥样硬化作用。

保护肾脏活性

经山柰酚干预后的糖尿病肾病小鼠，其肾脏组织炎症、纤维化减轻，肾功能障碍也得到改善。山柰酚也能抑制多囊肾囊肿衬里上皮细胞增殖，并诱导细胞凋亡和细胞周期阻滞（潘雪等，2023）。

保骨活性

山柰酚可通过刺激雌激素信号转导，后激活Wnt信号转导通路，从而促进人成骨肉瘤细胞的成骨向分化（Sharma et al，2019），可能成为治疗骨质疏松症的候选药物。

抗肿瘤活性

山柰根茎的醇提物有明显的抗血管生成作用，在某些心血管癌症治疗上具有潜在的应用价值。山柰酚可增强正常人角质形成细胞中硫氧还蛋白还原酶1和硫氧还蛋白的基因表达，同时增加细胞中硫氧还蛋白还原酶的活性，调节HL-60细胞中依托泊苷的活性并达到抗肿瘤的功效（Kluska et al，2021）。

其他活性

山柰酚可介导AMPK信号通路调节自噬和抑制细胞凋亡，从而保护大脑免受I/R损伤（Yuan et al，2022）。山柰酚预处理可促进H_2O_2刺激下的黑素细胞增殖，抑制其凋亡，可减轻H_2O_2引起的正常人表皮黑素细胞的氧化损伤作用（王红娟等，2023）。

毒性和安全性

山柰根提取物有很好的防晒效果，对皮肤无刺激性，安全性好。注意山柰不宜用于阴虚血亏、肝气郁结、内火旺盛者，另山柰性温，容易产生口干、咽痛、便秘等上火症状。云南产的山柰不止一种，其同属植物有作香料服食而中毒者，值得注意。

山药

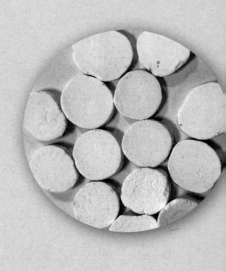

　　山药（DIOSCOREAE RHIZOMA）又名薯蓣、土薯、薯药等，为薯蓣科植物薯蓣（*Dioscorea opposita* Thunb.）的干燥根茎。其味甘、性平；归脾、肺、肾经。具有补脾养胃，生津益肺，补肾涩精等功能。主要用于脾虚食少，久泻不止，肺虚喘咳，肾虚遗精，带下，尿频，虚热消渴等症。麸炒山药具有补脾健胃等功能。主要用于脾虚食少，泄泻便溏，白带过多等症。《本草纲目》记载，山药"益肾气、健脾胃、止泻痢、化痰涎、润皮毛"。《神农本草经》中记载，山药"补中、益气力、长肌肉"。《本草经读》："山药，能补肾填精，精足则阴强、目明、耳聪。"传统中药中的经典名方六味地黄丸、四妙丸、参苓白术散等方剂中均含有山药。我国是山药的原产地，自夏、商开始种植，目前形成东北、华北、西北、华中、华东、华南产区。

　　冬季山药茎叶枯萎后采挖，切去根头，洗净，除去外皮和须根，干燥，习称"毛山药"。毛山药略呈圆柱形，气微，味淡、微酸，嚼之发黏。山药作为药食两用的中药之一，其应用广泛，不论是在食品领域还是医疗保健领域都有广泛应用，市场上现售有多种山药相关制品，如乳酸菌饮料、粉条、果冻、饼干、月饼、点心甜品等（马凌云等，2023）。

有效成分研究

　　山药的化学成分包括蛋白质、氨基酸、微量元素、黏蛋白、多糖、皂苷、脂肪酸等。山药多糖的干粉含量约为 7.4% ～ 13.5%，主要由甘露糖、阿拉伯糖、木糖、葡萄糖、半乳糖及少量岩藻糖组成。山药活性成分中，皂苷类约占 50% 以上。从山药中分离得到了 9 种新的呋喃甾烷醇皂苷和 11 种甾体皂苷。尿囊素是尿酸的衍生物，是山药质量控制的重要指标之一。山药中植物甾醇类物质，包括菜油甾醇、豆甾醇和谷甾醇等。其他成分还包括芹菜素、金合欢素、甘草素、山药素等（安莉等，2023）。山药中富含多种脂肪酸，其中包括亚油酸、亚麻酸等人体必需的不饱和脂肪酸。还富含各类蛋白质和氨基酸，且必需氨基酸种类齐全，含有 17 种常见的氨基酸，包括 8 种必需氨基酸。山药中富含 Zn、Cu、Co、Mn、Fe 等元素（马永青等，2023）。山药含有丰富的维生素 C、B 族维生素及维生素 E。

生物活性研究

免疫调节活性

山药中多种功能性成分不仅能够提高非特异性免疫功能，对特异性免疫功能也可以起到增强作用（赵赛蕾等，2023）。山药蛋白肽可以通过促进免疫能力低下小鼠的中枢和外周免疫器官的发育、改善机体免疫细胞状态、调节体内免疫活性物质的分泌表达，提高机体免疫能力，发挥其免疫活性。有科学研究证实了山药糖蛋白可以作为免疫调节物质进行开发的观点。山药水溶性多糖能够明显增强小鼠模型的免疫状态，并呈现剂量依赖性。

抗肿瘤作用

山药及其叶部对不同肿瘤细胞表现出调节细胞通路关键基因、抗细胞增殖等作用（Kanu et al，2018）。紫山药花青素各剂量组对 HepG2 肝癌细胞、MDA-MB-231 乳腺癌细胞增殖均有一定的抑制作用。淮山药叶提取物对肿瘤细胞 HUVEC、A549、MCF-7 和 SW480 均显示出较强的抑制活性作用。

抗氧化、抗衰老、抗疲劳活性

山药中多种功能性成分均具有抗氧化作用（杭书扬等，2023）。山药多糖美拉德反应产物抗氧化活性较高，即能够提供更多氢原子以稳定自由基。山药多糖的DPPH·自由基清除率和羟自由基清除率明显高于水提物。山药多糖通过提高细胞抗氧化能力，抑制细胞的氧化应激，抑制生物大分子氧化损伤，从而有效保护丙烯胺诱导的巨噬细胞氧化损伤。山药多糖能够增强实验动物的学习能力，减轻实验动物的空间记忆障碍，且其抗衰老作用可能是通过修复器官功能，提高克老素基因（Klotho gene）在实验动物体内的表达来实现的。山药多糖增加了癌症相关小鼠力竭游泳时间、腓肠肌的ATP含量，并上调了SOD活性。

降血糖、降血脂活性 >>>

山药不仅有降糖作用，还能够减轻肥胖糖尿病肾病模型动物的体重，改善其肾功能，调节肠道微生态菌群。山药复方能够预防小鼠高脂高糖诱导形成的糖调节受损。山药乙醇提取物能够明显降低高脂血症模型动物胆固醇和低密度脂蛋白水平，从而表现出较好的降血脂效果（Uthirapathy et al，2021）。决明子山药黄豆复配能够降低大鼠高脂饮食诱发的高脂血症。

脾胃调节活性 >>>

山药可以增加大鼠的体重，增强胃肠蠕动，从而改善脾虚症状，达到健脾益胃的目的（Sun et al，2019）。山药多糖对小鼠肝缺血再灌注损伤中的脾脏组织损伤具有保护作用。

其他活性 >>>

此外，山药山楂茶可以改善糖尿病性阳痿大鼠勃起功能（岳宗相等，2023）。山药薯蓣皂苷能够有效降低糖尿病肾病大鼠胰腺损伤、肾功能标志物和肾脏病理变化。山药多糖对糖尿病肾病小鼠肾功能具有一定的保护作用。

毒性和安全性 >>>

山药具有较高的安全性，但仍需适量食用（孙廷泉，2009）。部分人生吃山药后可能会引发过敏、腹泻。还需要注意有实邪者忌服山药。《本草经集注》："紫芝为之使，恶甘遂。"

山楂

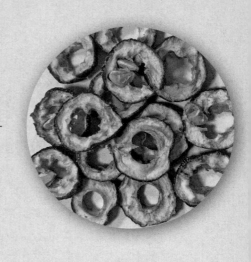

山楂（CRATAEGI FRUCTUS），又名山里果、山里红，为蔷薇科植物山里红（*Crataegus pinnatifida* Bge. var. *major* N. E. Br.）或山楂（*Crataegus pinnatifida* Bge.）的干燥成熟果实。山楂味酸、甘，性微温，归脾、胃、肝经；具有消食健胃，行气散瘀，化浊降脂等功能。用于肉食积滞，胃脘胀满，泻痢腹痛，瘀血经闭，产后瘀阻，心腹刺痛，胸痹心痛，疝气疼痛，高脂血症。焦山楂消食导滞作用增强，用于肉食积滞，泻痢不爽。《本草图经》《本草再新》等书籍中记录山楂有消食健胃，行气散瘀等作用。山楂适应性极强，既耐高温又耐严寒，在中国分布于东北地区及内蒙古、陕西、江苏等地，是起源于我国的特产果树。我国山楂人工种植的面积已超过百万公顷，山楂果的年产量达9亿公斤，产量占世界山楂总产量的70%。

山楂果肉呈黄褐色，偶见焦斑。气清香，味酸、微甜。其起源古老，距今两千年前的《尔雅》中记载的"朹"，被认为是中国早期文献记载的山楂古名，因为明代李时珍根据晋代学者郭璞的注释引述："《尔雅》云：'朹树如梅，其子大如指头，赤色似柰，可食。'此即山楂也。"山楂传统产品及功能性食品的研发，不仅可以满足不同消费人群对口感、营养、外观的需求，还充分利用了我国山楂种质资源丰富的优势，具有极大的发展空间。早在南宋时期，就出现了山楂加工品——冰糖葫芦。如今，市场现广泛售有多种山楂产品，如罐头、奶片、糕点、酱油、果汁饮料、果醋、果酱、果冻、果酒等（李志伟等，2023）。

有效成分研究

山楂的主要化学成分类型为黄酮类、萜类、含氮化合物、类固醇等。迄今为止，已从山楂中分离出60余种黄酮类化合物，主要包括槲皮素、金丝桃苷、芦丁、牡荆素、山柰酚、草质素等（Guo et al，2021）。酚酸包括原儿茶酸、绿原酸、二氢咖啡酸、咖啡酸、根皮酸、p-香豆酸、阿魏酸、肉桂酸等。原花青素是山楂中常见的黄酮类化合物，它们在山楂中以（+）-儿茶素和（−）-表儿茶素的多聚体形式存在。在山楂的有效成分中，有机酸的含量仅次于黄酮类化合物，高达4.1%。山楂中的有机酸主要包括酚酸和其他有机酸，其他有机酸包括苹果酸、柠檬酸、奎尼酸、丙酮酸、酒石酸、琥珀酸、富马酸、抗坏血酸、棕榈酸、硬脂酸、油酸和亚油酸等。山楂多糖是氨基多糖，其中中性多糖的含量为72%。醛类、酮类、酯类、呋喃类和脂肪酸氧化降解是烘焙过程中发生的主要反应，也是影响其风味的主要因素（Fei et al，2023）。此外，山楂还含有常量元素5种（钾、钠、钙、磷、镁）；同时测得蛋白质氨基酸17种，其中人体必需氨基酸8种。

生物活性研究

促消化活性

山楂中的维生素C、维生素B_2、胡萝卜素及多种有机酸口服能增加胃中消化酶的分泌，促进消化，其中所含的解脂酶能直接帮助消化脂肪类食物，且能加强胃脂肪酶、蛋白酶的活性。焦山楂可调节高热量饮食引起消化不良大鼠的体质量、摄食量、胃肠动力和脑肠肽异常分泌（Wang et al，2019）。生山楂饮片中的有机酸部位对于小肠运动具有促进作用。此外，山楂水提取物还对胃黏膜损伤有辅助保护作用。

降血压、血糖、血脂活性

根据系统回顾以及Meta分析，评估山楂单一制剂对血压的影响，如果坚持使用12周，山楂能显著降低轻症高血压患者的血压（Alexa et al，2020）。

山楂水提取物能显著降低高盐诱导所致的高血压。对于患有高血压的2型糖尿病患者，长期使用山楂可显著降低舒张压。山楂提取物能有效改善高糖、高脂诱导的小鼠高血糖。2型糖尿病大鼠模型中，山楂大大降低了其体内的葡萄糖水平，胰岛素水平显著增加。山楂叶乙醇提取物在浓度为500 mg/kg剂量下能够明显抑制糖尿病大鼠的餐后血糖升高，可能具有类α-葡糖苷酶抑制剂作用。山楂提取物能降低血糖水平，增加胰腺中血浆胰岛素的释放，同时通过抑制胰腺脂肪酶和脂蛋白脂肪酶调节脂代谢。当山楂核总酚酸提取物浓度达一定程度时，在体外有良好的胰脂肪酶抑制活性，表现出良好的体外调脂活性。山楂黄酮能通过调控基因的转录和表达，调控动物脂代谢，还可抑制脂肪细胞瘦素的分泌，以及通过抑制脂肪细胞分泌纤溶酶原激活物抑制剂，调节机体的代谢紊乱。山楂皂苷可以增强低密度脂蛋白与肝脏质膜结合，而达到调节血脂作用。

抗菌活性 >>>

山楂对大肠埃希菌等多种细菌具有抑制作用（刘小凤等，2023）。山楂多糖和粗黄酮对大肠埃希菌、金黄色葡萄球菌、枯草芽孢杆菌、米曲霉、黑曲霉有很好的抑制效果。山楂与PBP2a具有较高的特异性结合作用，对联合β-内酰胺类抗生素抑制耐甲氧西林金黄色葡萄球菌具有增敏作用。山楂果核挥发油也具有抑菌作用，对大肠埃希菌、金黄色葡萄球菌及铜绿假单胞菌引起的体内、外感染均有较好的保护性，对金黄色葡萄球菌为代表的革兰氏阳性球菌比革兰氏阴性杆菌更敏感。

抗氧化活性 >>>

山楂果、山楂叶或山楂花的各种提取物在一些体外研究中均具有抗氧化活性，这可能与其含有的低聚原花青素和总黄酮有关。山楂甲醇提取物中总多酚和总黄酮含量均最高，清除DPPH·自由基、ABTS⁺·自由基能力和铁还原能力最强（张亮亮等，2020）。山楂提取物具有较强的抗氧化能力，果蝇摄入后，体内相关抗氧化基因mRNA表达水平显著上调，转录翻译得到更多的SOD、CAT等抗氧化酶，从而有效减少果蝇体内过量自由基，降低由自由基引起体内脂质过氧化反应等的氧化损伤，延缓果蝇衰老进程，延长果蝇寿命。

抗肿瘤活性 >>>

山楂中的多酚成分通过诱导细胞周期阻滞和促进细胞凋亡而抑制人乳腺

癌细胞。山楂黄酮提取物对人肝癌细胞和人肠癌细胞生长起抑制作用，且呈剂量效应。山楂的多糖提取物对人结肠癌细胞的增殖有明显的抑制作用（Ma et al，2020）。山楂酸和齐墩果酸可抑制细胞内糖原磷酸化酶活性，使细胞的糖原代谢受阻，细胞生命活动所需的能量来源减少，从而抑制人肺腺癌细胞生长。山楂中的多酚类物质有消除亚硝酸盐的能力，即有阻断合成亚硝胺及其致癌的作用，对人淋巴细胞程序外DNA损伤的抑制率达71.5%，证明其有抗癌作用。

其他活性 >>>

山楂提取物通过调节血浆总抗氧化状态、总氧化剂状态和氧化应激指数水平，抑制牙周炎症及牙槽骨质流失（Hatipoğlu et al，2015）。复方山楂饮对二硫化碳（CS_2）毒性视网膜损害有一定防护作用。山楂酸能有效干预糖皮质激素所造成的大鼠骨质疏松，能促进成骨细胞活性，抑制破骨细胞生长，促进骨基质形成。

毒性和安全性 >>>

山楂功效繁多，且毒性很小，小鼠口服LD_{50}均大于126g/kg。实验表明给大鼠山楂代用茶日累积剂量为临床成人（按60 kg计算）拟推荐日用剂量的108倍，在此剂量下大鼠一般情况，血液生化指标，肝脏、肾脏的病理组织显示均无毒性反应。脾胃虚弱而无积滞者及胃酸分泌过多者慎用。孕妇不宜过量服用山楂，大量食用山楂会刺激子宫收缩，甚至导致流产（姚晨思等，2023）。

山茱萸

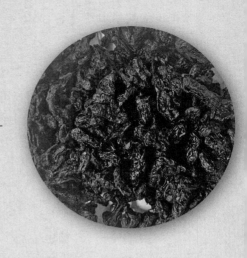

概述

　　山茱萸（FRUCTUS CORNI）又名山茱萸肉、蜀枣、药枣等，系山茱萸科山茱萸属的植物山茱萸（*Cornus officinalis* Sieb. et Zucc.）的干燥成熟果肉。山茱萸作为一种药食同源物质，被国家卫健委纳入食药物质目录。山茱萸性酸、涩，微温。归肝、肾经。具有补益肝肾，收涩固脱等功能。主要用于眩晕耳鸣，腰膝酸痛，阳痿遗精，遗尿尿频，崩漏带下，大汗虚脱，内热消渴等症。《本草纲目》言，山茱萸可"温肝补肾，除一切风，止月经过多，治老人尿频"。作为传统中药，山茱萸被大规模引进种植到四川、河北、湖北等地。

　　山茱萸呈不规则的片状或囊状，气微，味酸、涩、微苦。山茱萸在提供营养价值、缓解疲劳、调控机体等方面均有一定功效，故将其开发成方便、绿色的保健用品或食品，具有可观的经济、社会以及生态效益。从山茱萸中分离纯化得到的没食子酸与没食子酸甲酯对市场上销售的猪油、大豆油都具有显著的抗氧化活性，因此在食品投放数量允许的数值内，可适当思考加入天然抗氧化剂。这些结果表明对山茱萸进行深入的研究与应用具有良好的发展前景。

有效成分研究

　　目前，已从山茱萸果实、树枝、叶等部位分离得到234个化合物，主要包括环烯醚萜类、鞣质类、黄酮类、酚酸类等。在此基础上，还发现三萜类、苯丙素类、挥发油类等物质。环烯醚萜类物质分为三种：环戊烷型、裂环型、二聚体型。山茱萸鞣质类物质大多为可水解鞣质。鞣质类化合物与糖连接部分主要包括没食子酰基、去氢双没食子酰基、去氢六羟基联苯基等。山茱萸中分离出32个黄酮类物质，结构大多为花色苷、黄酮醇、二氢黄酮等。山茱萸三个部位中已有38个芳香酚酸类物质被分离出来，其中大多有苯酚和酚酸结构。除以上成分外，从山茱萸中分离出的化合物还有生物碱类、有机酸类、甾体类和糖类等36个化合物，其中有机酸类包括酒石酸、苹果酸等；生物碱包括cornucadinoside A、7-epi-javaniside等；甾体类如胡萝卜苷、β-谷甾醇等；糖类如蔗糖等。果肉内含有16种氨基酸，还含有大量人体所必需的元素。另外，含有生理活性较强的皂苷元糖、多糖、苹果酸、酒石酸、酚类、树脂、鞣质和维生素A、维生素C等成分。

生物活性研究

肝脏与肾脏保护活性

　　山茱萸在亚洲国家通常作为滋补类中药，被应用于肝脏或肾脏滋补、糖尿病的治疗等（韩立柱等，2019）。山茱萸果实乙醇提取物（COFE）预处理的小鼠可明显预防对乙酰氨基酚（APAP）诱导的肝损伤。山茱萸中莫诺苷能有效降低肾脏受损大鼠模型的血清葡萄糖和血清尿素水平，并通过降低血糖水平和氧化效果实现保护肾损伤压力的目的。山茱萸中马钱苷能够通过降低肝肾中血清甘油三酯水平、调节血清及肝组织血脂异常等方式缓解高血糖相关症状。此外，山茱萸中环烯醚萜总苷可较好地抑制糖尿病肾病发展。总三萜类物质可通过降低氧化应激、下调TGF-β1生长因子水平来达到提高肾功能的目的，从而使血清中肌酐水平降低，肾小球肥大症状得到有效控制。

抗糖尿病活性

　　山茱萸提取物对高脂饮食诱导的肥胖雄性小鼠有抗肥胖作用，实验显示COFE通过下调肥胖雄性小鼠的脂肪生成相关基因来预防HFD诱导的体重增加、肝脂肪变性和脂肪细胞增大（Eunkuk et al，2021）。此外，COFE给药改善了HFD诱导的雄性小鼠受损的葡萄糖代谢、胰岛素作用、生化肥胖参数和代谢特征。有研究结果表明山茱萸活性成分可以改善糖尿病相关的损害和并发症，莫诺苷与马钱苷可使糖尿病模型大鼠空腹的血糖指标下降，熊果酸表现出最高的活性氧清除活性和α-葡糖苷酶抑制活性，同时马钱苷和熊果酸之间还存在一定的协同效应，表现出较好的降血糖特性。

抗氧化活性

有研究评估山茱萸提取物对人类嗜中性粒细胞中活性氧（ROS）生成以及嗜中性粒细胞（肿瘤）中细胞因子分泌的影响。研究结果表明山茱萸部分活性成分显著抑制了ROS的产生，且水提物和醇提物是中性粒细胞分泌IL-8的特别有效的抑制剂（Monika et al，2021）。有科研人员研究发现，山茱萸乙醇提取物对氧化应激有潜在的抑制作用。

抗炎活性

山茱萸和芍药组合物能有效抑制类风湿性关节炎（RA）期间与氧化应激和炎症相关因子的释放，从而改善症状和抑制RA发展。Li等使用网络药理学工具，确定8个基因鉴定为类风湿性关节炎与五种活性化合物（山茱萸中马钱苷、熊果酸和莫诺苷；芍药中芍药苷和芍药内酯苷）的共同靶点，系统揭示了山茱萸和芍药的药理和分子作用，进一步确立了它们可作为治疗和管理类风湿性关节炎的重要候选药物（Li et al，2021）。

神经保护活性

国外研究人员基于网络药理学方法研究山茱萸治疗阿尔茨海默病（AD）的活性成分和有效机制，最终获得治疗AD的43个关键靶点（Qu et al，2020）。这些关键靶标涉及多种生物学过程，包括细胞凋亡、自噬、淀粉样蛋白沉积和氧化应激等途径，例如PI3K-AKT、MAPK和TNF途径。通过对关键靶点的分析，得到了熊果酸、茴香脑和β-谷甾醇三种关键化合物。故认为熊果酸、茴香脑和β-谷甾醇可能是DMSCO（山茱萸干燥成熟果肉）治疗AD的主要活性成分。同时，DMSCO可通过PI3K-AKT、MAPK等信号通路调节淀粉样蛋白沉积、细胞凋亡、自噬、炎症反应和氧化应激来治疗AD。

抗菌活性 >>>

有学者研究添加山茱萸提取物的苹果汁中大肠埃希菌O_{157}：H_7的存活率，研究结果显示含有山茱萸提取物的苹果汁中观察到大肠埃希菌O_{157}：H_7显著减少，表明添加山茱萸提取物具有较好的抗菌作用。乙醇浓度为70%时提取的山茱萸酚酸类物质在杀灭金黄色葡萄球菌、苏云金芽孢杆菌方面具有较强的效果。从山茱萸中分离纯化得到的熊果酸对大肠埃希菌、枯草芽孢杆菌等细菌以及啤酒酵母等真菌均有较强的抑制活性。本课题组研究发现，余甘子提取物具有较好抑制海洋致病性弧菌——哈维氏弧菌及副溶血弧菌的作用，其乙醇提物对哈维氏弧菌和副溶血弧菌的最小抑菌浓度均达到了15.63 mg/mL，进一步提取分离、检测分析，确定山茱萸中抑制海洋致病菌的有效成分为酚酸类化合物（刘玮炜等，2023）。

其他活性 >>>

山茱萸还具有镇静安定、促进毛发发育以及增强骨质等生理活性。有研究证明从山茱萸中分离纯化得到的马钱苷对失眠小鼠模型具有较好的镇静及催眠作用，其机理可能和血清素能系统（SS）和γ-氨基丁酸（GABA）神经元变化传导相关。另外，山茱萸中莫诺苷既有利于人原代细胞体外转移与增殖分化，又能促进多种蛋白指标上调，并加快毛发生长、降低毛囊减退等（Hu，2020）。

毒性和安全性 >>>

山茱萸进行急性经口毒性试验、三项遗传毒性试验（细菌回复突变试验、哺乳动物红细胞微核试验及小鼠精原细胞染色体畸变试验）和28天经口毒性试验，结果表明，山茱萸在该条件下未见明显急性经口毒性、遗传毒性以及亚急性毒性作用，为其纳入食药物质目录提供了可靠的科学数据（刘辉等，2023）。

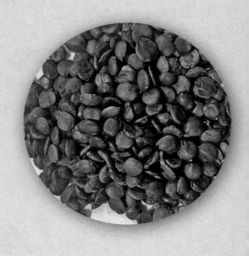

酸枣仁

概述

酸枣仁（ZIZIPHI SPINOSAE SEMEN）又名酸枣核。为鼠李科植物酸枣 [*Ziziphus jujuba* Mill. var. *spinosa* (Bunge) Hu ex H. F. Chou]的干燥成熟种子。酸枣仁味甘、酸，性平。归肝、胆、心经。具有养心补肝，宁心安神，敛汗，生津的功效。主要用于虚烦不眠，惊悸多梦，体虚多汗，津伤口渴的症状。酸枣仁的功效最早记载于东汉《神农本草经》，曰："酸枣，味酸平，主心腹寒热，邪结气聚，四肢酸疼，湿痹。久服安五脏，轻身延年。"《金匮要略》中首次出现"酸枣仁"之称，明代及以后均以"酸枣仁"为正名。今河北邢台所产酸枣仁质量较优，陕西、甘肃、山东等地亦有所产。

酸枣仁呈扁圆形或扁椭圆形，气微，味淡。酸枣仁中含有丰富的植物蛋白质、氨基酸，分析表明酸枣仁含有17种氨基酸，此外还含有阿魏酸、微量元素、酸枣多糖等物质。利用酸枣仁等为原料，可以研制出具有改善睡眠和抗氧化活性的功能性酸枣仁复方饮料（刘淑芳，2022）。市场上，酸枣仁产品已有酸枣仁汤、酸枣仁糕和酸枣仁软糖等。

有效成分研究

从酸枣仁中已经分离和鉴定了150多种不同的化学成分，包括萜类化合物、生物碱、类黄酮、脂肪酸、挥发油和多糖。酸枣仁中的主要化学成分是皂苷，如大枣糖苷A、大枣糖苷B和大枣糖苷C。首次从酸枣仁中分离出两种生物碱：lysicamine和juzirine（He et al，2020）。黄酮类成分有斯皮诺素、紫草素等。酸枣仁多糖有葡萄糖醛酸、甘露糖、鼠李糖、葡萄糖、半乳糖和木糖。有17种不同类型的脂肪酸，占总脂肪酸的95.33%，不饱和脂肪酸占总脂肪酸的80.20%，饱和脂肪酸约占15.13%（王翠艳等，2006）。

生物活性研究

镇静催眠活性 〉〉〉

酸枣仁煎煮液可以显著降低自发活动，延长被超阈值剂量戊巴比妥钠扰乱的睡眠时间，并增加被亚阈值剂量戊巴比妥钠扰乱的小鼠的睡眠率（You et al，2007），也可通过调节单胺类神经递质或其受体的表达发挥镇静催眠作用（孙宁等，2023）。酸枣仁类黄酮和皂苷均能够显著降低小鼠的自发活动，增加小鼠的睡眠时间。

抗氧化活性 〉〉〉

酸枣仁对羟自由基的清除能力低于维生素E，而总抗氧化能力与维生素E相当。研究还发现总黄酮类化合物对DPPH·和ABTS$^+$·自由基具有明显的清除能力。酸枣仁多糖可显著促进RAW264.7细胞的增殖（Lin et al，2018）。其可显著促进RAW2.264细胞NO的释放和应激反应蛋白的表达。

神经保护活性 〉〉〉

酸枣仁乙醇提取物可以显著改善东莨菪碱诱导的小鼠认知障碍（Lee et al，2013）。酸枣仁的水提物对改善酒精诱导的小鼠记忆检索障碍和在一定程度上提高学习能力起到了必要的作用（Zhang et al，2014）。

心血管保护活性 〉〉〉

酸枣仁总皂苷对降低血压有明显作用（Dian et al，2003）。用皂苷A预处理可以上调Bcl-2并下调Bax蛋白表达水平，从而提高Bcl-2/Bax比值，抑制线粒体中细胞色素C的释放，降低心肌组织中半胱天冬酶-3的活性，从而减少心肌细胞凋亡。

其他活性 ⟫⟫⟫

酸枣仁乙醇提取物具有很好的对抗小鼠电休克惊厥的特点。采用焦虑动物模型与药物效用评价技术相结合的实验方法，证明了中药方剂酸枣仁汤具有显著抗焦虑作用，并初步证实了酸枣仁汤中抗焦虑作用的物质基础主要是黄酮和多糖。

毒性和安全性 ⟫⟫⟫

酸枣仁一直被认为是具有高度安全性的传统中药，在饮食或临床应用中很少发现毒性反应。酸枣仁仅在高剂量时才有毒。通过胃内给药给予小鼠150g/kg的剂量，无毒性症状。大鼠慢性毒性试验表明其毒性也极低。对酸枣仁根提取物进行了口服毒性试验，表明该提取物（2500 mg/kg）对小鼠无毒性或致死作用（Alam et al，2016）。所以酸枣仁被认为是一种安全的传统中药。

桃仁

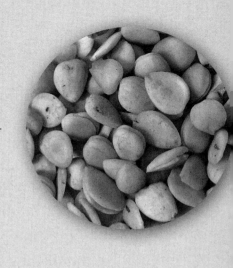

概述

桃仁（PERSICAE SEMEN）又称桃核仁，为蔷薇科植物桃［*Prunus persica*（L.）Batsch］或山桃［*Prunus davidiana*（Carr.）Franch.］的干燥成熟种子。桃仁味苦、甘，性平。归心、肝、大肠经。具有活血祛瘀，润肠通便，止咳平喘的功效。主要用于经闭痛经，癥瘕痞块，肺痈肠痈，跌扑损伤，肠燥便秘，咳嗽气喘的症状。《神农本草经》是目前发现最早记载桃仁主治的著作，其曰："主瘀血，血闭瘕邪气，杀小虫。"晋代《肘后备急方》多处载有单味药组成的方剂，如"桃仁七枚，去皮尖，熟，研。水合顿服，良。亦可治三十年患"。桃仁主产于山东、陕西、河北、山西等省。

桃仁呈扁长卵形，气微，味微苦。山桃仁呈类卵圆形，较小而肥厚。含有多种营养成分，包括挥发油类、氨基酸、蛋白质类、脂肪酸类和微量元素等，氨基酸主要包括丙氨酸等，还含少量的微量元素（杨森，2016），包括Fe、Mn、Mg和少量的鞣质。桃仁可以做成桃仁粥，具有活血止痛、滋养脾胃的作用，适用于消化性溃疡出血停止后或无发生出血者。目前关于桃仁的产品开发并不多，主要有桃仁干果、桃仁茶和桃仁粉等。

有效成分研究

桃仁中含有的化学成分主要包括挥发油类、氨基酸、蛋白质类、黄酮类、甾醇、芳香苷类、脂肪酸类、矿物质以及其他类化合物。挥发油中，芳香族小分子化合物以苯甲醛为主，还包括β-生育酚、维生素 E 等。脂肪族小分子化合物包括二甲基十氢萘、棕榈酸、2-甲基-己醛等。黄酮类化合物主要有槲皮素、柚皮苷、山柰酚-3-O-芸香糖苷、儿茶素等（马超一，2010）。苷类以苦杏仁苷、野樱苷等氰苷为主要有效成分（李晓松，2010）。甾醇类化合物包括岩藻甾醇、β-谷甾醇。脂肪酸主要有棕榈酸、硬脂酸、油酸、亚油酸。桃仁中还含有 K、Na、Ca、Zn、Fe、Mn、Mg 等 12 种矿物质，以及多种维生素类成分。其蛋白质类成分约占 25%，多糖约占 1.83%。

生物活性研究

抗肿瘤活性

桃仁提取物苦杏仁苷抑制人结肠癌细胞生长，对体外培养的人结肠癌细胞具有抗增殖作用。岩藻甾醇通过诱导细胞凋亡、细胞周期阻滞和 Raf/MEK/ERK 信号通路的靶向作用，对人肺癌细胞产生抗增殖作用（Mao et al，2019）。

神经保护活性

通过生物活性导向分离出的苦杏仁苷激活 ERK1/2 通路，使其具有强效神经营养剂功效，因此，苦杏仁苷可能是主要的神经保护药物（Yang et al，2014）。桃仁乙醇提取物能降低 D-半乳糖所致衰老大鼠乙酰胆碱酯酶活性，保护中枢胆碱能神经功能而促进学习记忆。

免疫调节活性

桃仁蛋白的免疫调节作用是通过降低血清中 IL-2、IL-4 两种细胞因子的水平来实现的。桃仁提取物可以增加链霉亲和素碱性磷酸酶大鼠小肠黏膜 IgG、IgA 和 IgM 水平，表明桃仁提取物对急性胰腺炎大鼠肠道屏障功能具有保护作用，并且能显著改善急性胰腺炎大鼠的免疫功能（兰涛等，2015）。

心血管保护活性

桃仁乙酸乙酯提取物具有明显的抗血栓作用（汪宁等，2002）。桃仁提取物也有抗心肌缺血损伤活性。

其他活性 >>>

桃仁的水提物还具有一定的抗炎作用，桃仁蛋白对炎症引起的血管通透性亢进具有抑制作用。桃仁也具有一定的抑菌活性。

毒性和安全性 >>>

对桃仁中的总蛋白或单一蛋白质成分进行了大量药理研究，结果是，桃仁蛋白无急性和长期毒性（张波等，2003）。桃仁是一味活血化瘀和润肠通便功效显著的常用药材，其本身几乎无毒，但在苦杏仁酶等的分解作用下却产生了有毒物质，但是可以通过相应的方法减弱其毒性。桃仁味苦能泄，孕妇忌服，便溏者慎用。桃仁提取液毒性较轻。安全剂量下不表现毒性作用（卓玉珍等，2009）。

天麻

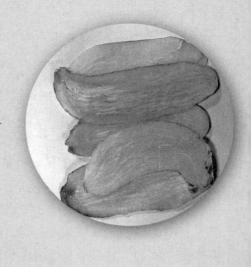

概述

　　天麻（GASTRODIAE RHIZOMA）又名赤箭、鬼督邮、神草等，为兰科植物天麻（*Gastrodia elata* BL.）的干燥块茎。其甘，性平；归肝经。具有息风止痉，平抑肝阳，祛风通络等功能。主要用于小儿惊风，癫痫抽搐，破伤风，头痛眩晕，手足不遂，肢体麻木，风湿痹痛等症。天麻最早记载于《神农本草经》，被列为上品。李时珍在《本草纲目》中更是对天麻倍加推崇："眼黑头眩，风虚内作，非天麻不能治。天麻乃定风之草，故为治风之神药。"2021年新版《国家重点保护野生植物名录》发布后，天麻被列为国家二级保护植物。天麻无根无叶，靠寄生于蜜环菌获得营养，所含成分丰富，具备较高的临床应用价值，是当下临床中广泛使用的名贵药材。天麻主产于黄河流域与长江流域诸省。

　　天麻呈椭圆形或长条形，气微，味甘。天麻作为我国传统药材历史悠久。市场上现售有多种天麻相关产品，如保健酒、浓缩汤料、蜜片、茶饮、软硬糖、化妆品等（陈刚等，2023）。

有效成分研究

　　从天麻块茎中鉴定了200多种化学成分，包括有机酸类、糖类、醚类、酚类、醇类、醛类、酯类、烃类、生物碱类及含硫化合物等。天麻素、对羟基苯甲醇是天麻的标志性成分。其有机酸类化合物主要包括L-苯基乳酸、原儿茶酸、间羟基苯甲酸、丁香酸等化合物。糖苷类化合物主要包括双（4-羟基苄基）醚单-β-L-吡喃半乳糖苷、甲基-O-β-D-吡喃葡萄糖苷等。醚类化合物主要包括4-羟基-3-（4-羟基苄基）苄基甲醚、对羟基苄基二硫醚。酚类、醇类、醛类化合物主要包括4,4'-亚甲基双（2-甲氧基苯酚）、4-（4-羟基苄基）-2-甲氧基苯酚、邻苯二甲酸二辛酯等。天麻内含有丰富的氨基酸与核苷类成分，其中谷氨酸与天冬氨酸为主要成分，杂交天麻总氨基酸、总核苷含量较亲代天麻更高，且总氨基酸呈显著性差异（王广政等，2023）。旺苍乌天麻《中国药典》指标远超国家标准，重金属远低国家标准；矿物质及维生素含量丰富，K含量高达1030 mg/100g，泛酸为60.2 mg/100g，氨基酸种类齐全，其中鲜味氨基酸含量超过总量的1/3，具有很好的应用开发前景。

生物活性研究

镇静催眠、抗惊厥、活性

天麻素和对羟基苯甲醇具有显著的镇静、催眠作用，通过抑制中枢多巴胺（DA）能神经末梢对DA的重摄取和储存，使得脑内DA含量降低而发挥作用。N6-羟苄腺苷（NHBA）为天麻中分离得到的单体化合物，可协同戊巴妥钠诱导小鼠睡眠，小鼠自主活动显著降低，觉醒时间显著减少，且增加非快速眼动睡眠期睡眠时间明显，提示NHBA具有明显的镇静催眠作用。天麻浸膏、天麻素及其苷元、对羟基苯甲醇、4-羟基苯甲醛及其类似物、香荚兰醇、香荚兰醛等具有不同程度的抗惊厥作用（刘春艳等，2023）。天麻抗惊厥的机制有抗氧化作用、调节γ-氨基丁酸（GABA）系统、下调丙二醛水平和海马脑源性神经营养因子表达等。

改善学习记忆活性

有研究发现，天麻可明显改善老龄鼠学习记忆功能。天麻素、天麻提取物均可显著提高血管性痴呆大鼠的学习记忆能力，与清除自由基、减轻海马区的氧化损伤、提高脑内胆碱能系统有关；对羟基苯甲醇逆转环己酰亚胺诱发的记忆障碍，部分依赖于肾上腺皮质激素水平的升高。鲜天麻通过提高氧化应激和神经递质水平，改善睡眠干扰引起的学习记忆障碍。天麻超微粉改善血管性痴呆大鼠的学习记忆障碍，与上调乙酰胆碱转移酶蛋白、抑制乙酰胆碱酯酶蛋白、提高脑内乙酰胆碱的作用密切相关。此外，天麻素对糖尿病并发的记忆障碍也有改善作用（Ye et al，2018）。

神经保护活性 >>>

天麻素可逆转过氧化氢造成的大鼠原代皮层神经元损伤。在SH-SY5Y神经细胞上研究发现天麻提取物调控神经生长因子和BDNF等神经营养因子的表达，保护过氧化氢诱导的神经损伤。天麻素通过激活磷脂酰肌醇3-激酶（PI3K）/蛋白激酶B信号通路保护过氧化氢诱导的神经细胞氧化损伤（尹明姬等，2020）。天麻素保护星形胶质细胞免受Zn^{2+}诱导的毒性和氧化应激，抑制脑缺血诱导的细胞凋亡，提示可在脑缺血后进行神经保护。

心血管系统保护活性 >>>

天麻糖蛋白能明显延长小鼠的出血时间和凝血时间，且抑制体内外血小板聚集，具有显著的抗凝血和抗血栓作用。研究发现天麻素通过激活蛋白激酶B/p38丝裂原活化蛋白激酶信号通路，抑制血清剥夺/复灌诱导的细胞凋亡，从而发挥抗心肌缺血再灌注（I/R）损伤的保护作用。天麻有效成分巴利森苷J对心肌细胞有明显的保护作用。天麻素、巴利森苷E、对羟基苯甲醇、柠檬酸等成分的促血管生成活性较高，通过刺激血管生成，有利于缺血性心血管疾病和动脉粥样硬化的治疗（Liu et al，2020）。

免疫调节作用 >>>

天麻多糖免疫活性初步观察研究中发现天麻多糖具有增强机体非特异性免疫及细胞免疫的作用。主要由葡萄糖组成的水不溶性天麻多糖具有免疫活性，可提高免疫抑制小鼠的免疫球蛋白含量，升高免疫抑制小鼠的胸腺指数。天麻苷能明显增强小鼠的免疫功能，提高其抗感染能力。另有研究发现天麻利用挤出技术制备的对羟基苯甲醇和对羟基苯甲醛具有共同增强免疫的作用（Kim et al，2017）。

其他活性 ≫≫

此外，天麻还具有抗脑胶质瘤、抗氧化、镇痛、促进葡萄糖消耗、调节肠道菌群、抗真菌等作用（章柏钰等，2020）。

毒性和安全性 ≫≫

《本草纲目》对天麻的功效做出总体概括，即赤箭辛，温，无毒，杀鬼精物。多项含天麻药物的急性毒性试验表明，含天麻药物的最大耐受剂量极大，是人体临床拟用量的数十倍，且实验动物生理、病理学均无显著性变化，故此药物相对安全，可放心服用。亚急性毒性试验、长期毒性试验、遗传毒性试验多项研究皆表明天麻具有较高的安全性。此外，天麻活性成分天麻素及天麻复方制剂也均具有较好的安全性。天麻作为药食同源物质，一般认为天麻的成人每日摄入量不高于12g对健康的潜在风险较低，具有较高的安全性。到目前为止，天麻还未显示出任何毒性作用（上官晨虹等，2022）。

铁皮石斛

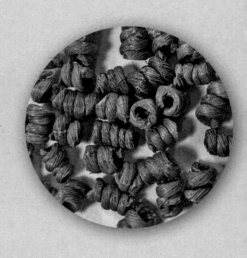

铁皮石斛（DENDROBII OFFICINALIS CAULIS）又名铁石斛兰，为兰科植物铁皮石斛（*Dendrobium officinale* Kimura et Migo）的干燥茎。其味甘，性微寒；归胃、肾经。具有益胃生津，滋阴清热等功能。主要用于热病津伤，口干烦渴，胃阴不足，食少干呕，病后虚热不退，阴虚火旺，骨蒸劳热，目暗不明，筋骨痿软等症。石斛属药材为我国常用中药材，早在2000年前的《神农本草经》中即有记载，且被列为上品，1992年在《中国植物红皮书》中被收载为濒危植物，现为中国国家二级保护野生植物，国际濒危等级为极危（CR）。古人称铁皮石斛为"救命仙草"，今人称之为"药中黄金"，国际药用植物界称之为"药界大熊猫"。市场上流通的铁皮石斛基本为人工栽培品，其人工栽培区域较广，主要为气候温暖湿润的云南、广西、江苏、福建、安徽等地。

铁皮石斛呈圆柱形的段，气微，味淡，嚼之有黏性。铁皮石斛具有悠久的民间食用习惯历史，早已得到广泛的应用。随着铁皮石斛茎被正式纳入食药物质生产经营试点工作，铁皮石斛将正式进入食品市场，目前在国家市场监督管理总局登记注册的保健食品多达87种。其他产品还包括甜点甜品、饮料、配方奶粉、黄酒等（王元川等，2023）。

有效成分研究

铁皮石斛活性成分主要有多糖类、生物碱、黄酮类、芪类化合物等化学组分。多糖是石斛属植物的共有成分，铁皮石斛中所含的多糖主要有铁皮石斛多糖，主要由葡萄糖、半乳糖、甘露糖、木糖、阿拉伯糖、鼠李糖、葡萄糖醛酸、半乳糖醛酸等组成，且铁皮石斛茎的含量较高，在茎部上、中、下部分总多糖和水溶性多糖的含量差异不大。但是根部的多糖含量很低，尤其是水溶性多糖，含量对比茎部，大幅度减少，故铁皮石斛常以茎为入药部分（侯芙蓉等，2023）。其核苷类成分包括尿苷、鸟苷、腺苷等。不同种质、年龄的铁皮石斛总生物碱含量差异很大，并且总生物碱含量随着生长年限的增加而增加。铁皮石斛的鉴定中，黄酮苷元主要为黄酮类、黄酮醇类和二氢黄酮类。铁皮石斛和紫皮石斛中的黄酮醇种类最多，且铁皮石斛中含有较多以槲皮素为苷元的糖苷，具有多种生物活性。铁皮石斛花中黄酮类成分主要是芹菜素为苷元的黄酮二糖碳苷类化合物。铁皮石斛中还含有一定量的联苄类和啡类活性物质。联苄类化合物是中药石斛类的特征性成分，其化合物结构简单、取代基丰富、骨架连接方法多样，形成该类化合物的多种生物活性。铁皮石斛中的游离氨基酸与微量元素均为人体重要营养要素之一，包括多种人体必需和非必需氨基酸。铁皮石斛茎与花中钾、钙、镁、钠、锰、铁、锌等矿物质含量均较高（陈廷权等，2023）。

生物活性研究

抗氧化、抗衰老活性 ▶▶▶

铁皮石斛抗氧化的能力基于多糖，不论是直接从铁皮石斛鲜品中提取，还是从铁皮石斛的组培物原球茎中提取，石斛多糖都具有一定的清除体内过多羟自由基以及抗脂质过氧化作用。孟继坤等采用超高压提取方法时，铁皮石斛多糖得率高，体外抗氧化活性较好（孟继坤等，2023）。铁皮石斛多糖清除DPPH・及羟自由基的活性均较好，苗床栽培的铁皮石斛多糖抗氧化性优于树桩栽培。铁皮石斛多糖可以显著提高小鼠血清和肝组织中超氧化物歧化酶、谷胱甘肽过氧化物酶的活力，降低丙二醛含量，在细胞器和组织水平上均具有显著的体外抗氧化作用，其抑制DNA损伤的作用明显高于维生素C。石斛多糖能够使雌性小鼠的血清超氧化物歧化酶、谷胱甘肽过氧化物酶、总抗氧化能力均增加，使心脏、肝脏、脑组织、肾等重要组织的超氧化物歧化酶增加，保护细胞膜和细胞器膜的结构，维持其相应的功能，以此来产生抗衰老的作用。动物及细胞实验发现铁皮石斛多糖可通过促进血管生成拮抗皮肤光老化，提示铁皮石斛多糖在治疗皮肤光老化上具有一定的潜力及临床价值。

免疫增强、抗肿瘤活性

铁皮石斛多糖可提高实验动物RAW 264.7细胞的NO释放量和TNF-α分泌量，具有良好的免疫调节活性（赵小丹等，2023）。铁皮石斛多糖能显著使外周白细胞的数量增加，使巨噬细胞吞噬作用更强，促进淋巴细胞产生移动抑制因子，从而增强机体免疫力，临床常用作辅助抗肿瘤药物治疗疾病，其能相应减轻临床肿瘤患者由于放化疗而带来的痛苦和肿瘤药物治疗带来的不良反应，也能有效抑制小鼠肉瘤细胞和离体肝肿瘤细胞的生长。也可以通过刺激T淋巴细胞的分裂与分化使其进行增殖，促进巨噬细胞的吞噬功能，明显增强NK细胞的活性，最终实现免疫力的提高。

降血压、降血糖、降血脂活性

铁皮石斛多糖对自发性高血压大鼠具有缓和而持久的降血压作用，降压效果非常明显。铁皮石斛多糖可以同时具有胰内、外的降血糖作用，其能够抑制肾上腺素引起的肝糖原的分解和促进肝糖原合成（Hou et al，2016），也能抑制胰岛α细胞分泌胰高血糖素，从而使机体的血糖值降低，改善糖尿病，并对正常机体的血糖值无影响。铁皮石斛多糖对α-葡糖苷酶表现出明显的抑制能力，具有较好的体外降血糖作用；另外，铁皮石斛多糖对α-淀粉酶也有一定的抑制作用。铁皮石斛叶中多糖含量丰富，能显著降低实验动物体内血脂含量、胆固醇酯酶和胰脂酶活性，且抑制率呈浓度依赖关系，具有较好的降低血脂的效果。

胃肠道保护活性

铁皮石斛中丰富的黏液质，利于促进胃液的分泌，助消化，且可能有助于肠道受损细胞的修复。铁皮石斛不仅能促进消化液分泌和提高消化酶活性，改变胃肠道黏膜的结构，同时对消化系统炎症和溃疡等伴随的胃肠黏膜损伤均有一定改善作用（于子真等，2021）。并且铁皮石斛可加强小鼠肠道蠕动能力，有助于食物消化吸收，促进胃肠排空，加速肠道内容物的转运，明显缩短排便时间，利于肠道健康。

其他活性 >>>

铁皮石斛多糖可促进毛囊血管新生，改善微小循环，促进人体毛发的增长。铁皮石斛多糖可以通过下调 Keap1-Nrf2-ARE 信号通路上的相关分子的表达水平，从而有效改善硅肺纤维化。铁皮石斛多糖可抑制缺血性脑卒中大鼠 JAK/STAT3 信号通路激活，减少炎性细胞因子合成及分泌，减轻脑部炎症，修复神经功能（吴挺国等，2023）。

毒性和安全性 >>>

在一定研究条件下，未发现铁皮石斛有急性毒性反应和遗传毒性。铁皮石斛冻干粉以推荐剂量320倍饲养大鼠90天的亚慢性毒性试验中，大鼠各项指标均无异常，铁皮石斛雌、雄大鼠实际摄入的未观察到有害作用剂量分别为8.53g/kg 和8.16g /kg，分别相当于人体推荐量的341倍和326倍，说明铁皮石斛具有较高的安全性（匡创富等，2023）。

乌梅

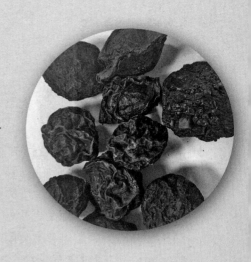

概述

乌梅（MUME FRUCTUS）又名酸梅、梅实等，为蔷薇科植物梅 [*Prunus mume*（Sieb.）Sieb. et Zucc.] 的干燥近成熟果实。乌梅味酸、涩，性平。归肝、脾、肺、大肠经。具有敛肺，涩肠，生津，安蛔的功能。主要用于肺虚久咳，久泻久痢，虚热消渴，蛔厥呕吐腹痛的症状。始载于《神农本草经》，被列为中品，其言，乌梅可"主下气，除热烦满，安心，肢体痛，偏枯不仁，死肌，去青黑痣、恶疾"。《本草经集注》载"此亦是今乌梅也"而首见乌梅之名。含有乌梅的中成药有乌梅丸、人参乌梅汤、梅苏丸等，在临床广泛应用。乌梅主产于四川、福建、云南等地，四川产量最大。达川区是乌梅的原生资源地和主产区。目前，四川乌梅发展面积几乎占全国乌梅总面积的一半，被誉为"中国乌梅之乡"。

乌梅呈类球形或扁球形，表面乌黑色或棕黑色，气微，味极酸。乌梅营养丰富，可以作为水果食用。其中含有丰富的氨基酸类成分，包括天冬氨酸、天门冬酰胺等24种氨基酸及酰胺，天冬氨酸含量最高。乌梅果实中含有多种糖，其中单、双糖主要为蔗糖、果糖、三梨醇糖、葡萄糖等。我国有喝乌梅制成的酸梅汁来缓解夏季炎热的习惯。目前乌梅被开发出多种产品，有乌梅汁、梅干、糖果和乌梅酒等。

有效成分研究

乌梅果肉的主要成分为有机酸、萜类、甾醇、氨基酸类、糖类、挥发性成分、脂类、黄酮类、生物碱、微量元素等。有机酸类成分，主要以游离酸形式存在，含量以枸橼酸计可达40.5%，已报道的乌梅中含10多种有机酸，有苹果酸、柠檬酸、枸橼酸、草酸、乙醇酸、乳酸、琥珀酸、延胡索酸、酒石酸、绿原酸等。黄酮类化合物有槲皮苷、牡荆素、芦丁、山奈酚、槲皮素（杨莹菲等，2012）。同时含有少量甾醇类化合物，主要有β-谷甾醇、菜油甾醇、5-燕麦甾醇和胆甾醇。此外，乌梅果肉中脂肪酸主要为亚油酸、油酸和棕榈酸，且随果实成熟，棕榈酸和亚麻酸含量会增加。游离氨基酸含量与果肉成熟度成正比，天冬氨酸含量都很高。乌梅果仁中蛋白质含量高达28.54g/100g，具有极高的营养价值（刘泽峰等，2014）。从果肉中分离到的多糖主要为鼠李糖、阿拉伯糖、木糖、甘露糖、葡萄糖和半乳糖的中性多糖等，还原糖含量约为1.3%。

生物活性研究

抗氧化活性 >>>

乌梅提取物对DPPH・、ABTS$^+$・、羟自由基和超氧化物自由基具有较高的清除活性，其表现出较高的抗氧化活性（Debnath et al，2012）。此外，乌梅的乙醇提取物激活了Nrf2/HO-1途径并减弱了H_2O_2诱导小鼠骨骼肌成肌细胞系中的氧化应激和凋亡（Kang et al，2016）。

抑菌活性 >>>

乌梅水提取物对金黄色葡萄球菌最低抑菌浓度为6.25 mg/mL，最小杀菌浓度为12.5 mg/mL，经过乌梅水提取物处理后，金黄色葡萄球菌胞外碱性磷酸酶（AKP）、乳酸脱氢酶（LDH）活性及胞外蛋白含量明显增加，表现出抑菌活性（臧蕾等，2023）。研究发现副溶血弧菌FHBX-1对乌梅极度敏感，最小杀菌浓度为15.63 mg/mL，表现出较强的抑菌活性。

抗炎活性 ▶▶▶

乌梅能够降低血清促炎TNF-α、IL-8和结肠MMP9和CXCR-1，并提高了血清抗炎IL-10水平，表现出抗炎活性（Xu et al，2022）。乌梅提取物可以通过阻断NF-κB活化后的IκBα降解和丝裂原活化蛋白激酶磷酸化来抑制iNOS和COX-2的表达，以及脂多糖诱导的PGE2、NO和IL-6的生成（Choi et al，2007）。

抗肿瘤活性 ▶▶▶

乌梅多酚对肿瘤的抑制率在50%以上，对HeLa具有高抗癌活性（Zhao et al，2023）。研究发现，乌梅提取物在黑色素瘤小鼠模型中能略微延长生存期，并诱导肿瘤细胞上PD-L1的下调，表明T淋巴细胞可以介导抗肿瘤的免疫调节。

抗糖尿病活性 ▶▶▶

乌梅和二甲双胍都会显著降低体重指数（BMI），有研究证明乌梅配方可以降低2型糖尿病患者的血糖水平（Tu et al，2013）。乌梅的酚类提取物抑制小肠双糖酶活性并抑制大鼠餐后血糖水平升高。

其他活性 ▶▶▶

除此之外，乌梅还具有抗惊厥及镇静催眠的作用，中医常用乌梅辅助治疗自汗、盗汗等滑脱症状。乌梅总黄酮能降低Bax、半胱氨酸蛋白酶-3水平，并升高Bcl-2/Bax比值，从而抑制1-甲基-4苯基吡啶离子诱导的细胞凋亡，表现出保护神经活性。

毒性和安全性 ▶▶▶

乌梅作为一种常用中药，在长期的临床应用中，一般认为是安全的，不良反应少。研究表明，用乌梅、乌梅肉、乌梅炭对大鼠进行长期毒性研究，通过对大鼠的肝、心、脾、肺、肾、十二指肠、胃等脏器的组织形态学观察发现，乌梅炮制品对大鼠并未产生毒性反应及靶器官中毒等现象（王璐等，2010）。

乌梢蛇

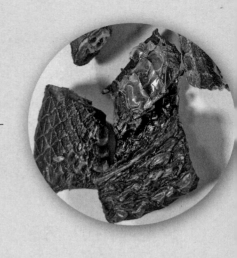

概述

　　乌梢蛇（ZAOCYS），为游蛇科动物乌梢蛇 ［*Zaocys dhumnades*（Cantor）］的干燥体。乌梢蛇性甘，平。归肝经。祛风，通络，止痉。用于治疗风湿顽痹，麻木拘挛，中风口眼㖞斜，半身不遂，抽搐痉挛，破伤风，麻风，疥癣。乌梢蛇作为药用最早载于南北朝的《雷公炮炙论》，被称为"蕲州乌蛇"。后续本草中被称为"乌蛇""乌梢蛇""黑花蛇""黑梢蛇""剑脊乌""风梢蛇"，如唐代的《药性论》中称为"乌蛇"，宋代的《开宝本草》中记载为："乌蛇……三棱色如黑漆，性善，不噬物。江东有黑梢蛇，能缠物至死，亦如其类。"《绍兴校定经史证类备急本草》新添"剑脊乌"一说，《本草纲目》中称为"乌梢蛇、黑花蛇、风梢蛇"。《药性粗评》载："江南园圃处处有之。""江南"泛指现在江苏和安徽两省。现代乌蛇分布于华东、华南、西南和湖南、湖北、山西等地，且古籍所载的产地现今也均有分布。

　　乌梢蛇呈圆盘状，盘径约16 cm。表面黑褐色或绿黑色，密被菱形鳞片；背鳞行数成双，背中央2～4行鳞片强烈起棱，形成两条纵贯全体的黑线。气腥，味淡。乌梢蛇作为一味常用的动物药，在我国传统的中医药中有着深厚悠久的药用历史。国内市场及学者研究开发的乌梢蛇产品主要有乌梢蛇饮片、乌梢蛇透骨贴、乌梢蛇乳膏、乌梢蛇止痒丸等。

有效成分研究

　　乌梢蛇中含有氨基酸、微量元素、蛋白质及脂肪酸等多种有效成分。采用色谱柱方法分离纯化得到了6种化合物，分别为 brachystemidine A、邻苯二甲酸丁酯异丁酯、二氢阿魏酸、β-谷甾醇、胸腺嘧啶和4-羟基苯甲醛（戴莉香等，2011）。而目前研究与其功效相关最多的是其含有的大分子活性物质——蛋白质和脂肪酸。乌梢蛇含有多种人体必需氨基酸、脂肪酸及人体所需常量、微量元素等成分。从乌梢蛇蛇油中分离鉴定出多种不饱和脂肪酸，其中二十碳五烯酸（EPA）和二十二碳六烯酸（DHA）具有独特的生理作用，可促进脑、视网膜形成和延缓脑的衰老，防治心血管疾病，抑制肿瘤生长，抗炎，抑制过敏反应等（彭德姣等，2013）。

生物活性研究

抗炎镇痛作用

　　对乌梢蛇抗炎、镇痛的作用进行药理实验，证实乌梢蛇的提取物水溶性部位具有一定的抗炎、镇痛作用。乌梢蛇Ⅱ型胶原蛋白治疗类风湿性关节炎（RA）的作用机制，较全面地阐释了其在抗类风湿性关节炎方面的作用（王浩等，2014）。从乌梢蛇的血清中分离纯化得到一种抗出血因子，并测定了其抗蛇毒活性，发现乌梢蛇具有良好的抗蛇毒作用。在临床应用中，乌梢蛇常用于类风湿性关节炎的治疗，能很好地减轻关节疼痛，缓解关节炎症。乌梢蛇在临床上常采用水煎和酒浸方法入药。

抑菌作用

　　在离体的细菌培养中发现，蛇油抑菌力强，这对于保护皮肤抗菌感染起明显作用。

毒性和安全性

　　体重18～22g健康小白鼠20只，雌雄各半，用蛇油40 mL/mg灌胃，结果在1周内未出现中毒症状或死亡，说明蛇油毒性低，安全度较大。乌梢蛇血清不仅没有毒性，而且乌梢蛇血清还能够解其他蛇毒（胡恺等，2006）。

西红花

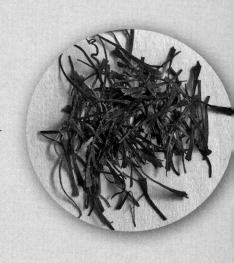

概述

　　西红花（CROCI STIGMA）又名藏红花、番红花，为鸢尾科植物番红花（*Crocus sativus* L.）的干燥柱头。西红花以雌蕊上部柱头入药，具有活血化瘀、凉血解毒、解郁安神的疗效，在传统医学中常被用于治疗忧思郁结、胸膈痞闷、月经不调、产后瘀血、跌打损伤等。藏医药经典《晶珠本草》中有记载："西红花可治疗一切肝病"。《本草纲目》记载其"心忧郁积，气闷不散，活血。久服令人心喜，又治惊悸。"西红花在我国北京、山东、浙江、上海、四川、新疆、广西等地均有栽培，我国西红花主产区是浙江和新疆两地。

　　西红花呈线形，暗红色。可作为香辛料和调味品使用（杨洋等，2021）。纵观国外的西红花相关技术研究，西红花不仅大量应用于医药领域，还广泛应用于各类保健食品及膳食补充剂中。市场上的主要产品有西红花浆、西红花茶、西红花酒等。

有效成分研究

　　近年来，国内外研究者发现西红花中含有150余种挥发性成分和数种非挥发性活性成分（Gikas et al，2021）。西红花的化学成分主要为类胡萝卜素、糖苷、黄酮、萜类等。其中藏红花素、藏红花酸、藏红花苦苷和藏红花醛是西红花的主要药效成分。萜类成分是含量最高的一类化合物，包括单萜类、二萜类、三萜类和四萜类成分。主要有效成分藏红花酸和藏红花醛均属于萜类化合物，藏红花酸为二萜类化合物，藏红花醛是单萜类化合物的代表性成分。在《中国药典》中，以西红花苷-Ⅰ和西红花苷-Ⅱ的含量来评价西红花的质量。西红花中还含有水分、脂肪、氨基酸、粗纤维、维生素以及人体所需的矿物质等。矿物质有磷、镁、钙、铁、钾、钠等，其中磷和镁含量最高，钙含量其次。氨基酸中丙氨酸和天冬氨酸含量最高。其所含维生素包括维生素A、维生素B_1、维生素B_2、维生素B_6、维生素C等（Jadouali et al，2019）。

生物活性研究

抗肿瘤活性

西红花提取物和西红花苷可诱导乳腺癌细胞凋亡，可激活MCF-7细胞中caspase-8/3（半胱天冬酶-8/3），增加Bax/Bcl-2蛋白的表达比例，破坏线粒体膜电位，诱导细胞色素C的释放，最终引起细胞凋亡（Nasimian et al，2020）。西红花苷单用可促进树突状细胞（DC）的增殖，并增强T淋巴细胞的增殖能力。

抗焦虑、抗抑郁活性

藏红花酸和藏红花醛是抗抑郁的主要成分，作用靶点主要是5-羟色胺受体HTR1A。西红花苷可以显著抑制脑组织炎症反应，抑制脑组织Toll样受体4/髓样分化蛋白88/核转录因子-κB信号通路激活，从而缓解脑卒中后抑郁大鼠的抑郁症状（徐倩倩等，2021）。藏红花胶囊联合米氮平片治疗抑郁症，两者发挥协同作用可以显著降低炎症因子TNF-α、IL-1β水平，降低不良反应发生率，改善患者的认知功能。

神经保护活性

西红花能够治疗由活性氧引起的缺血性损伤。西红花苷预处理能明显改善高海拔急性低氧脑海马损伤模型大鼠认知功能障碍，改善脑海马神经元病理损伤，通过调控SIRT1/PGC-1α通路相关因子表达发挥抗线粒体损伤、抗氧化应激、抗凋亡的作用。藏红花素通过减少神经元细胞凋亡，介导DKK3调控 GSK-3β/β-catenin 通路来改善 AD 大鼠认知损伤,可抑制缺氧复氧损伤皮质神经元凋亡和炎症反应,对缺氧复氧损伤皮质神经元起到保护作用(胡科等,2023)。

心脏保护活性 》》》

藏红花素通过抑制非吞噬细胞氧化酶 2 活性,降低氧化应激水平,保护心肌微血管内皮细胞,能够治疗急性心肌梗死。藏红花醛可以改善异丙肾上腺素诱导的心肌损伤,通过调节 TNF 信号通路及相关靶点发挥心肌保护作用。西红花苷可减轻心肌缺血再灌注大鼠心肌损伤,减少心肌细胞凋亡,其机制可能与激活 SIRT1/Nrf2 通路,减轻氧化应激反应有关(牛少辉等,2023)。

治疗糖尿病及其并发症活性 》》》

西红花苷可降低 DR 大鼠视网膜血管通透性,减轻视网膜组织病变和细胞超微结构病变,其机制可能与抑制 TLR4/MyD88/NF-κB 通路和 NF-κB 核转位,减少促炎因子释放有关(孟宏等,2023)。藏红花酸对链脲佐菌素诱导的 1 型糖尿病肾病小鼠模型具有良好的肾脏保护作用,能够有效地提高小鼠肾功能、降低肾脏病理损伤和改善 1 型糖尿病所导致的高血压,证明藏红花酸对糖尿病肾病有一定的治疗效果。

其他活性 》》》

西红花还可以通过抗炎、抗氧化、抗凋亡和调节脂质代谢等药理作用对各种肝脏疾病产生治疗效果,对肝损伤、脂肪肝、肝脏缺血再灌注损伤、肝癌和肝纤维化等肝脏疾病都有良好的治疗作用。西红花苷可作用于多条信号通路,以缓解外界物质刺激所引起的机体内促氧化剂和抗氧化剂之间的失衡(王静等,2023)。西红花香气成分能够通过气味感觉机制调节机体类固醇激素水平,可改善女性焦虑状态,对经前期综合征、痛经和月经不调有一定的治疗作用。

毒性和安全性 》》》

在一项随机、双盲对照试验中,评估西红花素片(20mg)的安全性,他们给健康个体服用了 30 天。该临床安全性评估显示,在试验期内,健康志愿者在给定剂量下服用西红花素片的情况相对安全且正常(Modaghegh et al,2008)。

西洋参

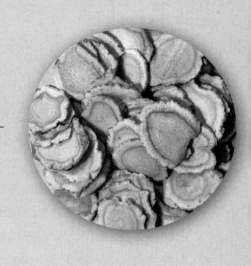

概述

　　西洋参（PANACIS QUINQUEFOLII RADIX）又名洋参、花旗参等，为五加科植物西洋参（*Panax quinquefolium* L.）的干燥根。其味甘、微苦，性凉；归心、肺、肾经。具有补气养阴，清热生津等功能。主要用于气虚阴亏、虚热烦倦、咳喘痰血、内热消渴、口燥咽干等症。西洋参最早记载于清代，被命名为西洋人参。1694年清代儒医汪昂著《本草备要》首次将西洋参收载入医药文献，《本草从新》及《本草再新》中也都有记载。西洋参原产于加拿大以及美洲的中东部一带，后经引进欧洲及中国国内栽培，我国的西洋参种植产区较为集中，有华北、华中及东北3大种植区，年产量最多的是吉林省，山东次之，北京第三，其中吉林省的长白等地囊括了国产西洋参80%的产量。

　　西洋参呈纺锤形、圆柱形或圆锥形；表面浅黄褐色或黄白色，气微而特异，味微苦、甘。西洋参具有较好的医疗、保健效果，市场上的需求量逐渐增加，曾一度被称为"绿色黄金"。随着科技的进步，对西洋参的利用也从单一的肉根转为对其叶、果等地上部分都进行充分的利用，其均含有一定的人参皂苷，可以开发成高级补品、饮料、化妆品等（李亚杰，2023）。

有效成分研究

　　西洋参化学成分多种多样，国内外学者研究发现其主要的化学成分为皂苷类及糖类，另外还含有氨基酸、无机元素类和脂肪酸类等。其根部含有多种皂苷成分，皂苷的种类多样，但根据其母体的结构归类，有20种单体属于四环三萜达玛烷型，3种单体为五环三萜齐墩果酸型，1种单体属奥克梯隆醇型。种类最多的达玛烷型包括20（S）-原人参二醇型（PPD）、20（S）-原人参三醇型（PPT）及C-17侧链的异构型。另有报道称，将PPD及PPT进行脱氧环合，得到Rk1及Rg5等稀有皂苷。HPLC法进行含量测定，测得人参皂苷中Rb1含量最高，其次是Re和Rc（王腾腾等，2023）。西洋参含2种中性淀粉样葡聚糖、2种聚半乳糖醛酸和4种聚阿拉伯半乳糖。另有研究从西洋参果中提取并纯化了1种中性多糖和1种酸性多糖。西洋参含8种必需氨基酸在内的17种水解氨基酸，其中有天冬氨酸、精氨酸、谷氨酸、甘氨酸、异亮氨酸、亮氨酸、赖氨酸、甲硫氨酸和苯丙氨酸等9种药用氨基酸。西洋参中总氨基酸含量可达7.37%。西洋参的特征元素为镁、钙、钒、锰、铁、铝、铜、锶和钼。人体必需的钙（Ca）、铁（Fe）、钾（K）和镁（Mg）等主要元素浓度都较高。通过GC-MS法分离鉴别出12种脂肪酸，其中4种为饱和脂肪酸，约占5%，其余为不饱和脂肪酸。西洋参中含有鸟嘌呤、尿苷、腺嘌呤、肌苷、鸟苷、2'-脱氧鸟苷、β-胸苷、腺苷8个核苷类成分（张燕停等，2023）。

生物活性研究

抗氧化活性

西洋参发挥抗氧化作用的主要活性物质是糖类及皂苷。学者采用稀碱法分离出两种多糖单体，该单体能有效清除自由基，抗氧化效果明显。后有学者采用DPPH·法，对皂苷类化合物进行了抗氧化活性的分析。研究显示，不同溶剂提取得到的皂苷含量有很大差异，用95%乙醇溶液提取率较高，皂苷含量越高其清除自由基的能力越强。西洋参果浆皂苷和单皂苷均具有良好的自由基清除能力和还原力，人参皂苷Rb1表现较好；同时西洋参果浆皂苷可以显著提高小鼠血清SOD、GSH-Px活力和总抗氧化能力（T-AOC）水平，降低MDA含量，说明西洋参果浆皂苷在体内外均有较好的抗氧化应激效果，具有广泛的应用前景（赵丽明等，2023）。

抗疲劳活性 >>>

研究表明给药组阴虚小鼠经西洋参喂养后，游泳时间明显增长，一定剂量范围内，剂量越高效果越好，说明西洋参具有缓解疲劳的作用。刘慧茹等运用代谢组学和斑马鱼模型筛选出了西洋参发挥抗疲劳的关键活性物质，经斑马鱼模型验证发现拟人皂苷F11具有显著的抗疲劳活性（刘慧茹等，2023）。

降血糖活性 >>>

西洋参总皂苷能明显降低血糖，并提高血清胰岛素水平。通过构建脂肪细胞胰岛素抵抗模型研究西洋参茎叶总皂苷对糖脂代谢的影响，发现其能促进脂肪细胞利用葡萄糖，抑制TNF-α的促脂解作用，改善胰岛素抵抗。西洋参提取物具有较好的血糖调节作用，为今后西洋参用于临床上控制血糖及预防、治疗疾病奠定了基础（钟运香等，2020）。

免疫调节活性 >>>

西洋参根部含有的多糖成分具有调节免疫的活性，如增强免疫力和增加巨噬细胞的吞噬作用。不同提取方法得到不同含量的有效成分，因此西洋参表现出来的功效也大不相同甚至相反，比如西洋参同时具有免疫刺激和免疫调节两种不同的功能。基于谱-效相关及网络药理学对西洋参不同部位增强免疫药效物质基础研究和作用靶点分析发现，西洋参具有增强免疫的作用，并且不同部位皂苷类成分含量显著不同，其增强免疫作用与皂苷类成分含量呈正相关（马露兰等，2023）。

其他活性 >>>

西洋参茎叶水提取部位和醇提取部位对大肠埃希菌有抑制作用，能增强细胞抗炎活性，为西洋参茎叶作为中草药饲料添加剂进一步开发利用提供了理论依据。邱钺姿等基于斑马鱼模型和代谢组学技术对西洋参抗骨质疏松作用机制研究发现，西洋参50%醇提物通过多靶点、多通路发挥抗骨质疏松活性，为西洋参抗骨质疏松产品的开发利用提供了理论基础（邱钺姿等，2023）。

毒性和安全性 >>>

西洋参作为滋补药品及药食同源原料，应用日趋广泛。西洋参毒副作用较少，仅有极少量不良反应报告。中医学则认为西洋参性质稍热，但对于身体素质较好的人群，对症服用则有益健康，对于身体虚弱者，吃多了则会有不良反应。因此，阳虚及风热感冒等人群均不宜服用西洋参，以免造成症状加重。近几年文献显示，有人服用西洋参后，偶尔会出现过敏反应及带状疱疹加重等症状（郭玉峰等，2015）。

夏枯草

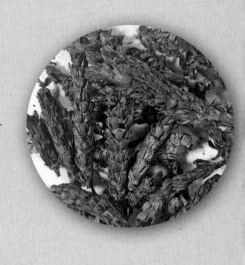

概述

　　夏枯草（PRUNELLAE SPICA）又名乃东、棒槌草、铁色草、大头花等，为唇形科植物夏枯草（*Prunella vulgaris* L.）的干燥果穗。夏枯草的记载起源于《神农本草经》，因其春开花夏枯的特点而被提名。夏枯草味辛、苦，性寒，归肝、胆经，是清肝火、散郁结的要药，用于红肿眼痛、夜眼痛、头痛眩晕、乳痈、结节、高血压。《滇南本草》言其"祛肝风，行经络。治口眼歪斜，行肝气，开肝郁，止筋骨疼痛，目珠痛，散瘰疬，周身结核"。

　　夏枯草叶的轮伞花序集成穗状，花萼二唇形，花冠为紫色。气微，味淡，果穗呈紫褐色时品质较好。《中华本草》中记载夏枯草可治脚气频疼、汗斑白点，可预防麻疹等疾病。夏枯草在中国是一种有着数千年历史的民间药物。在现代，夏枯草是王老吉、何其正等凉茶饮品的主要原料，利用它清热的功能，达到消湿散热、防暑降温的效果（徐圣焱等，2021）。在我国广东地区，常以夏枯草作主料煲汤食用。

有效成分研究

　　夏枯草中主要有三萜、甾体、多酚类化合物、黄酮类化合物、苯丙素、有机酸、挥发油和多糖等多种有效成分。苯丙素类主要是苯丙酸和香豆素，表皮部分含有三种香豆素化合物：伞形花内酯、东莨菪素和木犀草素。多酚类化合物有咖啡酸乙酯、迷迭香酸及其衍生物迷迭香酸甲酯、迷迭香酸乙酯和迷迭香酸丁酯等。萜类主要为三萜类，主要有齐墩果烷、羽扇豆烷和乌苏烷，其所含三萜皂苷的苷元是齐墩果酸，尚含游离的齐墩果酸、熊果酸、芸香苷、金丝桃苷、顺-咖啡酸、反-咖啡酸（Hao et al，2020）。甾醇主要是植物甾醇及其皂苷类，如谷甾醇和豆甾醇。挥发油主要包括萜烯、小分子脂肪族化合物和芳香化合物。有机酸主要有亚油酸、亚麻酸、花生酸等，是人体必需的脂肪酸。此外，还存在丙二酸、戊酸、棕榈油酸。

生物活性研究

抗肿瘤活性 ▶▶▶

夏枯草中的迷迭香酸对胰腺、前列腺、结肠、乳腺细胞系的细胞增殖有不同程度的抑制作用，而来自夏枯草的齐墩果酸则被证明有诱导肺腺癌细胞凋亡的表现（Sahin，2017）。夏枯草衍生的原儿茶醛和咖啡酸对乳腺癌细胞有明显的细胞毒性（Yang，2020）。

抗病毒活性 ▶▶▶

夏枯草水提取物对SARS-冠状病毒二型介导的感染具有有效的抑制作用（Ao et al，2021）。其对人脐静脉内皮细胞和巨噬细胞系感染具有有效的抑制作用。

抗菌活性 ▶▶▶

夏枯草对金黄色葡萄球菌、大肠埃希菌和铜绿假单胞菌混合感染引起的大鼠细菌性阴道炎有明显的抵抗作用，且呈剂量依赖性。含有的三萜皂苷对大肠埃希菌有抑制作用，其根的提取物对金黄色葡萄球菌、肺炎链球菌、粪肠球菌和肺炎克雷伯氏菌有抑制作用（Dar et al，2022）。

抗氧化活性 ▶▶▶

夏枯草水提物乙酸乙酯部位的总黄酮、总酚酸和总三萜含量较高，对

DPPH·和FRAP具有较高的清除能力（Xia et al，2018）。夏枯草对小鼠急性约束应激损伤有保护作用，可显著降低小鼠脑组织中H_2O_2、MDA、蛋白质羰基含量，提高SOD活性，进一步证明夏枯草总黄酮的抗氧化能力较强。

抗炎、免疫调节活性

夏枯草水提物能改善变应性结膜炎大鼠角膜炎性病变，显著降低角膜组织中炎性蛋白的表达，减轻肝脏水肿程度。可以通过减弱蛋白激酶B磷酸化来抑制炎症，具有对近视的治疗作用（Lin et al，2021）。夏枯草对自身免疫性甲状腺炎大鼠具有抗炎和免疫调节作用，经夏枯草治疗后，大鼠甲状腺体积、甲状腺炎炎症评分及血清甲状腺球蛋白抗体水平均明显降低（Guo et al，2021）。

降血压、降血糖、降血脂活性

夏枯草水提取物能抑制高脂和高胆固醇小鼠的高血糖和糖尿病血管功能障碍。夏枯草能有效降低甘油三酯、总胆固醇、低密度脂蛋白含量，升高高密度脂蛋白，具有降血压、降血糖、降血脂的作用（Li et al，2016）。

其他活性

夏枯草可显著改善酒精所致肝损伤的代谢紊乱，可显著降低血清中炎症因子和肝功能标志物酶的含量，这些酶主要受苯丙氨酸、酪氨酸和色氨酸生物合成途径的调节。夏枯草硫酸盐多糖对异烟肼诱导的小鼠肝损伤具有保护作用，其机制可能与抗氧化应激反应和降低炎症反应有关（Wang et al，2021）。

毒性和安全性

夏枯草副作用少，但临床上仍有服用夏枯草而导致全身发痒，全身出现丘疹、红疹，面部肿胀等的报道，严重者致过敏性休克而昏倒（余璇，2022）。因此，监测夏枯草中的内源性组分，对保障夏枯草品质的安全性和人类健康有着重要的现实意义。

鲜白茅根

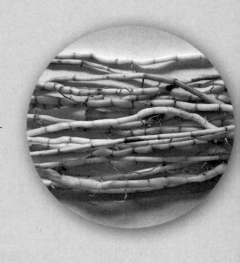

概述

　　白茅根（IMPERATAE RHIZOMA）又称茅根、茹根、白茅等，为禾本科植物白茅［*Imperata cylindrica* Beauv. var. *major* (Nees) C. E. Hubb.］的根茎。春、秋季采挖，除去地上部分和鳞片状的叶鞘，洗净，鲜用或扎把晒干。白茅根味甘，性寒。归肺、胃、膀胱经。具有凉血止血，清热利尿的功效。主要用于血热吐血、衄血、尿血、热病烦渴、湿热黄疸、水肿尿少、热淋涩痛的症状。白茅根始载于东汉时期《神农本草经》，称之为"茅根"，其中记载："一名兰根，一名茹根。生山谷田野。"其将白茅根列为中品。全国大部分地区均产。

　　白茅根呈长圆柱形，表面黄白色或淡黄色，气微，味微甜。白茅根具有多种营养成分，含有粗纤维、糖类、脂肪酸和微量元素等营养物质，白茅根具有低热量和促进健康的特性。糖类是能量来源，为植物增添风味，主要为多糖、葡萄糖、果糖、蔗糖、木糖等。白茅根可以用于煮粥，原料为大米和新鲜的白茅根，白茅根洗干净切碎放在锅里面与大米一起蒸煮，可用于治疗肾炎和小便不利。也可用来煲汤等，需要注意体虚的人是不能使用白茅根的，因为白茅根性寒。目前关于白茅根的产品不多，有白茅根饮料、白茅根茶和白茅根粉等。

有效成分研究

从白茅根中鉴定出的活性成分有糖类、三萜类、有机酸类、黄酮类、甾醇类、内酯类和微量元素等。糖类是白茅根的主要化学成分，主要为多糖、葡萄糖、果糖、蔗糖等。三萜类有芦竹素、白茅素、羊齿烯醇等。有机酸包括对羟基桂皮酸、棕榈酸、草酸、苹果酸和柠檬酸等。从白茅根中分离出大约18种酚，其中，可以找到简单的酚类和酚酸，如香草酸、咖啡酸、阿魏酸和原儿茶酸等。采用水蒸气蒸馏法提取白茅根中的挥发油，主要成分为醇、醛、长链脂肪酸类化合物，化学成分有十五烷酸、油酸、亚油酸、硬脂酸等（宋伟峰等，2012）。

生物活性研究

抗炎活性

白茅根乙酸乙酯提取物对肾病大鼠有保护作用，这可能与降低大鼠肾组织中TGF-β1的表达以及TNF-α的含量减少有关（Chen et al，2015）。白茅根水煎液能减轻二甲苯所致小鼠耳郭肿胀，减轻大鼠后足趾的肿胀，明显抑制小鼠腹腔毛细血管通透性的增加，能有效对抗酵母多糖A所致的大鼠足趾肿胀。

抗氧化活性

白茅根具有良好的抗氧化能力，清除羟自由基的量为0.0948 mg/mL，而IC_{50}抗坏血酸为0.1096 mg/mL，其提取物表现出与抗坏血酸相当的还原力（Zhou et al，2013）。白茅根水提取物可以增强酒精中毒小鼠肝脏和脑组织中超氧化物歧化酶的活性，抑制羟自由基的活性，降低丙二醛水平，提高机体抗氧化能力。采用白酒灌胃建立小鼠乙醇中毒模型，模型小鼠肝及脑组织中SOD活力显著升高，MDA和氧自由基的含量均明显降低。

抗菌活性

白茅根煎剂在试管内对弗氏痢疾杆菌、宋内氏痢疾杆菌有明显的抑菌作用，对肺炎球菌、卡他球菌、流感杆菌、金黄色葡萄球菌、弗氏痢疾杆菌、宋内氏痢疾杆菌等有抑制作用。白茅根水煮提取物对大肠埃希菌的抑菌效果最好，其MIC值为0.125g/mL；其水煮、50%乙醇及乙酸乙酯提取物对大肠埃希菌、产气肠杆菌及假丝酵母的MIC值均为0.500g/mL；而其丙酮提取物对金黄色葡萄球菌的MIC值为0.250g/mL。其5种提取物对革兰氏阳性菌、革兰氏阴性菌和真菌均有一定抑制作用，且对大肠埃希菌的抑菌效果最明显（李昌灵等，2012）。

免疫调节活性

白茅根提取物通过提高机体细胞免疫功能和巨噬细胞活性，达到增强小鼠免疫力的作用（吴浩等，2018）。白茅根多糖对植物血凝素（PHA）诱导的正常人外周血T淋巴细胞增殖有显著的促进作用，并能促进细胞从G1期进入S期，表明白茅根多糖具有调节人外周血T淋巴细胞免疫功能的效应（吕世静等，2004）。

抗肿瘤活性

在体外，白茅根能显著抑制黑色素瘤细胞A375、B16-F10的增殖、侵袭与转移等活性，呈浓度依赖性（马成勇，2019）。白茅根多糖为抗肝癌有效物质组的主要成分之一，体内、外药效实验证明白茅根水提物具有抗肝脏肿瘤作用（王莹，2011）。

其他活性

白茅根水提物可缓解肾小球血管痉挛，增加肾血流量和肾滤过率，表明白茅根具有利尿活性，也可增强内源性和外源性凝血系统的活性，上调TXB2的表达，降低6-酮-PGF1α水平，促进血小板聚集，增强止血。

毒性和安全性

急性毒性试验表明，白茅根毒性较小，静脉注射$LD_{50} > 20g/kg$，表明白茅根临床用药比较安全（于庆海等，1995）。但由于白茅根性寒，虚寒体质人群、脾胃虚寒人群及尿多不渴人群列为禁忌人群。由于其偏性较寒，孕妇需忌服或慎服。白茅根总体安全性较高，恰当配伍、适宜的剂量一般可以有效避免副作用的产生。

鲜芦根

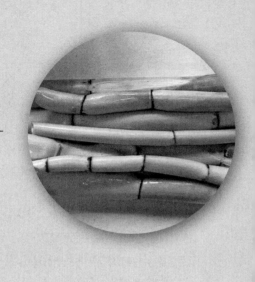

概述

芦根（PHRAGMITIS RHIZOMA）别名芦茅根、苇根、芦头、芦柴根，为禾本科植物芦苇（*Phragmites communis* Trin.）的新鲜或干燥根茎。芦根始载于《名医别录》，列为下品，是被《中国药典》收录的常用的中药材。芦根在我国各地分布极广，用于治疗疾病历史悠久，在《本草纲目》《中华本草》《神农本草经》《本草经集注》等古今医药书中多有记载。《中药学》中记录，芦根的药效有止呕利尿、清热泻火，并且能溶解结石。《本草纲目》记载"按《雷公炮炙论·序》云，益食加觞，须煎芦朴。注云，用逆水芦根，并厚朴二味等分，煎汤服。盖芦根甘能益胃，寒能降火故也"。芦根味甘，性寒。归肺、胃经。具有清热泻火，生津止渴，除烦，止呕，利尿的功效。用于治疗热病烦渴，肺热咳嗽，肺痈吐脓，胃热呕哕，热淋涩痛。

鲜芦根呈长圆柱形，有的略扁，长短不一，直径1～2 cm。气微，味甘。目前芦根已得到开发利用，取得一定的成果，无论鲜品还是干品皆可作为食用，干芦根可用于清热解暑饮料的开发，提取物可作香烟添加剂，但是开发利用范围较小。鲜芦根作为药食同源的中药，广泛分布于河流、池沼岸边的浅水中，资源非常丰富，除用于时蔬以外，更多的则是作为饮料的原料，尤其是夏季凉茶，可大力用于保健食品的开发（王中华，2014）。

有效成分研究

植物化学研究表明，芦根中存在的主要成分包括芦根多糖、阿魏酸、萜类化合物、薏苡素、天冬酰胺等（Ren et al，2022）。多糖是其主要有效成分之一，水解产生D-木糖、L-阿拉伯糖、D-葡萄糖、D-半乳糖和两种糖醛酸，具有较强的抗氧化作用。有机酸有阿魏酸、咖啡酸、龙胆酸、香草酸、对香豆酸，氨基酸有游离的脯氨酸、天冬酰胺。还含有萜类化合物等多种成分，这些成分对抑制草酸钙的形成也具有一定作用。能够从中分离出龙胆酸、香草醛、羟基苯甲醛、阿魏酸、5-羟甲基糠醛、咖啡酸等诸多小分子类化合物，分离出的核黄素为典型生物碱类成分。芦根富含多种营养成分，其中包括蛋白质、脂肪、碳水化合物、维生素、矿物质等（Fang et al，1990）。蛋白质含量较高，具有良好的生物活性，能够促进人体的新陈代谢。芦根中还含有多种天然化合物，如芦丁、芦荟素、芦花酸等，这些化合物具有很好的药用价值。另含大量维生素，还含有硅、钙、铁、钾等无机元素。

生物活性研究

抑菌活性

芦根中的低聚糖具有显著的抑菌活性，当浓度为100 μg/mL时，对金黄色葡萄球菌的抑制作用最大，其次是枯草芽孢杆菌和大肠埃希菌（Qian et al，2014）。富含黄酮类化合物的芦根提取物具有明显的抗菌和抗氧化作用。

抗氧化活性

芦根多糖的还原能力稍次于抗坏血酸，对羟自由基的清除能力明显弱于抗坏血酸，对脂质过氧化的抑制作用次于抗坏血酸，表明芦根多糖有一定的抗氧化活性（沈蔚等，2010）。通过超声法辅助提取芦根多糖，25 ～ 250 μg/mL的芦根多糖清除DPPH·自由基的能力为23.11% ～ 65.75%，存在量效关系，多糖浓度在10.67 ～ 128 μg/mL之间对羟自由基的清除能力为10.91% ～ 71.63%，对亚硝酸钠有一定的清除能力，清除率达65.90%，表明芦根多糖具有一定的抗氧化活性（姚以才等，2011）。

保肝活性

使用不同剂量的多糖对肝纤维化模型大鼠进行灌胃，肝脏称重，制作石蜡切片，对腹主动脉血清谷丙转氨酶（ALT）、谷草转氨酶（AST）含量，白蛋白（A）、总蛋白含量（STP）进行测定（李立华等，2005）。用试剂盒的方法检测腹主动脉唾液酸（SA）、MDA、羟脯氨酸（Hyp）的含量以及SOD和GSH-Px的活性，并对肝脏进行电镜观察（李立华等，2005）。研究发现芦根多糖能改善肝纤维化大鼠肝脏质量的增加和ALT、AST、Hyp、SA、MDA的升高，改善A/G值、GSH-Px、SOD水平的降低，能改善肝纤维化大鼠的肝功能，一定程度上能抑制肝纤维化，有保肝作用。

镇痛活性

甲醇、石油醚和四氯化碳提取的芦苇地上部有效成分对瑞士白化小鼠具有良好的外周镇痛活性，并且呈现剂量依赖性，这是第一次报道芦根的镇痛作用（Sultan et al，2017）。

其他活性

芦根提取物能够改善糖尿病大鼠尿草酸浓度、尿钙浓度、尿素氮、血肌酐及MDA含量的升高和SOD活性的下降，还能够改善糖尿病小鼠肾小管的扩张和肾组织骨桥蛋白的增多，表明芦根提取液能抑制草酸钙结石的形成（贾希栋等，2013）。

毒性和安全性

为了检测芦根的遗传毒性，对营养缺乏的鼠伤寒沙门菌和大肠埃希菌突变菌株进行了细菌反向突变试验，并对中国仓鼠的肺细胞进行了染色体畸变试验。同时，用口服芦苇草提取物的雄性小鼠骨髓细胞进行微核试验。结果表明，在5000 µg/平板的浓度下，细菌反向突变和500 µg/mL的浓度下，染色体畸变试验均未出现遗传毒性现象。此外，口服5000 mg/kg芦苇根水提物2天，未引起小鼠体重变化、死亡或骨髓细胞异常（Kim et al，2019）。

香薷

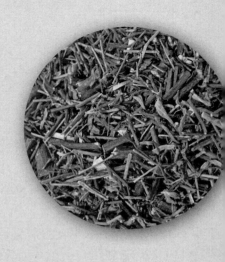

概述

香薷（MOSLAE HERBA）又名香茹、香草、香菜等，为唇形科植物石香薷（*Mosla chinensis* Maxim.）或江香薷（*Mosla chinensis* 'Jiangxiangru'）的干燥地上部分。前者习称"青香薷"，后者习称"江香薷"。其味辛，性微温；归肺、胃经。具有发汗解表，化湿和中等功能。主要用于暑湿感冒，恶寒发热，头痛无汗，腹痛吐泻，水肿，小便不利等症。香薷首载于《名医别录》，列为中品。其卷二记载道："香薷，味辛，微温。主治霍乱、腹痛、吐下、散水肿。"又名香菜。香薷产于山东、江苏、浙江、安徽、江西、湖南、湖北、贵州、四川、广西、广东、福建及台湾等地，以江西产量大。

青香薷长30～50cm，基部紫红色，上部黄绿色或淡黄色，全体密被白色茸毛。香薷作为药食同源的常用中药，药用价值十分广泛，除传统用途外，现代临床也多用于抗衰老、提高免疫力、调血脂和杀虫等方面，也可制成杀虫剂、洗手液、牙膏、食品保鲜剂等，广泛应用于人们的日常生活中（洪滔等，2020）。

有效成分研究

香薷的化学成分多种多样，挥发油、黄酮类等功能性成分占主要部分，其中文献报道的挥发油类成分已超百种，除此之外香薷中还含有香豆素类、木脂素类、苷类等化学成分（叶梦倩等，2023）。挥发油作为香薷的主要化学成分，其组成十分复杂。并且由于基原的不同，江香薷和石香薷的挥发油成分有所不同，包括百里香酚、4-异丙基-3-甲基苯酚、p-伞花烃、乙酸瑞香酯等，其中百里香酚的含量为79.17%，为香薷精油的主要成分。香薷中分离出的黄酮苷类化合物均为氧苷，苷元主要有黄芩素-7-甲醚、木犀草素、槲皮素、金圣草黄素、芹菜素、木蝴蝶素A、山柰酚等。目前已知香薷中的苷类成分有4-羟基-2,6二甲氧基苯基-β-D-吡喃葡萄糖苷、（6S,9R）-长寿花糖苷等。Zhang等首次从香薷中分离出5个二酮哌嗪类化合物（Zhang et al，2018）。除此以外，江香薷中还鉴定出了包含常量元素K、Ca、P、Mg和微量元素Mn、Fe、Zn等在内的矿物质。江香薷籽挥发油中鉴别出31种化学成分，其中萜类化合物种类与含量最高；江香薷籽油脂肪酸中鉴别出7种化学物质，其中α-亚麻酸含量高达67.34%。

生物活性研究

抗菌活性

江香薷提取物对金黄色葡萄球菌、大肠埃希菌和枯草芽孢杆菌等常见菌有显著的体外抗菌效果。香薷油是一种广谱的抗菌中药，对表皮葡萄球菌、志贺氏痢疾杆菌、弗氏痢疾杆菌、宋内氏痢疾杆菌、伤寒杆菌、乙型副伤寒杆菌、鼠伤寒杆菌、变形杆菌等10种菌株均有抑制其生长的作用。香薷精油对敏感菌和耐药菌均有抑制效果，可有效改善铜绿假单胞菌感染引起的小鼠肺炎，并预防和延缓耐左氧氟沙星的铜绿假单胞菌重复感染引起的小鼠肺炎的发生。有研究将包含香薷在内的5种草药组合用于具有选择性抗菌性质的开发制剂试验，该草药制剂显示出对4种病原体的显著抗菌能力和对体外两种益生菌的刺激性促进能力以及体内针对大肠埃希菌和嗜酸乳杆菌的生物活性且没有毒性，是未来药物生产中替代抗生素的一种优选候选物（Qian et al，2016）。

抗氧化活性

石香薷总黄酮具有清除各种活性氧自由基和抑制脂质过氧化反应、抑制机体脂质生物膜损伤等作用（张琦等，2014）。有研究通过实验揭示了抗氧化能力和总酚含量之间的关系，即含量越高，抗氧化能力越强。香薷的强抗氧化力与其萜类含氧衍生物密不可分。因此，香薷可作为一种天然抗氧化剂，调节体内自由基。有研究发现，香薷精油的主要成分为百里香酚和4-异丙基-3-甲基苯酚等，其对DPPH·清除能力和β-胡萝卜素抑制率的IC_{50}分别为2.05 μg/mL和6.93 μg/mL。

镇痛、解热和抗炎活性

香薷挥发油均具有中枢抑制作用，可降低小鼠的正常体温，对酵母菌所致发热大鼠有解热作用。江香薷挥发油的镇痛效果较石香薷强。香薷除能通过中枢解热外，还可通过抑制外周肝组织炎症反应而产生解热效应，且产地加工炮制一体化香薷解热作用尤其显著，香薷水煎液比香薷挥发油解热作用起效更快，作用时间更长。在体外细胞实验中，香薷水煎液和香薷挥发油对LPS刺激的RAW 264.7细胞均具有抗炎作用，且香薷水煎液比香薷挥发油作用效果更好，且尤以香薷产地加工炮制一体化水煎液抗炎效果明显（孙冬月等，2018）。

免疫调节活性

通过建立"肺气虚"证动物模型和试管连续稀释法的抑菌实验发现黄芪多糖和香薷挥发油联合用药对"肺气虚"证小鼠具有一定的免疫调控作用，可升高白细胞介素-1α、IL-2，改善小鼠因肺气虚引起的呼吸无力、动作迟缓、毛发松散的症状，改善因烟熏造成的小鼠肺组织炎性改变（陈林，2011）。

抗病毒作用

石香薷水提物能促进血清中IL-2、IFN-γ产生，可改善感染小鼠的临床症状，减少小鼠死亡数，延长其平均存活时间，且与病毒对照组比较具有显著性差异，表明石香薷水提物（MAE）具有较强的抗流感病毒活性，并通过调节感染小鼠血清细胞因子从而增强机体抗病毒感染的功能。将古方黄连香薷饮进行拆方研究，筛选出的香薷单味药、黄连-厚朴药对和黄连香薷饮全方均具有显著的抗甲型H1N1流感病毒的作用（Wu et al，2014）。香薷活性成分cyclo和Bz-Phe-Phe-OMe能显著抑制病毒复制并减轻甲型流感病毒诱导的肺部炎症且其保护作用可能部分与通过调节CD41/PI3K/AKT信号通路抑制血小板活化有关。

其他活性 ▶▶▶

此外，香薷还具有调节肠道菌群、治疗肥胖和抑郁症、抗病毒、调节肠胃功能、改善高脂血症症状等活性（瞿萍等，2023）。

毒性和安全性 ▶▶▶

小鼠腹腔注射石香薷挥发油的急性毒性试验表明，其 LD_{50} 为（ 1.303 ± 0.116 ）mL/kg，慢性毒性试验表明，腹腔注射石香薷挥发油对小鼠的血液学指标和脏器无明显影响。用不同浓度香薷精油做豚鼠的皮肤急性毒性试验，50%浓度组涂药处长出新毛，但纯香薷精油组豚鼠精神欠佳，涂药处细毛结板后脱落，未能长出新毛。汗多表虚者禁服（吕露阳等，2021）。

香橼

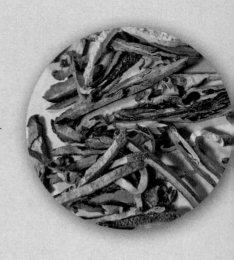

概述

　　香橼（CITRI FRUCTUS）又名枸橼、钩缘干、香泡树等，为芸香科植物枸橼（*Citrus medica* L.）或香圆（*Citrus wilsonii* Tanaka）的干燥成熟果实。其味辛、苦、酸，性温；归肝、脾、肺经。具有疏肝理气，宽中，化痰等功能。主要用于肝胃气滞，胸胁胀痛，脘腹痞满，呕吐噫气，痰多咳嗽等症。香橼首载于《名医别录》，附项在豆蔻条目下。《本草图经》中记载"枸橼，如小瓜状，皮若橙，……，味短而香氛"。《本草通玄》："香圆性中和，单用多用亦损正气，与参、术同行则无弊也。"香橼的栽培史在中国已有两千余年，在我国主产于四川、云南、福建、江苏、浙江等地。

　　香橼香气浓郁，古代常用作香料物质，于历代文献中均有相关记载，《证类本草》称其"香气馥列"，清代《花镜》赞其"清芬袭人，能为案头数月清供"。在云南西南部白族、彝族、纳西族等少数民族及西方国家及地区，香橼常被制作为食用蜜饯、饮料等，也被用于抗菌防腐及驱赶蚊虫等（牛林等，2021）。

有效成分研究

　　对香橼化学成分的研究发现，其主要含有挥发油类、黄酮类成分以及少量的香豆素类、生物碱类、萜类等生物活性良好的化合物。挥发油一直被认为是香橼的主要活性成分之一。伞花烃和丙酸松油酯对香橼特征性香气有重要贡献（Chen et al，2018）。单萜碳氢化合物在挥发油中比例较高，而含量较低的含氧单萜衍生物却是柑橘类精油香气的主要来源。香橼甲醇提取物中黄酮总含量约为93.09mg/g。香橼多糖CM-1主要由阿拉伯糖、木糖、甘露糖和葡萄糖组成，CM-2主要由阿拉伯糖、甘露糖、葡萄糖和半乳糖组成（常旭，2021）。董丽荣等鉴定出香橼种子油的27种化学成分，占87.18%，主要成分为亚油酸、油酸、棕榈酸和己二酸，微量成分为烯烃类和稠环芳烃类化合物（0.86%）。

生物活性研究

抗氧化活性

香橼精油成分复杂，挥发性强，有较好的生理活性。香橼精油有较强的DPPH・清除能力，清除率为62.84%；其还原能力与质量浓度成正相关，对・OH自由基和H_2O_2均有较强的清除作用，其IC_{50}分别为0.32 mg/mL和148 μg/mL。香橼果皮和果肉提取物均表现出一定的DPPH・清除能力（Fratianni et al，2019）。黄酮有较强的给电子能力，其结构中的羟基与自由基结合成较稳定的半醌式自由基，可有效清除体内自由基或增强内源性抗氧化能力，常用作抗氧化剂。香橼中特征性黄酮——柚皮苷在5 ~ 2000 μmol/L下均表现为较强的抗氧化活性，可有效减少H_2O_2诱导的DNA损伤。

抗菌活性

香橼精油中少量的单萜类化合物即可破坏细胞膜的渗透性，使蛋白质变性，破坏细菌的酶系统，抑制微生物生长。香橼中特征性黄酮柚皮素、芦丁、柚皮苷和橙皮苷具有直接抑制肺炎克雷伯氏菌生长和影响细菌生物膜形成的作用。多甲氧基黄酮-川陈皮素可破坏细菌的细胞壁，调节细胞内外钠、钾离子流动，从而发挥抗菌效应（Uckoo et al，2015）。精油对霉菌的抑制作用明显强于酵母与细菌，其中对黑曲霉的抑制效果最显著（25.39±1.12）mm，对金黄色葡萄球菌抑制最弱（14.04±1.35）mm。

抗炎、抗过敏活性

香橼中的柚皮苷可阻断NF-κB的信号转导，从而减轻脂多糖诱导的小鼠急性肺损伤（Zeng et al，2018）。柚皮素可抑制多种类型细胞（如脂肪细胞、肝细胞、巨噬细胞等）的促炎信号通路，显著抑制肿瘤坏死因子α（TNF-α）、IL-33、IL-6、IL-1β等炎症因子的产生。香橼中代表性三萜柠檬苦素可影响$CD4^+T$细胞功能，调节血管平滑肌细胞p38促分裂原活化蛋白激酶信号级联，发挥抗炎作用。香橼水性制剂具有抗过敏活性，被用于治疗鼻腔过敏性疾病，可使嗜碱性细胞脱粒作用减少，抑制人肥大细胞产生IL-8和TNF-α。

抗肿瘤活性

研究表明，Bcl-2可导致癌变和正常细胞中致癌突变的积累，香橼中香豆素类成分蛇床子素可减少其表达，从而促进神经胶质瘤细胞的凋亡（Sumorek et al，2020）。蛇床子素适用于前列腺癌、肾细胞癌和白血病的治疗，有着高生物活性和低毒性，能抵消放疗不良反应。

抗抑郁活性

宋美卿等研究发现，"香橼-佛手"高剂量组大鼠血清皮质酮（CORT）含量明显低于模型对照，脑源性神经营养因子含量明显高于模型对照组，"香橼-佛手"给药组神经元细胞损伤程度介于空白和模型对照组之间，说明"香橼-佛手"有一定抗抑郁作用，可通过调控抑郁模型大鼠海马BDNF/TrkB信号通路发挥抗抑郁作用（宋美卿等，2023）。

其他活性

香橼乙醇提取物可减轻异丙肾上腺素引起的心肌损伤，通过发挥抗氧化和自由基清除作用实现心脏保护（Al-Yahya et al，2013）。香橼中含有大量黄酮类化合物，可通过抗氧化、抗血小板、抗炎及增加高密度脂蛋白含量等多种机制，改善内皮功能，保护血管。

毒性和安全性

香橼辛温香燥，有耗气伤阴之虑，故阴虚、气虚者慎服。《本草便读》："香圆皮，下气消痰，宽中快膈。虽无橘皮之温，而究属香燥之品，阴虚血燥之人仍当禁用耳。"

小茴香

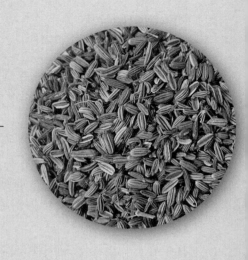

概述

小茴香（FOENICULI FRUCTUS）又名茴香、谷茴香、草茴香、怀香、怀香子、香丝菜等，为伞形科植物茴香（*Foeniculum vulgare* Mill.）的干燥成熟果实。小茴香性辛，温。归肝、肾、脾、胃经。散寒止痛，理气和胃。用于寒疝腹痛，睾丸偏坠，痛经，少腹冷痛，脘腹胀痛，食少吐泻。小茴香暖肾散寒止痛。小茴香始载于《唐本草》，于唐代《新修本草》载："味辛，平，无毒。主诸瘘，霍乱，及蛇伤。"至五代《日华子本草》载："得酒良。治干湿脚气，并肾劳，颓疝气，开胃下食，治膀胱痛，阴疼。"小茴香原产于地中海地区，各省份均有人工栽培或野生分布，目前主栽地在北方地区的山西、甘肃、内蒙古，以及东北地区的辽宁。

小茴香为双悬果，呈圆柱形，有的稍弯曲。表面黄绿色或淡黄色，有特异香气，味微甜、辛。小茴香作为重要的药食同源植物，富含氨基酸、无机常量元素和脂肪酸等成分。其可作药用治疗多种疾病，可以用于制作茴香汤、小茴香丸（《三因方》）、茴香生姜陈皮粥等食疗配方。小茴香作为一种天然的食用香料，在食用香料界占有重要位置，主要应用于食品加工及家庭日用方面（叶丽琴等，2017）。在食品加工中常作为增香剂、调味剂，用于提升食品香味、去除异味。目前关于小茴香的产品开发有很多，如调味品、小茴香茶、小茴香精油等。

有效成分研究

小茴香中含有醇类、萜烯、醚、酮类和酚醛类等多种有效成分（赵爱娟等，2021）。小茴香果实、茎、叶、根中包含豆甾醇、甾醇、δ-7-豆甾烯醇、甾醇基-β-呋喃果糖苷、菜油甾醇、亚油酸蔗糖苷、镰叶芹二醇、茴香苷、豆甾醇-β-D-吡喃葡萄糖苷等甾醇及糖苷等成分。还含有多种人体必需氨基酸、脂肪酸及人体所需常量、微量元素等营养成分。小茴香中含有17种氨基酸，其中必需氨基酸占总氨基酸量的41.00%。小茴香含有无机常量元素K、Na、Ca、P、Mg及必需微量元素Fe、Zn、Mn等（孙亮等，2013）。小茴香果实中还含有丰富的维生素E、维生素B_1、维生素B_2、胡萝卜素等，小茴香叶中具有抗坏血酸、脱氢抗坏血酸。

生物活性研究

抑菌活性

小茴香具有良好的抑菌效果，茴香醚为小茴香的主要抑菌成分。小茴香对棉花枯萎病菌的孢子萌发抑制作用显著，抑制率达100%。小茴香精油对真菌具有明显广谱性抗菌作用，对金黄色葡萄球菌、大肠埃希菌等都表现出较好的抑菌效果，能破坏红枣黑斑病菌孢子细胞膜，起到抗菌效果（马江峰等，2016）。

护肝活性

小茴香挥发油具有较佳的护肝效果，尤其是在抗肝纤维化方面。小茴香提取物能有效抑制TGF-β/smad信号转导通路和肝星状细胞活化，减轻大鼠肝纤维化程度。小茴香能改善肝组织结构，减轻肝脏胶原沉积。在治疗肝硬化腹水时，小茴香能够发挥良好的保钾作用（托合提卡地尔等，2022）。

抗炎镇痛活性

小茴香油具有抗炎和缓解疼痛的作用。小茴香能减少细胞分泌肿瘤坏死因子TNF-α，从而发挥抗炎作用。小茴香茎叶水提液具有良好的抗炎镇痛作用（王宵其等，2022）。

抗氧化活性 >>>

野生小茴香相比种植茴香抗氧化作用更强。小茴香挥发油及小茴香籽的提取物都具有良好的抗氧化活性（陈强等，2022）。

改善胃肠机能活性 >>>

茴香枳术汤能明显降低抗黏附分子一氧化氮的含量，同时能增加反映肠黏膜上皮损伤与修复情况的二胺氧化酶的活性，有效治疗粘连性肠梗阻。小茴香干热敷法能明显缓解腹部手术患者胃肠症状，促进肠功能恢复并有效缩短痊愈时间（杨平等，2019）。

其他活性 >>>

小茴香还被证明具有利尿、利性激素分泌、抗肿瘤等作用。小茴香治疗肝硬化腹水大鼠的肾脏一氧化氮合酶为阴性，并且尿量增多，腹水较少，同时小茴香抑制肾素释放，减少醛固酮的生成，促进利钠。小茴香具有显著提高巨噬细胞活性及促进巨噬细胞吞噬碳粒廓清能力，且对淋巴细胞的增殖有显著促进作用（董华泽等，2009）。

毒性和安全性 >>>

安全性方面，小茴香考证为无毒性植物（杨德俊等，2018）。通过急性肝毒性试验研究证明小茴香可以降低川楝子对肝损伤的作用，对大剂量川楝子所致的急性肝损伤有一定的保护作用。

小蓟

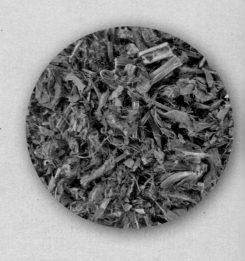

· 概述 ·

  小蓟（CIRSII HERBA）又名刺儿菜、刺蓟菜，为菊科植物刺儿菜
[*Cirsium setosum*（Willd.）MB.] 的干燥地上部分。小蓟味甘、苦，性凉；归心、
肝经。具有凉血止血，散瘀解毒消痈作用。常用于衄血，吐血，尿血，血淋，
便血，崩漏，外伤出血，痈肿疮毒等症。小蓟始载于梁代《名医别录》，有关
小蓟的临床应用在历代文献中均有记载，含小蓟成分的中药方剂，如急济饮、
十灰丸、必胜散等均有凉血止血、养阴清热的功效；宋代《济生方》记载的以
小蓟为君药的复方"小蓟饮子"，是中医治疗尿血、血淋的最经典方剂。小蓟
在我国分布较为广泛，常生于田边、路旁、空旷地或山坡，是麦、棉、果园、
路边等地的常见杂草，是一种常见的药食同源野菜。

  小蓟气微，味微苦。其茎呈圆柱形，表面灰绿色或带紫色。小蓟的嫩苗
又是野菜，炒食、做汤均可。幼嫩时期羊、猪喜食，牛、马较少采食。植株秋
后仍保持绿色，仍可用以喂猪，小蓟时有硬刺，茎秆木质化后粗硬，利用期为
5～7月。早期供放牧，或带根采回，去掉泥土，径切碎生饲喂猪或做青贮料，
开花前后植株，割取晒干后，可供冬春制粉喂猪。另外本种为秋季蜜源植物。
带花全草或根茎均为药材。

有效成分研究

小蓟的化学成分复杂多样，迄今为止主要分离到黄酮类、木脂素类、三萜类、甾体类、挥发油、烯醇及醛类，另外还有生物碱及有机酸类化合物等化学成分。黄酮类物质包括蒙花苷、柳穿鱼苷、芦丁、槲皮素、岳桦素、肉桂酰奎尼酸、阿魏酰奎尼酸等酚酸类成分（王宇航等，2023）。萜类物质主要有羽扇豆酮、α-香树脂酮、β-香树脂酮、蒲公英甾酮、伪蒲公英甾酮、羽扇豆醇、β-香树脂醇、伪蒲公英甾醇等。此外，小蓟还含丰富的营养物质，粗蛋白质含量为4.470%，粗脂肪含量为0.430%。富含17种氨基酸，氨基酸总含量为10.302%，其中人体必需的氨基酸有7种，占氨基酸总含量的42.526%。小蓟含有的15种矿物元素中，9种是人体必需元素，其中Ca、Mg的含量较高；还含有多糖类成分，主要由木糖、半乳糖、葡萄糖组成。小蓟含有5,7-二羟基黄酮、7-葡萄糖酸-5,6-二羟基黄酮、乌苏甲酯、齐墩果酸等多种活性成分。小蓟含有多种氨基酸及维生素（魏传斌等，2009）。小蓟中的含氮类成分除氨基酸外，还有马齿苋酰胺等。

生物活性研究

促凝血活性

小蓟中的活性成分可以使局部血管收缩，从而达到止血的作用。小蓟活性成分可以降低小鼠的出血量和止血时间，促进凝血。小蓟的根茎叶花中均存在不同程度的止血物质，小蓟花对酶联免疫吸附实验（ELISA）法测定的凝血酶原指标影响最大（王鹤辰等，2019）。小蓟茎中的高剂量挥发油也可明显缩短凝血的时间。小蓟能收缩血管，升高血小板数目，促进血小板聚集及增高凝血酶活性，抑制纤维蛋白的溶解，从而加速凝血止血。小蓟所含的酪胺和 N-甲基酪胺成分可以通过调节去甲肾上腺素的合成，促进血管收缩而发挥止血作用。

心血管系统活性 >>>

小蓟的水提取物对家兔有明显的降压和减慢心率的作用。小蓟可降低肾性高血压大鼠的血压，改善其心脏功能。适当浓度的小蓟提取物可显著增强离体心脏的心肌收缩力，用构建的小鼠高血压模型对小蓟水煎剂进行降压试验，结果表明有较好的降压效果，能在一定程度上保护高血压动物的内脏组织，适于高血压人群食用（郭建慧等，2022）。

抗炎活性 >>>

小蓟也能显著减轻二甲苯所导致的小鼠炎症，各种试验结果证明小蓟具有良好抗炎作用。有研究发现，小蓟饮子可有效改善放射性膀胱炎小鼠模型的损伤，其作用机制可能与PI3K/Akt/Nrf2信号通路调控氧化应激有关。小蓟饮子加减方联合术中温热膀胱冲洗液能明显减少患者前列腺切除术后膀胱冲洗时间、留置导尿管时间和住院时间，且不良反应轻微（张鑫等，2023）。在脓毒症休克大鼠上使用小蓟提取物，其心功能和血浆炎症因子有很大改善，在治疗过程中，小蓟主要发挥抗炎作用。

抑菌活性 >>>

小蓟具有良好的抗菌、抗炎活性，对金黄色葡萄球菌、溶血性链球菌、肺炎链球菌、大肠埃希菌等细菌所致的常见感染均有一定的抑制作用。小蓟的水提取物对溶血性链球菌、白喉杆菌以及肺炎球菌等微生物有一定的抑制作用。小蓟提取物对大肠埃希菌、绿脓杆菌、金黄色葡萄球菌等均具有抑制作用。小蓟的花、叶、茎中含有不同的挥发油，它们对特定的病原菌有不同的抑菌效果（卫强等，2016）。

抗肿瘤活性 >>>

小蓟具有较好的抑制多种人肿瘤细胞毒活性的作用，在体外抑制细胞毒活性指导下，小蓟活性成分对不同人肿瘤细胞均具有一定的抑制活性（王泽玉等，2022）。小蓟饮子汤剂口服可减轻非肌层浸润性膀胱癌患者术后吡柔比星灌注化疗引起的热结下焦型尿路刺激症状，有改善肿瘤预后的功效。

其他活性

小蓟总黄酮成分可降低血糖、胆固醇、甘油三酯和低密度脂蛋白水平，从而改善机体的血糖、脂质代谢紊乱，改善胰岛 β 细胞功能，有治疗糖尿病的作用（Lee et al，2017）。小蓟还具有抗衰老、抗疲劳、镇静及收缩胃肠道、支气管平滑肌的作用。

毒性和安全性

脾胃虚寒，便溏泄泻者慎用小蓟。大鼠使用小蓟煎剂连续2周，无明显毒性，肝肾组织检查无特殊病理变化。小蓟对上皮组织有腐蚀和（或）刺激作用。小蓟有轻微毒性，含生物碱、苷类等物质，硝酸盐超标，常食用可致人体脾胃虚寒、血瘀，过量可发生中毒。在煮食前，应用清水浸泡半日，其间换水数次，最后再烹调食用（吕露阳等，2021）。

薤白

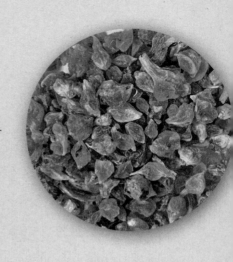

概述

薤白（ALLII MACROSTEMONIS BULBUS）又名薤根、藠头、小独蒜、薤白头等，为百合科植物小根蒜（*Allium macrostemon* Bge.）或薤（*Allium chinense* G. Don）的干燥鳞茎。薤白在《神农本草经》中被列为中品，葱实条。薤白性温，味辛、苦。归心经、肺经、胃经、大肠经，具有健脾胃，助消化等保健功效。

薤白表面呈黄白色或淡黄棕色。薤白出自东汉张仲景《金匮要略》中的瓜蒌薤白白酒汤、枳实薤白桂枝汤、瓜蒌薤白半夏汤，这些均是治疗胸痹的经典名方，而枳实薤白桂枝汤更是国家中医药管理局公布的第一批百首经典名方之一，该方主要用于治疗循环系统疾病中的心绞痛，其次为心肌梗死、心肌缺血等心脏方面的病种（陈志强等，2023）。元代王桢曾说："薤，生则气辛，熟则甘美，食之有益，故学道人资之，老人宜之。"对于食用，薤白因独特的葱蒜味常被腌渍制成副食品食用，是当前农产品中为数不多的复合型功能食品；对于药用，薤白可用于胸痹心痛，脘腹痞满胀痛，泻痢后重。薤白中含有17种氨基酸，具有预防贫血、解毒、促进毛发生长和防止皮肤老化等作用，经常食用薤白对体弱的人可润中补虚，使人耐寒，有利于强健筋骨，而其降血脂、防止动脉粥样硬化、抗癌、防衰老等功效，也适于年轻白领人群替代早餐食用，因此薤白被称为"野生绿色蔬菜保健珍品"。

有效成分研究

薤白中主要有甾类化合物、皂苷、挥发油、黄酮、苯丙素、多糖、生物碱等多种活性成分。甾类化合物有β-谷甾醇、胡萝卜苷、胡萝卜苷十一烷酸酯和豆甾醇等甾类。多糖主要由阿拉伯糖、葡萄糖、鼠李糖、半乳糖等单糖组成（甘杨子等，2019）。黄酮类化合物有山柰酚苷和槲皮素苷等。挥发油中主要成分为含硫化合物，其含量占50%以上，这是薤白具有特殊气味的原因。薤白中还含有氨基酸、脂肪酸、无机盐、维生素等多种营养成分。游离氨基酸包括19种蛋白原氨基酸和4种非蛋白原氨基酸，其中主要氨基酸为精氨酸、谷氨酰胺、谷氨酸、天冬酰胺和丝氨酸（He et al，2018）。脂肪酸有亚油酸、棕榈酸、油酸、花生酸、硬脂酸等。薤白中含有钙、镁、磷、铁、铜等二十多种无机元素，其中钙、镁、磷含量较高。薤白中维生素B_2、维生素C等维生素含量丰富。

生物活性研究

抗血小板聚集活性

薤白中的呋甾烷型皂苷FS1对腺苷二磷酸（ADP）诱导的血小板聚集以及P-选择蛋白和整联蛋白β-3的表达具有抑制作用，它还能抑制Ca^{2+}活化并显著降低ADP活化血小板中磷酸化Akt的表达。薤白皂苷可以减轻大鼠心肌细胞损伤，这可能是通过抑制体内外血小板PI3K/Akt信号通路来抑制ADP诱导的血小板聚集实现的（Feng et al，2019）。

抗氧化活性

薤白皂苷可以显著减轻H_2O_2诱导的大鼠心脏H9C2细胞损伤。薤白中的皂苷、多糖和挥发油可能是薤白起抗氧化作用的重要活性成分，有机硫化物因硫氢键的断裂，或与不同的环状结构、烯丙基等基团结合，会产生多种抗氧化活性物质（王荣等，2022）。

保护心血管活性

由薤白的提取物制成的制剂，可以平衡高脂血症引起的胆固醇功能异常，从而预防小鼠的高脂血症，如瓜蒌薤白汤已被广泛用于治疗冠心病等心血管疾病，并从施用该药的动物体内检测到macrostemonosideB、G、P等薤白中的成分（Li et al，2019）。薤白挥发油中的二甲基二硫化物可以发挥血管舒张作用，从而有效地用于肺动脉高压的治疗。

抑菌抗炎活性 >>>

薤白皂苷对常见的细菌、霉菌和酿酒酵母具有明显的抑制作用。薤白皂苷抑制血小板源性微囊泡的炎症介质的表达，进而影响其与内皮细胞形成的CD40L/NF-κB相关炎症通路抑制内皮细胞的炎症反应（凌丝丝等，2019）。

平喘活性 >>>

薤白可能通过抑制炎症反应，缓解支气管平滑肌的痉挛从而达到平喘的作用。薤白皂苷具有舒张组胺致痉的离体豚鼠气管平滑肌的作用。

抗肿瘤活性 >>>

薤白具有抗肿瘤作用，对肝癌、胃癌、乳腺癌、神经癌、宫颈癌、肺癌、鼻咽癌等肿瘤细胞表现出细胞毒性。薤白中含有 N-香豆素酰酪胺、槲皮素等11个治疗肺癌的有效成分和有效靶点30个，其作用机制可能与AGE-RAGE、PI3K-Akt等信号通路有关，且JUN、MAPK1、MAPK3等靶点基因可能起着关键性的作用（卢可等，2020）。

其他活性 >>>

薤白有较强的镇痛作用，能延长各种条件下小鼠的耐缺氧时间。薤白能增加小鼠免疫器官脾脏和胸腺的质量、碳粒廓清指数 K 及吞噬指数 α，即可以促进单核巨噬细胞的吞噬功能，提高机体的特异性免疫功能（万京华等，2005）。

毒性和安全性 >>>

薤白属于一种中草药，吃多了容易导致机体出现药物中毒、身体上火、肠胃不适、肝肾功能受损等情况，对人体有一定害处。一般在服用薤白时，要遵医嘱按时按剂量服用，不可自行盲目用药，尤其气虚、发热者慎用（吴浩然等，2020），以免损害机体。

杏仁
（甜、苦）

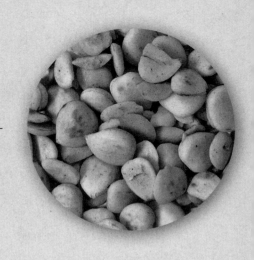

· 概述 ·

　　苦杏仁（ARMENIACAE SEMEN AMARUM）又称杏仁，为蔷薇科植物山杏（*Prunus armeniaca* L. var. *ansu* Maxim.）、西伯利亚杏（*Prunus sibirica* L.）、东北杏［*Prunus mandshurica* (Maxim.) Koehne］或杏（*Prunus armeniaca* L.）的干燥成熟种子。甜杏仁（*Sweet almond*）又称杏子、木落子，为蔷薇科植物杏或山杏的部分栽培种味甜的干燥种子。苦杏仁味苦，性微温；有小毒。归肺、大肠经。具有降气止咳平喘，润肠通便的功效。主要用于咳嗽气喘，胸满痰多，肠燥便秘的症状。甜杏仁在《四川中药志》中记载："性平，味甘，无毒。"具有润肺，平喘的功效。主要治虚劳咳喘，肠燥便秘。苦杏仁与甜杏仁在本草中未明确区分，《中国药典》为规范用药，以苦杏仁为正名，但在因虚而嗽，需润肺降气时可建议合理选用甜杏仁。苦杏仁道地产区为山西太行山地区，现主产于我国北方的山西、山东、河北等地。

　　苦杏仁呈扁心形，气微，味苦。甜杏仁味甘。野杏和山杏的种仁为苦杏仁，可烘烤和盐腌制成各种小食品。杏仁富含蛋白质、脂肪、糖类、粗纤维和苦杏仁苷等营养成分。其中苦杏仁蛋白含有8种人体必需的氨基酸，可用于制作杏仁露；苦杏仁脂肪酸中不饱和脂肪酸含量在95%左右（斯钦毕力格等，2017），可制成高级食用油，为一种非传统的油料潜力资源。目前已有不少以杏仁为原料开发的产品，有杏仁干果、杏仁饼和杏仁茶等。

有效成分研究

杏仁主要含有氰类、脂肪类、挥发油类、蛋白质类、糖类、氨基酸类、纤维素类及微量元素类等有效成分。苦杏仁苷在苦杏仁药材中通常以D-苦杏仁苷和L-苦杏仁苷两种形式存在，含量不得少于3.0%。在对苦杏仁研究中发现，对各成分进行初步测定，其中总黄酮含量约为0.12%（王海洋，2019）。甜杏仁用80%乙醇提取，黄酮含量为0.038%。苦杏仁特殊香气来源于苦杏仁的挥发油类，采用GC/MS联用技术，对苦杏仁挥发油化学成分进行分析鉴定，共分离出17种化合物，鉴定出苯甲醛、苯甲醇、乙酸乙酯、苯甲酰基腈等。同时还有柚皮素、山奈酚、咖啡酸、阿魏酸、羟基肉桂酸。苦杏仁含有丰富的油脂类成分，脂肪含量约35%～50%，其中亚麻酸、亚油酸等为治疗肠燥便秘的主要成分（刘湉等，2020）。蛋白质含量约为27%，其所含的关键性氨基酸搭配平衡合理。还含有丰富的维生素E、维生素A、维生素C等。

生物活性研究

● 镇咳平喘活性 >>>

苦杏仁苷经大鼠口服后，在肺组织中的浓度明显高于其他组织和血浆中，具有高度的组织分布特异性，被机体吸收后迅速向肺部分布，发挥镇咳平喘的作用。随着苦杏仁苷浓度的增加，对支气管平滑肌细胞的抑制作用增强，浓度为0.704 mmol/L时抑制率达到50%（甘露，2007）。桔梗和苦杏仁配伍具有祛痰、止咳的作用，并且其祛痰和平喘的最佳比例为1∶2，而止咳则为1∶1。

● 抗炎镇痛活性 >>>

杏仁油对早期耳肿胀炎症模型具有明显的抑制作用，具有较好的镇痛作用，不同剂量间具有较明显的量效关系，抗炎镇痛效果明显。据文献报道，使用二甲苯诱导的小鼠耳水肿模型测定苦杏仁油的局部抗炎活性，较低浓度的苦杏仁油表现出较强的作用，更接近对照药物（Wang et al, 2014）。苦杏仁油的抗炎活性与酮洛芬无显著差异，达到显著的抗炎效果。一些研究表明，油酸和亚油酸被发现是苦杏仁油中的主要脂肪酸成分，通过抑制蛋白质变性在抗炎过程中发挥重要作用（Fratianni et al，2021）。

抗氧化活性 >>>

苦杏仁油对1,1-二苯基-2-三硝基苯肼自由基、超氧阴离子自由基、羟自由基具有一定的清除能力，半数清除率分别为0.215mg/mL、0.378mg/mL、0.679mg/mL，对Fe^{3+}具有一定的还原能力。体内抗氧化试验显示，苦杏仁油可以提高小鼠血清中SOD活性并降低MDA含量，其中以0.15 mL/g剂量效果最佳（韩金承等，2023）。

抗肿瘤活性 >>>

苦杏仁苷通过降低AKT、RICTOR磷酸化水平，抑制AKT-m TOR信号转导通路，发挥抗癌作用。研究发现其可通过影响细胞周期、诱导细胞凋亡、细胞毒作用、调节机体免疫功能等在肺癌、膀胱癌、肾细胞癌等实体肿瘤中发挥抗肿瘤作用（史佳民等，2019）。

其他活性 >>>

苦杏仁苷可以提高乙型肝炎病毒HBV-T细胞活性，增强对HVB相关肝细胞肝癌（HCC）细胞活力、侵袭和迁移的抑制作用，以及对凋亡的促进作用。

毒性和安全性 >>>

古今记载苦杏仁有小毒，主要是苦杏仁苷分解所产生的氢氰酸的缘故，苦杏仁苷分解产生的氢氰酸为剧毒物质，极微量应用能镇静呼吸中枢显示止咳作用，稍大量则对人体产生毒害，致死量约为0.05g。临床证实，成人对苦杏仁用量若限制在10 ~ 20g，即为"无毒"，而超过20g，即为"有毒"（杜虹韦等，2013）。

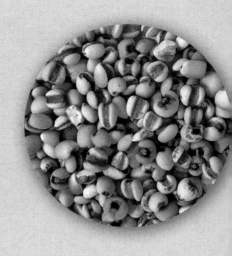

薏苡仁

概述

　　薏苡仁（COICIS SEMEN）又名薏仁、苡仁、六各米、胶念珠和菩提子等，为禾木科植物薏米［*Coix lacryma-jobi* L. var. *mayuen* (Roman.) Stapf］的干燥成熟种仁，有"生命健康之禾"之称。薏苡仁性凉，味淡、甘，归脾、肺、胃经，具有利水渗湿，健脾止泻等功效，主要用于水肿、小便不利、脾虚泄泻等症的治疗。《本草纲目》："薏苡仁阳明药也，能健脾、益胃，虚则补其母，故肺痿肺痈用之。"《药品化义》记载"薏米，味甘气和，清中浊品，能健脾阴，大益肠胃。主治脾虚泄泻，致成水肿，风湿筋缓，致成手足无力，不能屈伸"。

　　薏苡仁呈宽卵形或长椭圆形，表面乳白色，光滑，气微，味微甜。薏苡仁多糖在食品领域具有广泛应用，可用于粥，也可酿造发酵为茶、啤酒、健脾糕等，如薏苡仁饼干、薏米酒就受到大众普遍欢迎。日本民间也一直把薏苡仁视为保健、滋补、沐浴和润肤的珍贵佳品。周关健发明的阿胶豆糕，能改善产褥期贫血，抑制乳腺炎、子宫炎等炎症反应，同时加速孕妇恢复体力。其功能性主要由薏苡仁多糖、薏苡仁油、薏苡仁酯来发挥。

有效成分研究

　　薏苡仁中含有薏苡仁多糖、薏苡仁油、薏苡仁酯、三萜类化合物以及黄酮类化合物等多种有效成分。多糖有非硫酸的杂聚多糖，分子中含有乙酰氨基，其构成单糖为吡喃糖，包括有葡萄糖、半乳糖、木糖、阿拉伯糖、甘露糖等（吕峰，2008）。甾醇类化合物有阿魏酰豆甾醇、阿魏酰菜子甾醇、芸苔甾醇、α-谷甾醇、β-谷甾醇、γ-谷甾醇、豆甾醇、菜油甾醇等。薏苡仁水浸提取物中仅分离到一个生物碱类化合物，为四氢哈尔明碱的衍生物。三萜类化合物有 friedlin 和 isoarborinol 两个。薏苡仁油主要是甘油三酯，占油脂含量的 86.96% ～ 94.39%，而薏苡仁油中角鲨烯含量在 0.16 ～ 0.44mg/g。薏苡仁中蛋白质含量很高，蛋白质含量为 12.2% ～ 16.7%（Liu et al，2015）。薏苡仁中有人体必需氨基酸 8 种，且必需氨基酸中的亮氨酸含量最高，赖氨酸含量最低。

生物活性研究

抗氧化活性

薏苡仁多糖对 α-淀粉酶和 α-葡糖苷酶具有良好的抑制作用，具有良好的抗氧化能力（蔡永萍等，2023）。薏苡仁多糖能够提高抗氧化能力、清除氧自由基、增强抗氧化关键中间物质谷胱甘肽活性，而谷胱甘肽能够与机体内产生的活性氧 ROS 相互作用，减少·OH 和 O_2· 等自由基的数量（龙奇军，2021）。

免疫活性

在薏苡仁中具有提高机体免疫力作用的主要成分是 KLT 和薏苡仁多糖等。在服用薏苡仁之后，CD57[-]、CD3[+]、CD16[+] 和 CD56[+] 细胞的百分比显著升高，表明薏苡仁可以有效升高外周血细胞毒性淋巴细胞的数量以及增强机体的免疫功能（Zhao et al，2020）。薏苡仁多糖能促进益生菌的增殖，提高人类肠道微生物的多样性，提高免疫系统的发育和功能。

抗炎镇痛活性

薏苡仁的多种提取物均表现出抗炎、镇痛作用，其机理主要是通过调节 NF-κB、MAPK 和 NLRP3 等信号通路，减少炎性因子分泌，降低毛细血管通透性，进而发挥抗炎镇痛效果。薏苡仁提取物可通过抑制大鼠踝关节促炎因子的表达、减轻氧化应激反应从而发挥抗类风湿性关节炎的作用，在临床上可用于治疗关节炎、滑膜炎等。另外，薏苡仁与茯苓、白术、山药、陈皮等组成的健脾方对特应性皮炎具有良好的缓解作用，且无明显不良反应（Li et al，2022）。薏苡仁多糖对溃疡性结肠炎小鼠结肠组织细胞焦亡具有抑制作用，其可能作用机制为调控caspase-1介导的细胞焦亡通路。

抗肿瘤活性 >>>

有学者研究发现，薏苡仁在治疗宫颈癌、肺癌和消化道肿瘤中发挥的重要药理活性在临床中也得到了证实，如康莱特注射液为薏苡仁油制剂，作为肺癌、肝癌、胃癌等疾病的治疗药物得到了广泛应用。

降血糖活性 >>>

薏苡多糖能降低糖尿病小鼠血清中的总胆固醇、低密度和高密度脂蛋白胆固醇、谷丙转氨酶、MDA的含量，升高甘油三酯、谷草转氨酶的含量，从而降低糖尿病小鼠的餐后血糖（殷亚楠，2019）。薏苡仁多糖可以抑制肝脏将糖原分解为葡萄糖和一些非糖的物质转变为糖，从而起到降低血糖的作用，对糖尿病患者有利。

其他活性 >>>

薏苡仁多糖能改善脾气虚证模型的生理特征和调节脾气虚证大鼠紊乱的脂质代谢、能量代谢、激素代谢等异常。

毒性和安全性 >>>

因薏苡仁富含碳水化合物、蛋白质等营养成分，在生产环节中易被产毒真菌侵染而污染真菌毒素，不过临床服用薏苡仁导致黄曲霉毒素（AFB_1、AFB_2）、橘青霉素（CIT）、脱氧雪腐镰刀菌烯醇（DON）、玉米赤霉烯酮（ZEN）暴露的健康风险较低（聂秀美等，2021），即使对高摄入人群，其安全风险也在可接受范围内，但仍需引起重视。

益智仁

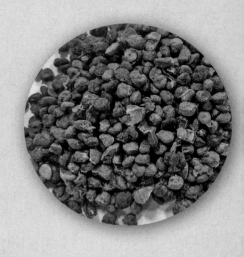

· 概述 ·

益智仁（ALPINIAE OXYPHYLLAE FRUCTUS）又称益智，为姜科植物益智（*Alpinia oxyphylla* Miq.）的干燥成熟果实。益智仁味辛，性温。归脾、肾经。具有暖肾固精缩尿，温脾止泻摄唾的功效。主要用于肾虚遗尿，小便频数，遗精白浊，脾寒泄泻，腹中冷痛，口多唾涎的症状。益智仁首载于唐代陈藏器所编著的《本草拾遗》，其言："益智，止呕哕。"益智作为一味常用中药，益智仁属四大南药之一，药用历史悠久，现今益智仁主要产于广东、广西、海南等省（区、市）。

益智仁呈椭圆形，两端略尖，有特异香气，味辛、微苦。营养价值很高，未成熟果实在中国通常被用作蔬菜和制作果脯。在古代，许多以益智仁为成分的粥对人体健康有着巨大的好处，例如益智仁山药粥，温脾止泻，补肾固精；茯苓益智仁粥，益脾，暖肾，固气。益智仁亦可用于煲汤，如益智仁羊肉汤。目前关于益智仁所开发的产品有很多，有蜜饯益智、益智仁饮料和益智仁茶等。

· 有效成分研究 ·

益智仁主要含有挥发油、黄酮、多糖、酚酸类和微量元素等成分，目前发现上百个益智仁化合物。挥发油均以萜类化合物为主，主要包括单萜烯类化合物、单萜氧化物、倍半萜烯类化合物、倍半萜氧化物，其中以圆柚酮含量最高。益智鲜果和干果挥发油得率分别为1.31%和1.27%（晏小霞等，2020）。黄酮类化合物杨芽黄素是第二丰富的黄酮类化合物，山奈素和山奈酚-7,4'-二甲醚也是从益智仁中分离出来的。除此之外，从益智仁药材中提取纯化得到一种新的酸性杂多糖AOP70-2-1，该多糖由甘露糖、鼠李糖、葡萄糖醛酸、葡萄糖、半乳糖、木糖、阿拉伯糖等单糖组成（Shi et al，2020）。

生物活性研究

抗肿瘤活性 >>>

益智70%乙醇提取物50g/mL及其活性成分诺卡酮100 μmol/L对HCT-116和SW480两种结直肠癌细胞均有抗增殖活性（Yoo et al，2020）。益智仁干果的甲醇提取物能显著改善雌性小鼠的皮肤肿瘤促进作用以及耳朵水肿。益智仁石油醚萃取部位能显著减少小鼠肿瘤体积和质量，抑制PI3K/Akt信号通路诱导细胞凋亡（Hui et al，2019）。

抗氧化活性 >>>

原儿茶酸可能对过氧化氢诱导的氧化性嗜铬细胞瘤细胞死亡具有保护作用。益智仁果实提取物对叔丁基过氧化氢诱导的HepG2细胞毒性具有保护作用，益智仁化学成分eudesma-3、11-dien-2-one和益智酮甲等可通过激活核因子E2相关因子2（Nrf2）/血红素加氧酶-1和清除自由基发挥抗氧化作用（Park et al，2022）。

抗炎活性 >>>

圆柚酮对小鼠腹腔巨噬细胞和RBL-2H3细胞的炎症有明显的抑制作用。另一项研究报告称，yakuchinone A和yakuchinone B能抑制TPA诱导的小鼠皮肤中COX-2的表达和TNF-α的产生（Chun et al，2002）。益智仁50%乙醇提取物可抑制白三烯B4、白介素-1β、白介素-6等促炎细胞因子的产生。

神经保护活性 »»»

富含倍半萜的益智仁提取物，通过减轻氧化应激发挥神经保护作用，包括增加谷胱甘肽过氧化物酶的活性、降低MDA水平，以及减少小鼠额叶皮层和海马中发生的神经元损伤和凋亡（Wang et al，2018）。益智仁能够作用于神经系统，对阿尔茨海默病、帕金森病等神经退行性疾病有一定的治疗作用，且具有多靶点、多通路及低毒性的优点。

其他活性 »»»

益智仁-小茴香生品药对及其盐炙品药对对脾肾阳虚型泄泻均具有止泻作用。在体外实验中观察到益智仁水提取物预处理的ADMSCs可减少阿霉素诱导的H9C2心肌细胞衰老后线粒体凋亡，改善DNA复制。

毒性和安全性 »»»

关于益智仁毒性问题的古方和临床报道非常罕见。对大鼠模型的研究表明，即使剂量增加到1000 mg/kg（以体重计），口服益智仁的乙醇提取物及其二氯甲烷部分也没有表现出任何毒性或死亡症状（Zhang et al，2017）。阴虚火旺或因热而患遗滑崩带者忌服。

余甘子

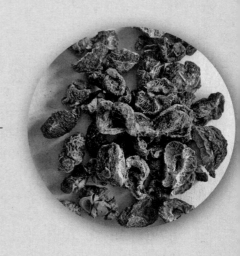

概述

　　余甘子（PHYLLANTHI FRUCTUS）又名油甘子、庵摩勒、滇橄榄等，系藏族习用药材。为大戟科植物余甘子（*Phyllanthus emblica* L.）的干燥成熟果实。因其丰富的营养成分和医药用途，被世界卫生组织指定为在世界范围内推广种植的三种保健植物之一。余甘子性甘、酸、涩，凉。归肺、胃经，具有清热凉血，消食健胃，生津止咳等功能。主要用于血热血瘀，消化不良，腹胀，咳嗽，喉痛，口干等症。《本草纲目》言，余甘子可"治风寒热气，丹石伤肺""久服轻身，延年长生"等。

　　余甘子果实呈球形或扁球形，表面棕褐色或墨绿色，气微，味酸涩，回甜，是叶下珠属植物中唯一可鲜食的水果，是中国三大高营养水果之一。现代研究证实，余甘子具有高含量、高稳定性的维生素C，高抗 *N*-亚硝基物质，耐热、易贮藏，在水果中很少见。其品种丰富，被记载在册的有玻璃余甘、凤珠余甘、白玉甜余甘等。余甘子果皮较薄，果实饱满，口味酸涩但回味甘甜，"余甘"二字也因此得名。市场上已有多种余甘子产品，如腌制余甘子、余甘子果脯、余甘子果酒、余甘子果浆、余甘子原汁等，其中网红产品有蜂蜜余甘汁、冰糖余甘汁和酸梅余甘汁等调和余甘汁及话梅余甘、乌梅余甘等（孟晓等，2023）。

有效成分研究

目前，已从余甘子中分离得到194种化合物，主要包括鞣质类、酚酸类、黄酮类、萜类、甾醇类、维生素、挥发油类等。余甘子果实与根茎叶中均含有丰富的黄酮类化合物和黄烷醇类化合物，主要包括槲皮素、杨梅素、芦丁等。其挥发油包括水杨酸甲酯、α-糠醛、2-氯-二环[2.2.2]-5-烯-2-辛腈、反-2-癸烯醛等。余甘子的多酚含量较高，主要包括没食子酸、异香草酸、余甘子酸、黏液酸等（王淑慧等，2019）。此外，余甘子含有多种人体必需氨基酸、维生素、纤维质和人体所需常量、微量元素等成分，包括铁、锌、硒、钾、钠、钙等。其果汁中维生素C含量高达478.56 mg/100mL。余甘子果实富含蔗糖、葡萄糖、葡萄糖醛酸、木糖和果糖，部分品种的多糖含量高达44%（Zeng et al，2017）。余甘子籽油富含不饱和脂肪酸，果核油中含有对人体有益的顺式脂肪酸。

生物活性研究

免疫调节活性

余甘子提取物可以显著提高动物的免疫功能（Zeng et al，2017）。使用余甘子提取物的小鼠，其细胞凋亡率显著降低，细胞存活率提高。从余甘子中提取出的新型多糖可促进小鼠脾细胞增殖，并可显著提高病毒感染的鸡的免疫功能。余甘子总黄酮与余甘子总酚酸以5：7的比例进行配伍时，抗癌作用及提高机体免疫力作用均较强（朱英环等，2012）。余甘子提取物中多种成分协同作用，可提高荷瘤小鼠免疫调节和免疫保护作用。

镇痛、解热和抗炎活性

余甘子乙醇、乙酸乙酯、正丁醇提取物均具有抗炎活性，其中以乙醇提取物为佳，可明显使大鼠足爪肿胀体积小、AI值低、关节病理变化轻以及血清中TNF-α含量少，对大鼠佐剂性关节炎具有治疗作用，余甘子乙醇提取物在术后和神经性疼痛模型中均表现出良好的镇痛作用，醇提物与水提物能够降低酵母引起的大鼠体温升高（李伟等，2018）。

抗肿瘤活性 >>>

余甘子可抑制多种肿瘤细胞，具有潜在的抗肿瘤作用，可选择性地杀死癌细胞，对非癌变细胞则未表现相应的毒副作用，可抑制三阴性乳腺癌细胞体外增殖，从而促进细胞的凋亡。余甘子总黄酮、叶绿素对乳腺癌细胞具有良好的抗癌活性，其醇提物对人胃癌细胞具有良好的抑制生长和诱导凋亡的作用（罗兰等，2016）。

抗菌活性 >>>

余甘子不同提取物及挥发油均具有一定的抑菌活性，对多种革兰氏阴性菌、革兰氏阳性菌均有抑制作用。包括肺炎克雷伯氏菌、金黄色葡萄球菌、大肠埃希菌、铜绿假单胞菌、蜡状芽孢杆菌、枯草芽孢杆菌、黄曲霉菌等（Gburi et al，2018）。有研究发现，余甘子提取物具有较好的哈维氏弧菌及副溶血弧菌的抑制活性，其乙醇提取物对哈维氏弧菌和副溶血弧菌的最小抑菌浓度均达到了15.63 mg/mL（刘玮炜等，2023）。

抗氧化活性 >>>

余甘子具有良好的抗氧化活性。它含有没食子酸、抗坏血酸、鞣花酸、芦丁、槲皮素和儿茶酚，能够减少细胞内过氧化物酶的过氧化，不同溶剂余甘子提取物能改善过氧化氢诱导的细胞损伤（李伟等，2020），余甘子提取物也可通过抗氧化特性防止视网膜变性。

调节血脂和抗糖尿病活性 >>>

长期食用余甘子可在一定程度上降低食用者的体脂量，持续使用余甘子可降低空腹和餐后2小时血糖、总胆固醇和甘油三酯水平。糖尿病患者使用余甘子可减轻并发症的发生。余甘子及其有效成分鞣花酸可刺激糖尿病大鼠离体胰岛胰岛素的分泌，并降低葡萄糖耐受不良（Fatima et al，2017）。

其他活性 >>>

此外，余甘子对酒精性和非酒精性肝炎的肝脏均有保护作用，具有保护心肌细胞等作用，从而降低肥胖人群患心血管疾病的风险。

毒性和安全性 ▶▶▶

安全性方面，有研究表明长期大剂量使用余甘子或其提取物，受试动物身体及组织没有病理学变化，血液、行为、生化指标均未显示毒性作用（Chaiyasut et al，2018）。在2000 mg/kg（以体重计）的超大食用剂量时仍无毒副作用。余甘子属于无毒物，在所测剂量及检测指标范围内未发现遗传毒性和亚急性毒性。

鱼腥草

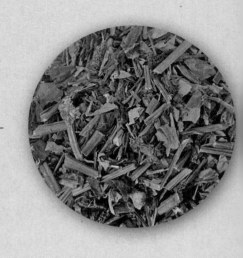

概述

    鱼腥草（HOUTTUYNIAE HERBA）又名折耳根、狗心草、节节根等，为三白草科植物蕺菜（*Houttuynia cordata* Thunb.）的新鲜全草或干燥地上部分。鱼腥草味辛，性微寒；归肺经。具有清热解毒，消痈排脓，利尿通淋等功能。主要用于肺痈吐脓，痰热喘咳，热痢，热淋，痈肿疮毒等症。鱼腥草在我国使用历史悠久，始载于《吴越春秋》，《本草纲目》谓之："散热毒痈肿，疮痔脱肛。"鱼腥草主要产于我国长江流域以南区域，是我国历史悠久的传统中药，被誉为"中药中的广谱抗生素"。

    鱼腥草具鱼腥气，味涩，其茎呈圆柱形。鱼腥草富含蛋白质、油脂、维生素等成分，是一种营养价值极高的野生蔬菜。在我国西南地区，人们特别喜欢吃鱼腥草，因为食用的部位多为鲜嫩的根及根茎，所以俗称折耳根。鱼腥草既可以用来熬制汤药饮用，又可以用来烹饪作蔬菜食用。湖北人历来就有食用鱼腥草的习俗，当地逢年过节凉拌鱼腥草是必备的一道名菜。市场现广泛售有多种鱼腥草产品，如腌制咸菜、饮料、爽肤水等（王江河等，2023）。

有效成分研究

    鱼腥草中所含的挥发油、黄酮类化合物、生物碱类为其主要药用成分。

挥发油组成成分主要包括单萜、倍半萜以及非萜类小分子的芳香化合物和脂肪族化合物。其挥发油中的主要成分有甲基正壬酮、月桂醛、癸酰乙醛、乙酸香叶酯、左旋乙酸冰片酯和柠檬烯等。有研究者通过GC/MS测得417批鱼腥草挥发油共2425种化学成分。鱼腥草中黄酮类的化合物是鱼腥草的主要有效成分之一。目前从鱼腥草中分离得到的生物碱有70多个，以阿朴啡型生物碱为主（Giang et al，2023）。鱼腥草全株可食用，其营养成分包括蛋白质、脂肪、碳水化合物、维生素、氨基酸、无机盐以及多种微量元素等。鱼腥草中含有油酸、马兜铃酸、绿原酸、亚油酸等有机酸。还含有16种氨基酸，包括5种必需氨基酸、3种半必需氨基酸和8种非必需氨基酸。多糖多为水溶性糖，主要包括葡萄糖、阿拉伯糖和果糖，还有部分为木糖、半乳糖、鼠李糖等（Liu et al，2023）。其茎叶富含维生素C、维生素P、维生素B_2。还含有氯化钾、硫酸钾等无机盐，含钠、镁、钙、磷等常量元素，并含铁、锰、锌等微量元素。

生物活性研究

抗炎活性

鱼腥草提取物通过抑制NF-κB蛋白和IκBα磷酸化水平来发挥抗炎活性。鱼腥草汁可改善DSS诱导的UC小鼠的炎症反应，降低结肠炎小鼠肠道通透性，能调节小鼠体内的氧化应激水平及缓解肠道损伤（邓代霞等，2023）。鱼腥草注射液可通过抑制NLRP3/caspase-1通路激活，改善肺炎小鼠炎症反应，缓解肺损伤。复方鱼腥草合剂联合头孢克肟胶囊治疗急性咽炎风热证可提高临床疗效，改善患者的临床症状，抑制炎症反应，安全可靠。左氧氟沙星及鱼腥草滴眼液一同用于治疗细菌性结膜炎，治疗效果相对于单纯应用左氧氟沙星滴眼液更好，可促进症状体征缓解，同时治疗的安全性高。

抗菌、抗病毒活性

鱼腥草中的抗菌有效成分主要是鱼腥草素，鱼腥草素能显著抑制某些化脓性细菌（如金黄色葡萄球菌、溶血性链球菌、肺炎双球菌、卡他球菌、流感杆菌）的活性。鱼腥草乙醇提取物对耐甲氧西林金黄色葡萄球菌具有明显的抗菌作用。鱼腥草中药饮片提取液对铜绿假单胞菌有一定程度的抑菌作用（高贵阳等，2019）。鱼腥草对多种病毒有抑制作用，研究较多的病毒是单纯疱疹病毒（HSV）和甲型流感病毒H1N1。鱼腥草水提物、黄酮类化合物和多糖具有抗病毒活性，其中槲皮素、槲皮苷、金丝桃苷活性较好。

抗肿瘤活性

薛兴阳等研究发现，鱼腥草中的黄酮提取物对人类女性子宫颈癌细胞具有显著的抑制生长作用（薛兴阳等，2013）。有研究者发现，从鱼腥草地上部分甲醇提取物中得到6种生物碱化合物，对人非小细胞肺癌细胞、人卵巢腺癌细胞、人皮肤恶性黑色素瘤细胞、人中枢神经肿瘤细胞和人结直肠腺癌细胞这5种肿瘤细胞系均表现出明显的抑制活性。

抗氧化活性

鱼腥草多糖呈现较好的抗氧化活性，其中HBHP的羟自由基和DPPH·自由基清除活性最好，而DAHP的$ABTS^+$·自由基清除活性和Fe^{2+}螯合能力最好。鱼腥草黄酮对DPPH·、·OH、$ABTS^+$有良好的清除能力。梅强根等研究发现，多酚是鱼腥草中的主要抗氧化活性成分（梅强根等，2023）。干、鲜鱼腥草+绿茶的代用茶颗粒能有效控制多项与糖尿病相关的指标，可以作为糖尿病控制及辅助治疗的选择之一，具有良好的应用前景。

免疫调节活性

鱼腥草多糖具有较好的免疫调节活性，并与浓度呈现正相关，其中HBHP对巨噬细胞的活化效果最明显，显著提高了细胞吞噬作用。李宗生等研究发现，鲜鱼腥草全成分提取液和鱼腥草总黄酮对辐射损伤大鼠的免疫力均有提高作用，且鱼腥草总黄酮提高免疫力效果更为明显（李宗生等，2016）。

其他活性

鱼腥草具有抗糖尿病活性，其活性成分的α-葡糖苷酶抑制能力是阿卡波糖的3.15倍，同时具有很强的晚期糖基化终末产物形成抑制能力。其提取物还可以通过激活人肝细胞HepG2中的AMP激活蛋白激酶信号转导途径来减轻脂质积累。分离得到的贝卡他胺（becatamide）具有潜在的抗动脉粥样硬化作用（Lu，2019）。

毒性和安全性 ▶▶▶

　　鱼腥草水提物的口服急性毒性试验表明，在16g/kg剂量下无毒。鱼腥草甲醇提取物无致突变作用。有研究发现马兜铃酸的代谢产物马兜铃内酰胺Ⅰ能造成肾小管上皮细胞的损伤，作用与马兜铃酸Ⅰ相似；动物实验也表明，这2个物质均能导致肾脏毒性。通过给大鼠使用鱼腥草乙醇提取物13周的亚慢性毒性试验，结果表明，雄性大鼠的非观测效应水平值为999 mg/（kg·d），雌性大鼠为350 mg/（kg·d），相比人群的服用量，其不良反应是可以忽略不计的（Hiroko et al，2006）。

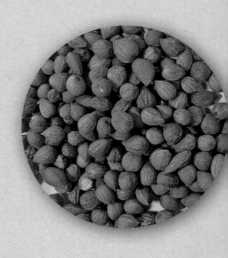

郁李仁

　　郁李仁（PRUNI SEMEN）又称郁子，为蔷薇科植物欧李（*Prunus humilis* Bge.）、郁李（*Prunus japonica* Thunb.）或长柄扁桃（*Prunus pedunculata* Maxim.）的干燥成熟种子。郁李仁味辛、苦、甘，性平。归脾、大肠、小肠经。具有润肠通便，下气利水的功效。主要用于津枯肠燥，食积气滞，腹胀便秘，水肿，脚气，小便不利的症状。郁李仁作为药材始载于《神农本草经》："郁李仁，味酸，平，无毒。主大腹水肿，面目四肢浮肿，利小便水道。"历史上以陕西为道地产区。

　　郁李仁呈卵形，气微，味微苦。其含有丰富的微量元素，有较高的营养价值，在保健品、食品等方面具有十分广阔的研究前景。由于郁李仁具有润肠通便的作用，因此在一些天然可供膳食的功能性健康食品中，都有应用。郁李仁也可以做成郁李仁粥，可润肠通便，利水消肿。目前郁李仁相关产品也有很多，有郁李仁茶、郁李仁粉和郁李仁糖等。

有效成分研究

　　郁李仁含有的化学成分主要包括黄酮类、脂肪酸类、氨基酸类、苷类及矿物质，其中含量最多的是脂肪酸类成分。黄酮类成分占总含量的12% ～ 36%，主要有黄烷醇、二氢查耳酮、黄酮醇及花色苷类（白东海，2015）。测出郁李仁油中脂肪酸5种，分别为棕榈酸、棕榈烯酸、硬脂酸、油酸和亚油酸，其中90%以上为不饱和脂肪酸，主要为油酸和亚油酸（薛勇，2003）。郁李仁中含有苦杏仁苷、郁李仁苷A、郁李仁苷B等苷类成分，为郁李仁的主要有效成分。其也含有丰富的氨基酸类成分，包括亮氨酸、苯丙氨酸、缬氨酸、异亮氨酸等，必需氨基酸总质量分数占总氨基酸质量分数的24.0%，还含有大量钾、镁、磷等元素，其中钾的质量分数达4115.7 mg/kg。

生物活性研究

促进肠蠕动活性

郁李仁提取物促进肠蠕动的作用强弱依次为水提物、脂肪油、醇提物、醚提物（余伯阳等，1992）。有学者采用炭末法测定小肠的推进距离，结果表明对小鼠小肠运动作用最直接的是郁李仁，其所含的郁李仁苷有强烈的泻下作用。

抗炎镇痛活性

从郁李仁水提物中分离得到的两种蛋白质，静脉注射给大鼠后，对大鼠的脚肿胀有抑制作用，有明显的止痛作用。苦杏仁苷由两种葡萄糖分子组成，其中一种是抗肿瘤化合物氢氰酸，另一种是苯甲醛，具有镇痛作用（Owa et al，2013）。郁李仁还通过阻断MAPKs磷酸化和NF-κB活化，强烈抑制便秘小鼠结肠组织中的促炎因子（Cai et al，2023）。

降血糖活性

郁李仁乙醇提取物原质量浓度下对α-葡糖苷酶和α-淀粉酶的抑制率为84.05%和95.95%，分别相当于对12 mg/mL左右的阿卡波糖对α-葡糖苷酶的抑制率和1 mg/mL左右的阿卡波糖对α-淀粉酶的抑制率，表明郁李仁提取物有一定的降糖作用（张玲等，2018）。

其他活性 ▶▶▶

苦杏仁苷能够改变一些关键基因在不同肿瘤细胞中的表达水平，进而证明苦杏仁苷具有抗癌作用。郁李仁多肽能够清除羟自由基和超氧阴离子自由基，郁李仁多肽能够降低血清和肝脏中丙二醛含量，进而证明郁李仁中蛋白质类成分具有抗氧化作用。

毒性和安全性 ▶▶▶

郁李仁含有大量的苦杏仁苷，大量口服苦杏仁苷容易发生严重中毒，其机理主要是体内苦杏仁苷分解后会产生氢氰酸，而产生的氢氰酸与细胞线粒体中的细胞色素氧化酶争夺三价铁，抑制了酶活性，抑制组织细胞呼吸，导致死亡。大鼠急性经口毒性试验："郁李仁决明子片"以限量法15.0g/kg（以体重计）的（相当于人体推荐用量的375倍）剂量，大鼠灌胃后，连续观察14天，未见明显中毒症状，无动物死亡（刘梦燕，2023）。适量服用郁李仁是安全的，能够起到止咳作用。

——— 玉竹 ———

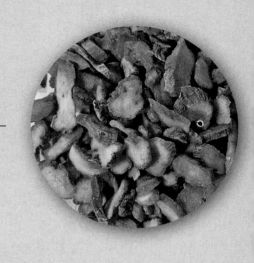

· 概述 ·

玉竹（POLYGONATI ODORATI RHIZOMA）又名尾参、玉参、铃铛菜、甜草根、葳蕤等，为百合科黄精属植物玉竹［*Polygonatum odoratum*（Mill.）Druce］的干燥根茎。最早以"葳蕤"之名载于被记载在《神农本草经》中，是我国传统中药材，具有悠久的应用历史。玉竹味甘、微寒。归肺、胃经，具有滋阴润肺、生津养胃的功效，临床上常与它药配伍用于治疗肺胃阴伤，燥热咳嗽，舌干口渴之证。此外，玉竹亦是药食同源的常用植物，在《经验方》中载有药膳"玉竹猪心"，可安神宁心，养阴生津，具有重要的研究价值。在我国陕西、宁夏、吉林、辽宁、湖北、安徽、江苏、广东等地区均有种植，在湖南省更为广泛，是湘产大宗道地药材之一。

玉竹根状茎呈圆柱形。古代有大量关于玉竹的记载。唐代《食疗本草》《救荒本草》中都有记载将其作为菜肴食用。玉竹作为蒙医药中的常用药，具有独特的功效，也是一种地方食品。玉竹的传统应用并不主要用于医疗，在保健品和化妆品中也有广泛的应用，如玉竹复合饮料、玉竹茶、果脯等。

· 有效成分研究 ·

现代对玉竹的成分研究中，从中分离出多种化合物，包括甾体皂苷、类黄酮、挥发油、多糖等。多糖类成分含量较高，是玉竹发挥药理作用的有效成分之一。不同组分的玉竹多糖所含单糖的种类和比例也不同，其中半乳糖、甘露糖、葡萄糖三种单糖所占比例较大，同时有些组分还含有少量的鼠李糖、阿拉伯糖和半乳糖醛酸（余江南等，2018）。甾体皂苷作为一类螺甾烷类化合物衍生的寡聚糖，包括高异黄酮、异黄酮和黄酮糖苷等。挥发油成分主要为酸类化合物、烯酸类化合物、醇类、烯类等。此外，玉竹中还含有凝集素，在生物活性中有重要作用。玉竹中含有甾体皂苷类、黄酮类等成分，还含有生物碱、氨基酸、微量元素等活性成分。玉竹中淀粉含量8.33%，可溶性膳食纤维含量为9.53%，总碳水化合物的含量高达68.32%。根茎中蛋白质质量分数为10.28%，包括9种人体必需氨基酸、2种半必需氨基酸和8种非必需氨基酸。玉竹中共检测到7种维生素（维生素A、维生素E、维生素C、维生素B_1、维生素B_2、维生素B_3、维生素B_6），还含有锌、铁、钙等矿物质，其中铁含量最高（张凯等，2022）。

生物活性研究

抗肿瘤活性

玉竹中的凝集素能使黑色素瘤肿瘤细胞产生自噬，诱导细胞凋亡，具有较好的抗癌作用。凝集素能通过诱导肺癌细胞自噬或凋亡来拮抗肿瘤细胞，只影响体内癌细胞，而对健康细胞没有影响，在防治肺癌中发挥着重要作用。玉竹中提取的黄酮和高异黄酮能抑制A549细胞的增殖并且可以诱导A549细胞凋亡。水溶性多糖在体外可以显著抑制人肝癌细胞的增殖和诱导细胞凋亡，并增加内源性凋亡途径中胱天蛋白酶-9和胱天蛋白酶-3的活性，诱导HepG2细胞凋亡（Li et al，2022）。

降血糖和抗糖尿病活性

玉竹中多糖成分通过调节血糖代谢途径和脂质代谢相关基因，在体内显著调节血糖和血脂。糖尿病模型大鼠连续服用提取多糖3周后，大鼠血糖含量明显降低，玉竹多糖通过抑制胰岛素细胞破坏、增强胰岛素功能改善糖尿病症状。玉竹中的甾体皂苷能在不改变胰岛素分泌的情况下，提高糖原合成酶活性水平和外周胰岛素敏感性，起到降糖作用（Liu et al，2023）。玉竹多糖、二甲双胍合用可明显降低2型糖尿病大鼠的空腹血糖，改善糖耐量及血脂异常，疗效胜于两药单独应用。

抗氧化活性

玉竹中的许多成分都具有抗氧化活性，其中多糖和黄酮类化合物是玉竹中抗氧化活性研究最多的。从玉竹中提取出来的三种新型同型异黄酮具有抗氧化活性，其中含有二羟基化B环的同型异黄酮比抗坏血酸具有更高的抗氧化活性。从玉竹中分离纯化的糖蛋白可通过清除自由基发挥抗氧化作用。多糖的抗氧化机制是通过提高超氧化物歧化酶的活性，增强清除自由基的能力，抑制脂质过氧化，降低丙二醛含量，从而减轻对机体组织的损伤（宗鑫妍，2019）。

抗衰老活性

玉竹水提物的抗氧化能力随浓度增加而增强，可有效提高实验大鼠血浆SOD活性，提高抗衰老能力。水提物还具有抑制皮肤细胞衰老的作用，可用于改善皮肤健康（Erginer et al，2023）。玉竹能提高皮肤中的含水量，增加皮肤中透明质酸和羟脯氨酸含量，改善衰老的皮肤形态。

抗疲劳活性

玉竹多糖能降低小鼠血清乳酸脱氢酶和肌酸激酶水平，提高肌肉、肝脏和血清过氧化氢酶水平，通过增强小鼠抗氧化活性和减少脂质过氧化作用，提高运动耐力，缓解疲劳。玉竹多糖能够明显延长小鼠的负重游泳时间，提高血清血糖、肌糖原、超氧化物歧化酶、过氧化氢酶和谷胱甘肽的含量，降低乳酸脱氢酶、乳酸、磷酸肌酸激酶、血尿素氮以及丙二醛的含量（Yang et al，2017）。

免疫调节活性

玉竹中的活性成分能在一定程度上改善小鼠T淋巴细胞的增殖，对调节机体免疫失衡起到有益作用，提高T淋巴细胞的活性，并与其他植物多糖协同作用于T淋巴细胞，增强机体的免疫活性。大剂量的玉竹多糖在抑制机体脾淋巴细胞凋亡的同时，还能提高B淋巴细胞和T淋巴细胞转化率，增强细胞免疫和体液免疫功能。玉竹提取物可改善烧伤导致免疫功能低下小鼠的免疫功能（Mariod et al，2023）。

其他活性 >>>

玉竹具有抵抗流感病毒的作用，从玉竹中提取的一种甾体糖苷和一种同型异黄酮在体外对甲型流感病毒有显著的抑制作用，可有效提高人体对流感病毒的抵抗力（Pang et al，2020）。玉竹中的黄酮、多糖类化合物也有很好的抑菌作用。从玉竹中分离的高异黄酮具有强抑菌效果，抑菌率可达100%。玉竹对表皮葡萄球菌、粪肠球菌、金黄色葡萄球菌、大肠埃希菌、铜绿假单胞菌、枯草芽孢杆菌等都有一定的抑制作用。

毒性和安全性 >>>

通过结合现行经济合作与发展组织（OECD）发布的动物替代试验方法，对玉竹提取物的安全性进行综合评价，结果表明，试验结果为温和，不具有眼刺激性；在皮肤刺激性/腐蚀性试验中，皮肤刺激反应的积分均值为0，未引起红斑或水肿等皮肤不良反应，具有皮肤安全性；在细胞毒性试验中，玉竹提取物对NIH/3T3细胞毒性作用的半数抑制浓度IC_{50}为26.6 mg/mL，大于1.50 mg/mL，表明其细胞毒性极小或无毒性，具有细胞安全性（区梓聪，2017）。

枣
（大枣、酸枣、黑枣）

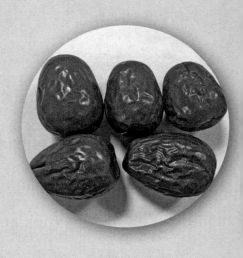

◆ 概述 ◆

　　大枣（JUJUBAE FRUCTUS）为鼠李科植物枣（*Ziziphus jujuba* Mill.）的干燥成熟果实。黑枣是由鼠李科植物枣经蒸制后的干燥成熟果实。酸枣来自于鼠李科枣属酸枣（*Ziziphus jujube*）成熟果实，别名野枣、山枣。大枣味甘，性温。归脾、胃、心经。具有补中益气，养血安神的功效。主要用于脾虚食少，乏力便溏，妇人脏躁的症状。黑枣味甘，性温。归脾、胃经。具有补脾胃，调和诸药的功效。主要用于脾虚食少，体倦乏力，紫癜的症状。酸枣味酸，性平。归肝、肺经。具有养心、安神、敛汗的功效。大枣和酸枣作为中药，始载于《神农本草经》，被列为上品。大枣主产于河北、河南、山东、陕西等地。酸枣广泛分布于山西、河北、河南等地。

　　大枣富含多种有机成分、无机成分，维生素C含量在"五果"中位居第一，素有"维生素王"之美称（陈熹等，2015）。黑枣，为选用熟鲜大枣，经水煮、窑熏、阴凉等工艺加工而成，含氨基酸、蛋白质、膳食纤维、糖类、黄酮、胡萝卜素等人体所需元素，营养丰富。酸枣果肉可食，因其口感微酸，风味独特，被广泛用来制作酸枣汁、酸枣面、酸枣果酒等食品。大枣也是一种深受广大人民喜爱的普通食物，其可入药膳或者长期食用。目前关于枣的开发相对比较多，有干枣、蜜枣、枣粉、枣醋、枣果冻、浓缩大枣汁、大枣酒、枣糕和酸枣汁等。

有效成分研究

在大枣中发现的化合物达90余种。近年来，对大枣化学成分的研究主要集中在生物碱、皂苷、黄酮、有机酸及糖苷类等成分。生物碱种类丰富，主要包括光千金藤碱、N-去甲基荷叶碱、巴婆碱等。黄酮有芦丁、槲皮素、棘苷。有机酸类化合物大多属于三萜酸类，包含了羽扇豆烷型、齐墩果烷型和乌苏烷型等（陈静等，2004）。也含有丰富的糖类成分，鲜果中的含糖量在40%以上，干果中的含糖量在81.3%～88.7%。黑枣相比于原红枣蔗糖降低，果糖、葡萄糖等还原糖升高，总酸、熊果酸、多酚、黄酮等功能性物质含量升高（高琳，2020）。酸枣果肉中含有三萜类物质、有机酸、维生素以及可溶性糖等多种营养物质，其中熊果酸和齐墩果酸为三萜类化合物的主要物质。大枣富含维生素，包括维生素C、维生素E等，且含多种矿物质，包括氮、钙、磷等大量元素。蛋白质含量也较为丰富，干果蛋白质含量为2.8%～3.3%，其中包括的必需氨基酸有缬氨酸、甲硫氨酸等，非必需氨基酸包括谷氨酸、天冬氨酸等。

生物活性研究

抗炎活性

大枣通过减弱WISTAR白化大鼠抗急性和慢性炎症中的NOS活性可能发挥保护作用。高剂量的大枣多糖能够显著降低RAW 264.7细胞中炎症因子如环氧合酶-2、肿瘤坏死因子-α、白细胞介素-1β和白细胞介素-6的含量，表明大枣多糖具有较强的抗炎活性（展锐等，2017）。

抗氧化活性

大枣的抗氧化能力与大枣的多样性有关。当大枣多糖浓度为1.0 mg/mL时，多糖自由基清除率为90%，说明大枣多糖具有抗氧化活性（廉伟伟等，2023）。黑枣多糖的自由基清除活性和总还原能力与浓度呈正相关，黑枣多糖的抗氧化活性在六种多糖中最好。酸枣提取物也具有较好的体内外抗氧化作用和潜在抗衰老作用。

抗菌活性 ▶▶▶

大枣黄酮提取物对试验所选取的大肠埃希菌、沙门氏菌等8种试验菌株均有抑制作用，对大肠埃希菌、沙门氏菌的效果最好。黑枣的抑菌实验表明，对大肠埃希菌、金黄色葡萄球菌、枯草芽孢杆菌等都均有抑菌效果（向阳，2020）。酸枣提取物具有广谱的抗菌作用，并能显著增强铜绿假单胞菌对氨苄青霉素的敏感性。

抗肿瘤活性 ▶▶▶

大枣的化学物质枣苷B抑制了体内肿瘤的生长。进一步的体外和其他实验结果表明，其能诱导保护性自噬以延迟外在途径介导的细胞凋亡（Xu et al，2014）。在研究羽扇豆醇和豆甾醇对肿瘤及其体内抗癌活性和体外内皮细胞的影响时，发现这两个化合物会破坏肿瘤血管生成并减少小鼠胆管癌肿瘤异种移植物的生长（Kangsamaksin et al，2017）。

护肝活性 ▶▶▶

大枣已被证明可以有效预防肝损伤，主要是通过下调炎症反应和氧化应激（Shen et al，2009）。对乙酰氨基酚、CCl_4等引起的小鼠急性肝损伤，大枣对其具有保护作用，对抗疲劳也具有显著的作用。红枣三萜酸提取物对小鼠有保肝作用。

其他活性 ▶▶▶

大枣乙醇提取物和枣苷B具有抗哮喘活性。酸枣中含有的总生物碱、皂苷和黄酮成分都有抗抑郁的作用。

毒性和安全性 ▶▶▶

到目前为止，很少有关于大枣毒性的报告。大枣的推荐日剂量为6～15g。相关报告显示，枣的乙醇提取物对瑞士白化病小鼠没有急性或慢性毒性。在急性毒性试验中，该药没有明显的毒性作用（Shah et al，1989）。长期的传统临床经验表明，在食滞或痰湿的情况下慎用。

栀子

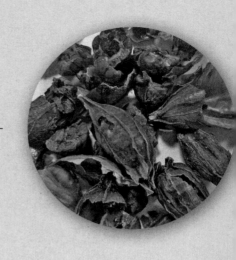

概述

栀子（GARDENIAE FRUCTUS）又称山栀子、木丹等，为茜草科植物栀子（*Gardenia jasminoides* Ellis）的干燥成熟果实。栀子味苦，性寒。归心、肺、三焦经。具有泻火除烦，清热利湿，凉血解毒的功效；外用消肿止痛。主要用于热病心烦，湿热黄疸，淋证涩痛，血热吐衄，目赤肿痛，火毒疮疡；外治扭挫伤痛的症状。栀子始载于《神农本草经》，列为木部中品，其曰："栀子，味苦、寒，无毒。主五内邪气，胃中热气。"主要产地包括河南、四川、江西、福建、湖北等。

栀子呈长卵圆形或椭圆形，气微，味微酸而苦。栀子油可食用，栀子色素是优选天然色素，食品、纺织等行业均可使用。其在中国被广泛用作食用色素和煮粥泡茶的保健食品，多年来还可以作为天然黄色染料。目前栀子食用方法比较多，可以做成栀子粥，此粥可清热泻火，适用于黄疸性肝炎、胆囊炎、目赤肿痛以及急性结膜炎等。但此粥不宜久服多食，平素大便泄泻的人忌用。并且栀子可以开发出较多产品，有栀子茶、栀子粉和栀子食用油等。

有效成分研究

目前已从栀子中发现环烯醚萜类、萜类化合物、黄酮类化合物、有机酸、挥发油等物质。环烯醚萜是栀子主要的生物活性成分，环烯醚萜类物质主要包括裂环烯醚萜苷类、环烯醚萜缩醛酯类、环烯醚萜苷类以及环烯醚萜烷类等四种。环烯醚萜以环烯醚萜苷为主要成分，其化合物包括6'-*O-E*-芥子酰京尼平苷、6"-*O-E*芥子酰京尼平龙胆二糖苷。采用多种方法最终分离鉴定出12种黄酮类化合物，主要包括5,7,3',5'-四羟基-6,4'-二羟基黄酮等（张忠立等，2013）。在栀子中含有大量的有机酸类物质，其中，最为常见的是熊果酸和绿原酸。除上述成分外，还包含大量的其他微量元素。因此，栀子的合理应用，有利于帮助患者补充微量元素（李会芳等，2020）。

生物活性研究

降血糖活性

栀子苷能够增强胰岛细胞的抗氧化能力，提高抗炎症损伤的能力，从而发挥降血糖、降血脂的作用。栀子多糖浓度为2000～8000mg/L，半抑制浓度为1550mg/L，说明栀子多糖有一定的降血糖活性（宫江宁等，2020）。有研究提取了栀子的有效成分单体西红花苷Ⅰ、西红花苷Ⅲ和西红花酸，利用糖尿病小鼠糖负荷模型，发现栀子有效成分单体有降血糖作用（黎砚书等，2018）。

抗炎活性

栀子苷能够使炎症程度减轻，发挥明显的抑制作用，具有一定的抗炎能力。栀子苷既可以使细胞中T淋巴细胞增多，又能够降低带有辅助性T细胞Th-7细胞的表达，通过对免疫T细胞系的调节作用，进而发挥抗炎的作用（万亮琴等，2017）。

抗氧化活性

当PC12细胞暴露于过氧化氢时，栀子苷在氧化应激条件下增强了Akt308、Akt473、GSK-3β和PDK1的磷酸化。用不同量的染料木苷对小鼠皮肤进行预处理，导致TPA抑制过氧化氢和髓过氧化物酶的形成。栀子多糖对DPPH·自由基、羟自由基及超氧阴离子自由基的清除率分别为21.65%、70.97%、19.26%，且可促进RAW 264.7巨噬细胞的增殖（王晓颖等，2020）。

抗抑郁活性 ▶▶▶

栀子提取物具有抗抑郁作用，其活性组分或成分为环烯醚萜类（包括栀子苷和京尼平）和西红花苷类（包括西红花苷-Ⅰ）（张慧慧等，2019）。

其他活性 ▶▶▶

栀子中的藏红花酸可以有效地降低血清中乳酸盐脱氢酶与肌酸激酶活性，有利于改善患者心肌血氧供给，对于心肌梗死的预后具有积极意义，具有心血管保护活性。

毒性和安全性 ▶▶▶

研究发现大鼠连续3天给予高剂量京尼平苷，显微镜下可见肾曲管肿胀变性，管腔内蛋白管型沉积，间质炎症细胞浸润，表明栀子可导致肾脏的病变，具有肾毒性。栀子具有一定的肾脏毒性，会干扰肾脏甜菜碱、烟酰胺、天冬氨酸盐、氨基戊酸等代谢产物的表达（丽丽等，2022）。需要注意的是脾虚便溏者忌服。《本草汇言》："吐血衄血，非阳火暴发者忌之。"《得配本草》："邪在表，虚火上升，二者禁用。"

枳椇子

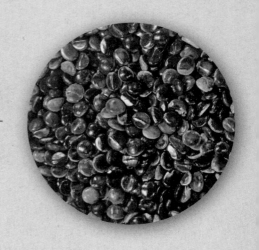

概述

　　枳椇子为鼠李科植物北枳椇（*Hovenia dulcis* Thunb.）、枳椇（*Hovenia acerba* Lindl.）或毛果枳椇（*Hovenia trichocarpa* Chun et Tsiang）的干燥成熟种子。枳椇子味甘酸，性平。《本草再新》："入心、脾二经。"具有清热利尿，止渴除烦，解酒毒，利二便的功效。适用于烦热，口渴，呕吐，酒醉，二便不利等症。始记于《唐本草》，据其记载："其树径尺，木名白石，叶如桑、柘，其子做房似珊瑚，核在其端，人皆食之"。现被收载于《中华人民共和国卫生部药品标准·中药材》中，枳椇子具体的药用标准得到了进一步的规范。在我国的中南、西南、华南、华北等地区均有广泛的分布。

　　枳椇子呈扁平圆形，气微弱，味苦而涩，富含糖类、氨基酸等多种营养成分。其主要活性成分为黄酮，目前关于枳椇子的研究主要集中于黄酮提取工艺、生物活性及保健作用。但枳椇子深加工产品欠缺、总体开发利用层次不高，所以利用先进技术开发技术含量高、营养价值好的枳椇子食品十分必要且具有良好前景。发酵型枳椇子黄酒中二氢杨梅素含量为235.66mg/L，显著超过浸泡型黄酒。使用发酵法酿制枳椇子黄酒，可以提高黄酒中总酚含量，富集二氢杨梅素，具有优良的抗氧化能力（顾逸菲等，2022）。目前已开发的产品主要有枳椇子饮料、枳椇子茶、糖果、解酒泡腾片、枳椇子胶囊、枳椇子酸奶等。

有效成分研究

枳椇子中化学成分丰富，其中黄酮类成分以及三萜及其皂苷类成分为其主要成分。黄酮类化合物包括槲皮素、双氢山柰酚、五羟基双氢黄酮、二氢杨梅素等。研究表明枳椇子中主要含有枳椇苷C、枳椇苷D、枳椇苷G、枳椇苷G′、枳椇苷H及北枳椇苷A_1、北枳椇苷A_2、北枳椇苷B_1、北枳椇苷B_2，其中枳椇苷D、枳椇苷G相应的苷元为酸枣苷元（嵇扬等，2002）。枳椇子也含有生物碱，包括异欧鼠李碱、枳椇碱A、枳椇碱B。枳椇子油中主要检出总脂肪酸15种，主要成分为亚油酸和（Z）-9-十八烯酸。研究发现枳椇子中含有约53%的粗纤维，约15%的粗蛋白，还含有近20%的碳水化合物、粗脂肪和灰分。研究发现其中含量较大的有铁、镁、锰等元素，在枳椇子中还分离到L-色氨酸（徐方方等，2011）。

生物活性研究

解酒活性

有研究通过对比枳椇子水提液和枳椇子酒发现枳椇子水提液可以降低MDA（丙二醛）含量，提高GSH-Px（谷胱甘肽过氧化物酶）活性而起到解酒的效果（嵇扬等，2002）。通过对大鼠血中乙醇浓度变化进行分析，推测出枳椇子可能是通过利尿等途径加速体内乙醇代谢而达到解酒的效果的。同时通过急性酒精小鼠模型试验结果也表明了其能加速乙醇代谢，通过这种方式来促进乙醇的分解与排泄，从而安全快速地降低体内的乙醇浓度，防止乙醇在身体内积累，有很好缓解醉酒症状的作用（汤银红等，2004）。

抗肿瘤活性

枳椇子提取物具有抗肿瘤活性，其主要的抗肿瘤活性成分为二氢杨梅素（张奇等，2019）。根据枳椇子水提取物细胞毒作用机理与抑瘤功效的研究，对小鼠进行活体灌胃给予枳椇子水提取物进而实验得出对小鼠癌细胞H22的抑制率为37%，表明枳椇子水提取物对肿瘤的生长具有抑制作用。

抗氧化活性

枳椇子总黄酮在试验浓度范围内，具有较高DPPH·自由基清除能力、羟自由基清除能力和还原能力。通过对小鼠体内MDA、SOD活性的测定，首次提出枳椇子的抗氧化活性（王艳林等，1994）。

抗疲劳活性

将枳椇子乙醇提取物注入小鼠，通过让小鼠进行负重游泳，观察其耐力。当小鼠游泳了一定时间后，采取小鼠血样检测含有的血清尿素氮、血乳酸，提取小鼠的肝脏组织并测定其中的肝糖原浓度（汪海涛等，2008）。研究结果表明注射了枳椇子乙醇提取物的小鼠，其负重游泳时间增加，其体内产生的血清尿素氮浓度显著减少，肝糖原含量显著上升，并且观察发现有降低运动后的体内乳酸水平趋势，这说明了枳椇子的乙醇提取物具有良好的抗疲劳作用。

其他活性

在含有枳椇子甲醇提取物的乙酸乙酯溶液中的儿茶素和儿茶酚可有效消除体内的DPPH·和$ABTS^+$·自由基，对小鼠海马趾HT22细胞实验也证明其存在抗谷氨酸致神经中毒的功能，由此推测出其具有保护神经系统的作用。通过实验证实枳椇子乙醇提取物可以通过抑制IκB-α（核因子κB抑制蛋白-α）磷酸化以及阻碍NF-κB（核转录因子-κB）易位，克服脂多糖引起的炎症反应。

毒性和安全性

市面上以枳椇子为原料研制的各种保健类食品也层出不穷。而随着社会经济的发展和提高，人们对健康养生的需求日益提高，因此，以枳椇子为原料，通过高新技术的应用，开发研究丰富多样、营养健康、功效良好的产品十分必要，在健康食品市场该类产品发展前景也将会越来越广阔。枳椇子解酒作用比较明显，同时价格便宜，未见有毒副作用的报道。枳椇子本身并无副作用，它无毒性平，但需要注意的是，《得配本草》："脾胃虚寒者禁用。"

紫苏

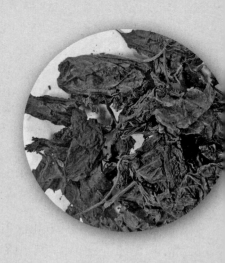

· 概述 ·

　　紫苏（PERILLAE FOLIUM）古名荏，又名桂荏、引子、白苏、苏麻、香苏等，为唇形科塔花族紫苏属的一年生草本植物的干燥叶（或带嫩枝）。紫苏是我国重要的大宗药材，具有丰富的药用价值和食用价值，是国家卫健委（原卫生部）首批列入药食同源型的植物之一。紫苏药用首载于《名医别录》，被列为中品。后《本草崇原》改入上品。紫苏味辛，性温。归肺、脾经。具有解表散寒、行气和胃之功效。可用于治疗风寒感冒、咳嗽呕恶、妊娠呕吐、鱼蟹中毒。《神农本草经》言紫苏"久服通神明、轻身耐老"。《本草纲目》言紫苏"近世要药也，其味辛，入气分；其色紫，入血分"。

　　紫苏叶片背面均为紫色，正面有绿色、紫色、紫绿相间三种颜色，有特殊的香味且全株含有丰富的营养价值，具有低糖、高纤维、高矿物质等特点。其嫩叶既可通过炒食、煮食、凉拌等方式制成鲜香可口、风味独特的菜肴，也可作为去腥、提味、增鲜的香料。紫苏叶熬制的紫苏粥不但口感清凉，而且解暑健胃。紫苏还可被加工成紫苏饮料、果酒、茶、糕点等各类形式的食品，制成芳香爽口的腌菜，紫苏梅子酒等食品是一种良好的风味剂兼有防腐的功效（Vlkova et al，2011）。

有效成分研究

已经从紫苏中分离鉴定出193种化合物，主要包括挥发油类、萜类、酚酸类、黄酮类、多糖等（Huang et al，2023）。紫苏具有独特的香味是由于挥发油的作用，其主要成分为紫苏醇、左旋柠檬烯、紫苏醛及少量α-蒎烯等，萜类化合物大部分存在于紫苏精油中，酚酸类物质主要有迷迭香酸、咖啡酸和阿魏酸等。紫苏中富含蛋白质、氨基酸、矿物质、维生素等营养成分（王仙萍等，2021）。其叶、茎中蛋白质含量达到28%，超过一般的蔬菜，作为蛋白质的基本单位——氨基酸，紫苏必需氨基酸含量高于牛奶。紫苏含量中占有最高百分比的脂肪酸α-亚麻酸是人体必需的营养物质之一。紫苏全株各个部位中含有大量的维生素C和一些维持人体生命活动所需的维生素。叶中还含有一定量的微量矿物质。

生物活性研究

抗炎活性

紫苏叶经乙醇提取后，提取物可以通过调节免疫细胞的活性和功能，从而减轻小鼠的炎症，提取物对葡聚糖硫酸钠（DSS）诱导的小鼠结肠炎具有改善作用。紫苏油可抑制2,4-二硝基氟苯诱导的特异性皮炎，降低小鼠皮肤组织的嗜酸性粒细胞水平（Heo，2011）。紫苏中有效成分紫苏黄酮有较好的抗炎作用。

抗肿瘤活性

紫苏叶具有抗肿瘤活性的有效成分，提取物对人肝癌细胞具有抑制增殖作用（Jeong，2023）。紫苏叶中的异白苏烯酮能降低肝癌细胞的活性和肿瘤的体积及质量。有学者通过体外细胞实验发现，萜类成分紫苏醇可以诱导癌细胞凋亡，且紫苏醇的浓度越高抑制癌细胞生长的能力越强。

抗氧化活性

紫苏叶不同溶剂提取物均有抗氧化活性，其中以乙酸乙酯提取物的活性最高。紫苏叶中花色苷有较好的抗氧化活性。紫苏籽粕水解液中多肽可有效抑制DPPH·、ABTS$^+$·与羟自由基，有较高的氧自由基吸收能力（Yu et al，2019），也可抑制大鼠肝脏的脂质过氧化，且对过氧化氢诱导的HepG细胞氧化损伤具有保护作用，无细胞毒性。

抗菌活性

紫苏提取物具有抗菌活性，紫苏叶提取物均有较高的抗菌效果，对金黄色葡萄球菌效果最好。水提液抑制细菌的生长效果强于真菌，而紫苏精油抑制真菌的效果强于细菌。紫苏叶精油的抗菌活性也很强，可抑制稻谷中灰绿曲霉菌体的生长。另有研究发现，紫苏醛能够抑制白色念珠菌的真菌活性（Qu et al，2019）。

抗过敏活性

紫苏叶中发挥抗过敏作用的主要成分是黄酮类及酚酸类物质。紫苏水提物可显著抑制过敏反应，过敏抑制效果呈剂量依赖性。迷迭香酸可显著抑制室内尘螨过敏原致过敏性哮喘（Sanbongi et al，2004）。紫苏叶中木犀草素可抑制恶唑酮诱导的过敏性耳水肿。

其他活性

紫苏叶嫩芽提取物能降低2型糖尿病小鼠的空腹血糖，紫苏脂肪油能有效调节脂质代谢。挥发油可通过抑制结肠平滑肌细胞Ca^{2+}-ATPase活性，促进细胞膜流动，进而调控结肠平滑肌细胞的收缩。紫苏油饲养的大鼠视网膜反射能力增强，具有保护视觉的作用。发酵紫苏对失眠诱导的压力具有潜在治疗能力（Jee et al，2023）。

毒性和安全性

中药治疗疾病的副作用和固有毒性仍然是一个热门话题，建立一种快速、准确、经济、环保的方法来检测和控制中草药的副作用是至关重要的。紫苏毒副作用较小，紫苏叶有刺激性，过敏体质的患者食用可能导致过敏反应，过量食用可能导致消化系统损害（李雪梅等，2021）。为充分发挥其营养作用，减少不良反应的发生，应严格控制其摄入量，确保安全性。

紫苏籽

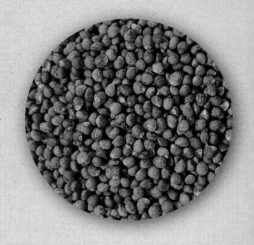

紫苏籽（PERILLAE FRUCTUS），又名苏子、紫苏子、野麻子，是一类唇形科植物紫苏的干燥成熟果实，始载于《名医别录》，被列为中品。和紫苏一同被国家卫健委（原卫生部）列入为药食同源名单中。《本草纲目》言"九月半枯时收子，子细如芥子而色黄赤，亦可取油如荏油"，并言"苏子与叶同功，发散风气宜用叶，清利下气宜用子也"。紫苏籽其性辛、温，归肺经，具有降气、消痰、平喘、润肠的功效。用于痰壅气逆，咳嗽气喘，肠燥便秘，是一味临床较常用的中药，为《中国药典》所收载。

紫苏籽呈卵圆形或类球形，表面灰棕色或灰褐色，压碎有香气，味微辛，有油腻感。紫苏籽籽粒营养丰富，可榨油，是一种重要的油料经济作物。具有去腥、增鲜、提味的作用，其紫苏籽粉可用作调味料，且是一种高效的植物"防腐剂"。随着大健康产业的发展和人们对紫苏营养认识的不断深入，紫苏加工引起人们的广泛关注，紫苏籽产品是紫苏产业转型升级发展的最主要方向。近几年紫苏产品不断丰富，新产品不断涌现，如紫苏籽月饼、紫苏籽饼粕等（李会珍等，2021）。

有效成分研究

　　紫苏籽中含有丰富的次级代谢产物，主要包括黄酮类、多酚、甾醇、萜类、花色苷类等生物活性物质（时艺霖等，2015）。黄酮类物质的主要成分是木犀草素和芹黄素，酚酸类物质主要包括咖啡酸、迷迭香酸、香草酸、芹菜素和苯甲酸等。紫苏籽的营养成分非常丰富，含有紫苏籽油脂肪酸、蛋白质、维生素、灰分、无氮浸出物及多种矿物质等（商志伟等，2017）。紫苏籽油的脂肪酸组成主要有亚麻酸、亚油酸、油酸、棕榈酸、硬脂酸，尤其是α-亚麻酸，含量高达50%，色泽金黄透亮，具有芳香的特异性气味，具有多种保健作用，享有"陆地上的深海鱼油"美名。蛋白质的含量高达20%～25%，具有大量的氨基酸，例如谷氨酸、精氨酸、甲硫氨酸等。紫苏籽中钙、镁和铁元素的含量均高于花生和大豆，对维持人体免疫和健康系统起着重要作用。富含β-胡萝卜素和维生素E，β-胡萝卜素是维生素A的安全补给源。

生物活性研究

降血脂活性 >>>

　　高脂血症是脂质异常的一种常见慢性疾病，极大地威胁着人们的身体健康。紫苏籽油有降血脂功效。研究表明紫苏籽油可显著降低血脂，加强肝脏脂肪酸氧化，抑制肝脏脂肪酸合成，能降低高脂血症小鼠的体重，随着喂养时间的延长，剂量的增加，小鼠体重降低效果越来越明显。紫苏籽油中的α-亚麻酸及其代谢产物对人体饱和脂肪酸的代谢有着积极作用（Chung et al，2013）。

抗炎活性 >>>

　　炎症的发生涉及炎性基因的过量表达或炎性因子的过量产生。紫苏籽中紫苏醛通过抑制促炎细胞因子基因和蛋白质的表达显著改善小鼠结肠炎症状。有研究结果显示，雄性小鼠每天经口灌胃异紫苏酮，能减少炎症细胞浸润和水肿的形成，延迟关节炎的发作并缓解胶原蛋白抗体诱导关节炎（CAIA）小鼠关节炎的症状表现（Dipasquale et al，2018）。α-亚麻酸可通过上调过氧化物酶增殖激活受体γ（PPARγ）表达来抑制促炎细胞因子的转录，从而产生抗炎作用。

抗氧化活性 ▶▶▶

生物体内活性自由基可使体内脂质发生过氧化。植物是天然抗氧化剂的良好来源。紫苏籽中含有丰富的酚类和黄酮类化合物，对各种自由基均有较强的清除作用。有研究表明紫苏籽粕水解液中含有2种抗氧化活性较强的多肽，可以有效抑制DPPH·、ABTS$^+$·与羟自由基，有较高的氧自由基吸收能力（Yang et al，2018）。紫苏籽粕中蛋白质具有较高活性的抗氧化肽，有不同程度抗氧化活性，可以有效清除自由基。

抗肿瘤活性 ▶▶▶

紫苏籽油中有多种抗癌活性物质。α-亚麻酸对人白血病细胞增殖有明显抑制作用，并能使肿瘤细胞发生凋亡，可以抑制HER2过表达的人乳腺癌细胞BT-474的增殖并提高蛋白激酶B和丝裂原活化蛋白激酶的磷酸化水平。在小鼠生长期，饮食中的α-亚麻酸会引起EPA、二十二碳五烯酸（DPA）和DHA水平的显著升高及花生四烯酸水平的降低，小鼠前列腺瘤的质量减轻，表明α-亚麻酸能够治疗小鼠前列腺癌（Li et al，2017）。

抗过敏活性 ▶▶▶

现代医学表明，紫苏籽具有明显的抗过敏活性，α-亚麻酸及其代谢产物是紫苏籽抗过敏活性的主要成分，通过减少炎症因子生成，使损伤内皮的炎症反应减轻，从而阻止过敏反应的发展。紫苏籽油中所含的多元酚类物质能够抑制过敏介质血小板活化因子、组胺释放，能够抗过敏，抑制过敏反应，改善小鼠的过敏性哮喘（Chang et al，2012）。

其他活性 ▶▶▶

紫苏籽还具有抗衰老、提高记忆力、抗抑郁、免疫调节、降血压等功效。通过紫苏籽油饲喂自发性高血压大鼠，发现紫苏籽油可延续大鼠寿命（Lee et al，2014）。

毒性和安全性 >>>

急性毒性试验表明紫苏无论水提浸膏或种子脂肪油，经口服或腹腔注射，两者都无显著差异且是安全的。亚慢性毒性研究发现，实验大鼠未观察到不良反应，这些结果可能为紫苏籽油的使用提供安全性概况和有价值的参考（Zhang et al，2021）。

参考文献

艾勇，朱思阳，艾艳，2020. 肉桂挥发油的提取方法与抗炎镇痛作用研究 [J]. 广东化工，47（15）：50-53，56.

安徽省药品监督管理局，2019. 安徽省中药饮片炮制规范 [S]. 合肥：安徽科学技术出版社.

安莉，汪红，马婧玮，等，2023. 基于UPLC-Q/TOF-MS/MS和生物信息学探讨铁棍山药皮中化学成分的药用和营养价值 [J]. 食品工业科技，44（02）：1-9.

奥山惠美，1998. 龙眼肉的抗焦虑活性物质 [J]. 国外医学中医中药分册，（4）：62.

白兵，2017. 肉豆蔻酸抗单核细胞增多性李斯特菌的活性及机制研究 [D]. 长春：吉林大学.

白东海，2015. 欧李果实类黄酮物质提取、组分鉴定及抗氧化能力研究 [D]. 太原：山西农业大学.

鲍彩彩，原铂尧，孙梦娇，等，2019. 姜黄素对小鼠实验性自身免疫性脑脊髓炎的自噬调节及抗炎作用 [J]. 解放军医学杂志，44（07）：593-599.

边甜甜，司昕蕾，牛江涛，等，2021. 花椒不同炮制品乙醚提取物的局麻作用研究及成分分析 [J]. 中国新药杂志，30（03）：274-279.

蔡帆，张彦，臧林泉，2018. 白扁豆多糖对免疫抑制小鼠的免疫调节作用 [J]. 免疫学杂志，34（05）：407-411.

蔡天娇，2021. 红枣三萜酸提取纯化及其小鼠保肝作用研究 [D]. 杨凌：西北农林科技大学.

蔡尉彤，许滢，冯涛，等，2023. '阳光'佛手柑特征香气成分的GC-MS分析及感官评价 [J]. 中国果菜，43（01）：17-24.

蔡永萍，李阳杰，2023. 薏苡仁多糖闪式提取工艺优化及其生物活性 [J]. 食品研究与开发，44（09）：164-170.

蔡长河，唐小浪，张爱玉，等，2002. 龙眼肉的食疗价值及其开发利用前景 [J]. 食品科学，23（08）：328-330.

柴丽琴，2018. 花椒油树脂提取、成分分析、抗氧化性及抑菌性研究 [D]. 西安：陕西师范大学.

常旭，2021. 香橼多糖结构分析及生物活性研究 [D]. 广州：华南理工大学.

陈兵兵，2016. 葛根多糖的提取分离、理化特性及生物活性研究[D]. 镇江：江苏大学.

陈镝，2020. 荜茇酰胺提取分离及抗乳腺癌的作用机制[D]. 西安：陕西科技大学.

陈刚，高晴，和劲松，等，2023. 响应面法优化天麻发酵液发酵工艺[J]. 食品研究与开发，44（04）：162-167.

陈广坤，佟琳，贾思琦，等，2021. 麦芽的特点及临床应用[J]. 中医学报，36（04）：743-746.

陈虹，卢祎，周梦娣，等，2015. 决明子蒽醌提取物对脂肪酶的抑制作用[J]. 药物生物技术，22（06）：492-495.

陈焕朝，诸亚君，1993. 富硒麦芽对致癌物诱导cGMP的影响[J]. 中华肿瘤杂志，15（2）：4.

陈佳，沈梦菲，张伟，等，2023. 重构本草——鸡内金[J]. 吉林中医药，43（02）：229-231.

陈姣，游宇，廖婉，等，2021. 药食同源中药青果的保健功效及现代应用探析[J]. 中草药，52（20）：6442-6454.

陈静，唐荣，2004. 大枣齐墩果酸含量测定[J]. 实用中西医结合临床，4（01）：68-69.

陈蕾，2019. 杜仲叶中多糖分子物的提取及其对运动人体免疫机能的影响[J]. 基因组学与应用生物学，38（11）：5238-5243.

陈莉华，张丽，徐果，2011. 百合粉中秋水仙碱的提取及抑菌性研究[J]. 食品科学，32（6）：57-60.

陈林，2011. 黄芪多糖、香薷挥发油联合用药对"肺气虚"证小鼠免疫调控及体外抗菌作用的实验研究[D]. 成都：成都中医药大学.

陈凌，贺伟强，曹巧巧，2021. 干与鲜马齿苋多糖抗氧化动力学研究[J]. 粮食与油脂，34（9）：143-146，162.

陈玫伶，2020. 肉桂栀子药对调节血糖药效及其安全性研究[D]. 南宁：广西中医药大学.

陈强，豆海港，崔孟姣，等，2022. 响应面法优化小茴香籽提取工艺及抗氧化活性研究[J]. 农产品加工，（13）：62-65.

陈瑞生，陈相银，贾王俊，2016. 药食同源的代表——刀豆[J]. 首都食品与医药，23（7）：65.

陈盛烨，黄航，叶挺宇，等，2021. 马齿苋酰胺E干预肾癌的作用机制研究[J]. 中草药，52（6）：1672-1680.

陈士铎，2006. 本草秘录[M]. 山西：山西科学技术出版社.

陈廷权，黎光娅，袁东流，等，2023. 不同种源铁皮石斛茎与花活性成分分析[J]. 林业科技通讯，（06）：77-80.

陈熹，李玉洁，杨庆，等，2015. 大枣现代研究开发进展与展望[J]. 世界科学技术：中医药现代化，17（03）：687-691.

陈肖，曾维艳，王翔，等，2023. 草果中不同多酚类体外抗氧化活性研究[J]. 食品与发酵科技，59（03）：43-46，75.

陈永丽，黄俊僮，王玲，等，2021. 桑叶多糖的化学组成及其对胰脂肪酶的抑制作用研究[J]. 食品科技，46（3）：162-166.

陈玉芹，史文斌，褚勇，等，2022. 马关县不同产地草果氨基酸组成与分析[J]. 食品安全质量检测学报，13（18）：6090-6096.

陈云宪，唐良秋，梁家荣，等，2020. 荷叶碱通过上调SDF-1/CXCR4信号通路促进人主动脉内皮细胞增殖[J]. 中国动脉硬化杂志，28（11）：981-985.

陈志强，张意林，陈仁寿，2023. 枳实薤白桂枝汤的历史源流考证及临床应用探析[J]. 南京中医药大学学报，39（07）：683-692.

程东旗，2001.《本草正义》体例研究[J]. 中国中药杂志，26（9）：3.

代震，利顺欣，陈随清，等，2017. 怀菊花种质资源品质评价[J]. 中国实验方剂学杂志，23（06）：48-54.

戴莉香，周小江，李雪松，等，2011. 乌梢蛇的化学成分研究[J]. 西北药学杂志，26（3）：162-163.

戴卫波，2010. 布渣叶清热消滞退黄药效学研究[D]. 广州：广州中医药大学.

邓代霞，李凤兰，李潮云，等，2023. 鱼腥草对葡聚糖硫酸钠诱导小鼠溃疡性结肠炎的缓解及保护作用[J]. 食品科学，44（01）：107-114.

邓德城，贝伟剑，2016. 佛手提取物调控CYP7A1蛋白表达的研究[J]. 广东药学院学报. 32（2）：205-209.

邓雪华，朱海涛，2006. 野菊花的鉴定及应用[J]. 时珍国医国药，17（2）：241-242.

邓云兵，黄冬琴，岳天翔，2021. 淡竹叶多糖的大孔吸附树脂纯化工艺及对小鼠运动耐力的影响[J]. 食品工业科技，42（14）：169-174.

第二军医大学药学系生药学教研室，1960. 中国药用植物图鉴[M]. 上海：上海教育出版社.

刁和芳，郑艳萍，赵开军，2020. 决明子产品的研究与开发现状[J]. 海峡药学，32（12）：38-41.

丁保乾，2006. 中毒防治大全[M]. 郑州：河南科学技术出版社.

丁晓嫚，张微微，董艺凝，等，2018. 高效液相色谱法测定制麦中阿魏酸含量[J]. 粮食与饲料工业，（03）：51-56.

丁燕，傅友，单兰兰，等，2016. 佛手柑内酯对双氧水诱导人脐静脉内皮细胞衰老的影响[J]. 中国组织工程研究，20（46）：6885-6892.

丁泽贤，姜悦航，范小玉，等，2021. 茯苓不同部位16种元素分布规律研究[J]. 安徽中医药大学学报，40（4）：83-88.

董丹丹，蔡宝昌，2015. 高良姜中挥发油成分的GC-MS研究[J]. 中国当代医药，22（34）：9-11.

董宏坡，江树明，朱伟杰，2010. 化橘红多糖对小鼠的免疫调节作用[J]. 中成药，32（3）：491-493.

董华泽，2009. 小茴香对小鼠免疫功能的影响[J]. 安徽农业科学，37（27）：13419-

13420.

董汲撰. 脚气治法总要[M]. 北京：商务印书馆.

董晶, 肖移生, 陈海芳, 等, 2015. 化橘红中主要活性成分对豚鼠气管平滑肌细胞增殖的影响[J]. 井冈山大学学报（自然科学版）, 36（01）: 88-90, 106.

董英, 徐斌, 林琳, 等, 2005. 葛根的化学成分研究[J]. 食品与机械, （06）: 85-88, 100.

窦琳琳, 张淹, 刘海滨, 等, 2023. 便携式近红外光谱仪用于东阿阿胶鉴定及特征波长筛选研究[J]. 中草药, 54（09）: 2925-2930.

窦子微, 杨璐, 程平, 等, 2023. 不同品种桑葚营养品质分析及综合评价[J]. 新疆农业科学, 60（01）: 127-139.

杜虹韦, 张爱华, 赵欣蕾, 2013. 苦杏仁毒性及其解毒方法研究进展[J]. 黑龙江中医药, 42（04）: 58-59.

杜丽霞, 姜子涛, 周烜, 2022. 调味香料草果中多酚类化合物抗氧化活性成分的快速筛选[J]. 中国调味品, 47（05）: 84-88.

段芳芳, 2017. 香榧假种皮化学成分及生物活性研究[D]. 杭州: 浙江农林大学.

樊佳, 刘晓谦, 孟辰笑凝, 等, 2023. 基于HPLC指纹图谱与核苷类成分含量测定的鸡内金质量评价研究[J]. 中国中药杂志, 48（01）: 114-125.

樊长征, 洪巧瑜, 2016. 党参对人体各系统作用的现代药理研究进展[J]. 中国医药导报, 13（10）: 39-43.

范玺, 卜宪垒, 丁佳, 等, 2022. 薄荷胖大海罗汉果清咽利喉无糖软糖的研制[J]. 食品安全导刊, （22）: 139-142, 146.

封铧, 张锦丽, 李向阳, 等, 2018. 黑芝麻的营养成分及保健价值研究进展[J]. 粮油食品科技, 26（05）: 36-41.

冯白茹, 莫颖华, 王景芬, 等, 2018. 凉粉草中熊果酸和齐墩果酸的提取工艺研究[J]. 药学研究, 37（09）: 503-505.

冯协和, 陈科力, 刘义梅, 2016. 木瓜抗氧化活性研究进展[J]. 医药导报, 35（5）: 491-495.

付彬, 席利力, 高鸿亮, 等, 2016. 荜茇根对胆汁反流性胃炎大鼠胃黏膜炎症程度、GAS、P21、PCNA、C-erbB-2表达的影响[J]. 中药药理与临床, 32（2）: 142.

付晨青, 何立威, 王秀萍, 等, 2022. 两种处理下蒲公英苗菜主要营养成分分析[J]. 中国瓜菜, 35（11）: 56-59.

付璐, 彭华胜, 袁媛, 等, 2022. 基于本草古籍的花椒毒性考证[J]. 中国药物警戒, 19（04）: 369-371, 375.

付王威, 2021. 白扁豆多糖对Ⅱ型糖尿病大鼠的降血糖作用及其机制初探[D]. 南昌: 南昌大学.

傅成松, 2023. 灵芝衍生产品的开发现状与应用前景[J]. 食药用菌, 31（04）: 255-261.

甘露, 2007. 大鼠pEGFP-N1-BKβ₁真核表达载体的构建及苦杏仁苷对支气管平滑肌细胞增殖的研究[D]. 武汉：华中科技大学.

甘杨子，钟克焱，黄林，2019. 薤白多糖提取、分离提纯及与DNA作用研究[J]. 生物化工，5（2）：82-84.

高飞雄，梁引库，李云祥，2019. 蒲公英植酸对沙门氏菌抑制作用及其抑菌机理研究[J]. 天然产物研究与开发，31（6）：7.

高贵阳，黄志昂，黄晓辉，等，2019. 鱼腥草等12种中药对铜绿假单胞菌的体外抗菌活性研究[J]. 中医临床研究，11（13）：18-21.

高丽芳，曹丽歌，田蜜，等，2011. 脂肪酸合成酶抑制剂胖大海提取物对营养性肥胖大鼠的减肥作用[J]. 首都医科大学学报，32（4）：541-544.

高琳，2020. 黑枣加工工艺及其成分变化特性研究[D]. 泰安：山东农业大学.

高学清，汪何雅，钱和，等，2014. 葛根和葛花对急性酒精中毒小鼠的解酒作用[J]. 食品与生物技术学报，31（6）：621-627.

葛洪撰，沈澎农校注，2016. 肘后备急方校注[M]. 北京：人民卫生出版社.

弓建红，许小华，王俊敏，等，2010. 白扁豆多糖对正常小鼠体内抗氧化和免疫实验研究[J]. 食品工业科技，31（09）：337-338.

宫江宁，吴婕，熊亚，2020. 响应面法提取栀子多糖及其活性研究[J]. 贵州师范大学学报（自然科学版），38（05）：1-8.

龚正，龚亮，吕培勇，等，2016. 佛手黄酮对高脂血症兔血脂及动脉粥样硬化相关危险因子水平的影响[J]. 微循环学杂志，26（1）：14-17.

顾玮蕾，王春丽，2010. 六种中药水提物体外抗氧化活性研究[J]. 食品工业科技，31（3）：190-192.

顾逸菲，李江，赵福权，等，2022. 发酵型枳椇子黄酒抗氧化能力及活性成分的分析[J]. 食品工业科技，43（07）：368-375.

关骏良，吴钊华，吴万征，2004. 化橘红提取物对豚鼠离体气管平滑肌收缩功能的影响[J]. 中药材，27（7）：515-517.

管咏梅，屈宝华，王慧，等，2023. 中药覆盆子及其成熟果实研究进展[J]. 中华中医药学刊，41（01）：1-5.

郭非非，唐璇，唐力英，等，2020. 基于网络药理学的杜仲不同部位功效及物质基础比较研究[J]. 中国中药杂志，45（8）：1800-1807.

郭建慧，郝会军，王裕，等，2022. 小蓟活性成分及作用研究进展[J]. 现代食品，28（18）：56-58.

郭婕，谢玮，颜燕，等，2013. 阿胶的毒理学安全性评价[J]. 毒理学杂志，27（04）：314-316.

郭秋平，高英，李卫民，2009. 百合有效部位对抑郁症模型大鼠脑内单胺类神经递质的影响[J]. 中成药，31（11）：1669-1672.

郭玉峰，谢琪，刘保延，2015. 服用西洋参致三叉神经眼支带状疱疹加重案 [J]. 中国针灸，35（10）：1020.

国家药典委员会，2020. 中华人民共和国药典（第一部）[M]. 北京：中国医药科技出版社.

国家中医药管理局《中华本草》编委会，1998. 中华本草精选本上 [M]. 上海：上海科学技术出版社.

韩金承，孟鑫，吴慎威，等，2023. 体外和体内评价法分析苦杏仁油抗氧化能力 [J]. 保鲜与加工，23（02）：31-36.

韩金美，乌力吉，王树梅，等，2020. 基于 UPLC-Q-TOF-MS 对蒙药苏格木勒 -3 水提物化学成分的研究 [J]. 中国医院药学杂志，40（10）：1111.

韩立柱，胡坤霞，巨红叶，等，2019. 基于网络药理学的杜仲 - 山茱萸配伍治疗糖尿病的作用机制 [J]. 天然产物研究与开发，31（7）：1130-1137.

韩玲玲，樊海瑞，林明珠，等，2017. 槐花醇提物对 2 型糖尿病合并高尿酸血症小鼠疗效研究 [J]. 中药材，40（11）：2697-2700.

韩群鑫，陈帼仪，罗俏华，等，2005. 丁香对赤拟谷盗蛹和成虫的致死作用 [J]. 西南农业大学学报：自然科学版，27（5）：111-114.

韩晓云，陶雨婷，战佳莹，等，2023. 桑葚发酵前后酚类组成变化及其抗氧化活性分析 [J]. 食品工业科技，1-13.

杭书扬，杨留枝，史苗苗，等，2023. 山药皮残渣多糖结构表征及抗氧化活性测定 [J]. 食品与机械，39（02）：153-158，206.

郝云芳，杨丽，姜建国，2016. 代代花总黄酮对 3T3-L1 细胞增殖活性的影响 [J]. 现代食品科技，32（9）：35-40，266.

何宝峰，马新换，徐志伟，等，2023. 基于改进熵权法联合 TOPSIS 模型和 BPNN 建模优化甘草糖类成分提取工艺 [J]. 中国药学杂志，58（08）：675-682.

何克谏，2009. 生草药性备要 [M]. 广州：广东科技出版社.

何卓儒，2019. 布渣叶 ACGs 对 LPS 诱导小鼠急性肺损伤的干预作用及机制研究 [D]. 广州：广东药科大学.

贺洞杰，崔东安，唐豪，等，2023. 茯苓多糖参与调节 BCoV 诱导的宿主细胞 IFN-β 信号通路细胞因子的表达 [J]. 中国兽医科学，53（04）：526-531.

洪杰，白冰，贾永光，2020. 赤小豆总多酚的体外抗氧化活性研究 [J]. 广东化工，47（15）：280-281.

洪滔，李翊，李龙雪，等，2020. 江香薷配伍的中药牙膏添加物的研发与应用 [J]. 江西中医药大学学报，32（05）：77-81.

洪玉书，张晶，黄一册，等，2023. 重构本草——黄芪 [J]. 吉林中医药，43（03）：327-330.

侯芙蓉，井玉林，吴颖，等，2023. 铁皮石斛多糖的凝胶特性表征 [J]. 中国食品学报，23（07）：129-139.

侯瑞宏，廖森泰，刘凡，等，2011. 桑叶多糖对小鼠免疫调节作用的影响 [J]. 食品科学，32（13）：280-283.

侯睿捷，张永嘉，赵婷玉，等，2023. 赵瑞华应用鸡内金-薏苡仁药对治疗妇人症瘕经验 [J]. 上海中医药杂志，57（05）：62-65.

胡付侠，2023. 皱皮木瓜多酚的提取纯化、鉴定及抗氧化与抗炎活性研究 [D]. 泰安：山东农业大学.

胡国庆，王娟，谭雯雯，等，2019. 仙草提取物体外抑菌的研究 [J]. 轻工科技，35（02）：5-6.

胡静，童黄锦，曾庆琪，等，2017. 种子类中药炒制过程化学成分变化机制研究进展 [J]. 中草药，48（12）：2548-2556.

胡恺，万新华，刘岱岳，2006. 乌梢蛇血清对白眉蝮等3种蛇毒解毒作用初探 [J]. 蛇志，18（3）：178-182.

胡科，李晓蕾，麻瑞娟，2023. 藏红花素减轻皮质神经元缺氧复氧损伤与抑制TLR4/NF-κB信号通路有关 [J]. 中国动脉硬化杂志，31（04）：329-335，342.

胡娇，李军，屠鹏飞，2012. 布渣叶的化学成分研究 [J]. 中草药，43（05）：844-846.

胡立磊，郭永刚，樊克锋，2016. 金银花提取物对大肠杆菌体外抑菌试验 [J]. 中兽医学杂志，（05）：22-23.

胡柿红，胡效川，罗杨，等，2023. 佛手玫瑰复合发酵型饮料的研制 [J]. 食品工业，44（07）：7-11.

胡雄飞，卢文婷，陈志莲，等，2023. 肉苁蓉提取物安全性毒理学研究 [C]// 中国毒理学会. 中国毒理学会第十次全国毒理学大会论文集：1.

胡璇，李卫东，张硕峰，等，2015. 四倍体金银花水提物抗炎作用和急性毒性实验研究 [J]. 中草药，46（11）：1649-1652.

胡颖红，李向荣，冯磊，1997. 海带对高血压的降压作用观察 [J]. 浙江中西医结合杂志，7（5）：266-267.

胡佑志，2023. 蜂蜜治咽喉炎 [J]. 蜜蜂杂志，43（03）：7.

胡志航，赵建斌，柴建新，等，2018. 党参的毒理学试验研究 [J]. 中国卫生检验杂志，28（19）：2325-2329.

黄宫绣，1959. 本草求真 [M]. 上海：上海科学技术出版社.

黄家晋，2023. 凉粉草总多酚，总多糖化学成分分析及降血糖活性研究 [D]. 广州：广东工业大学.

黄丽萍，熊玉洁，赵梦岚，等，2013. 覆盆子有效部位改善肾阳虚型痴呆大鼠学习记忆作用机制研究 [J]. 中国实验方剂学杂志，19（19）：192-196.

黄莉清，张正红，苏娇娇，等，2023. 白果外种皮中银杏酚酸提纯及其抑菌活性初探 [J]. 化学与粘合，45（03）：193-196，213.

黄莉鑫，2020. 硫酸化修饰对凉粉草多糖免疫活性的影响及机制研究 [D]. 南昌：南昌大学.

黄培池，2021. 响应面法优化白芷挥发油提取工艺及其抗氧化活性研究[J]. 中国食品添加剂，32（9）：31-38.

黄泰康，2001. 现代本草纲目[M]. 北京：中国医药科技出版社.

黄炜超，汤酿，刘静宜，等，2020. 佛手精油脂质体的制备及其抗氧化活性[J]. 现代食品科技，36（6）：210-218.

黄小强，丁辉，刘顺和，等，2020. 马齿苋多糖对四氯化碳诱导的小鼠急性肝损伤的保护作用[J]. 食品工业科技，41（23）：315-319，324.

黄泽豪，蔡慧卿，郑丽香，等，2017. 中药淡竹叶的本草图文考[J]. 中药材，40（04）：973-977.

黄志恒，宋延秋，闫东升，2019. 布渣叶总黄酮离子液体协同超声辅助提取工艺考察及其调血脂活性研究[J]. 中草药，50（24）：5995-6001.

惠昱昱，陈镝，杨秀芳，2021. 荜茇根化学成分及其抗肿瘤活性[J]. 中成药，43（1）：98.

嵇扬，陆红，2002. 枳椇子研究进展[J]. 中草药，（09）：102-104.

嵇扬，陆红，杨平，2001. 枳椇子酒与枳椇子水提取液解酒毒作用比较研究[J]. 时珍国医国药，（06）：481-483.

吉姣姣，戴俊利，李建宽，等，2023. 党参不同组织化学成分分布及转录组学分析[J]. 中国实验方剂学杂志，29（18）：117-125.

季红福，赵雯雯，王丹洪，等，2021. 淡竹叶盐对脂多糖诱导的RAW264. 7细胞炎症抑制作用和肝细胞生长影响的研究[J]. 食品与发酵工业，47（20）：105-113.

贾金茹，彭博，李婷，等，2022. 直接注射-多级质谱全扫描法快速分析枸杞子化学成分组[J]. 质谱学报，43（03）：300-311.

贾静芸，2021. 基于数据挖掘总结赵海滨教授辨证治疗高血压病的用药规律[D]. 北京：北京中医药大学.

贾世忠，魏仲梅，张东城，等，2018. 当归提取物安全性毒理学评价[J]. 毒理学杂志，32（04）：343-345.

贾希栋，张春阳，刘迎光，等，2013. 芦根提取液预防雄性大鼠草酸钙肾结石的研究[J]. 中国实验方剂学杂志，19（11）：224-227.

江苏新医学院，1986. 中药大辞典[M]. 上海：上海科学技术出版社.

姜翠翠，董舒梅，邱松山，等，2020. 化橘红柚皮苷对α-葡萄糖苷酶活性的抑制作用[J]. 食品工业，41（6）：189-193.

姜悦航，张越，王妍妍，等，2022. 茯苓多糖提取物调控CYP2E1及NF-κB炎症通路改善小鼠酒精性肝病[J]. 中国中药杂志，47（1）：2022-2029.

姜振宇，王小娜，汤克功，等，2023. 炙甘草来源的sRNA可能通过靶向TNF-α缓解轻度ADRS模型小鼠的肺损伤[J]. 基础医学与临床，43（07）：1030-1039.

蒋才云，朱茂华，周利兵，2023. 4种调味品燃烧稳定性和多指标分析[J]. 安徽农业科学，51（12）：167-170.

蒋文燕，凌娟，钟振东，等，2015. 丁香酚急性毒性和皮肤刺激试验[J]. 四川生理科学杂志，37（02）：49-51.

金星文，2020. 马齿苋提取物对大肠杆菌的体外抑菌作用探究[J]. 南方农业，14（15）：148-150.

荆文光，李楚，赵小亮，等，2023. 广藿香和土藿香研究现状及相关建议[J]. 中国现代中药，25（06）：1342-1349.

康东坤，高外毛，张蒙，等，2022. 响应面试验优化芪健饼干的加工工艺研究[J]. 山西中医药大学学报，23（01）：36-39.

康永锋，李艳，段吴平，等，2012. 赤豆总黄酮的微波辅助提取与抗氧化活性研究[J]. 食品工业科技，33（02）：224-227.

孔庆新，李思阳，2015. 玳玳花保健茶的开发研究[J]. 食品工业，36（12）：15-17.

孔馨逸，江大海，王洁，等，2022. 八角茴香三萜类化合物分离及其生物活性研究[J]. 中国调味品，47（11）：57-60.

孔艳，禤日翔，戴梓茹，等，2019. 近江牡蛎糖胺聚糖降血糖及抗凝血活性研究[J]. 食品科技，44（10）：289-293.

孔子铭，谢建锋，李颖晨，等，2016. 藏药刀豆总黄酮超声提取的优化及其抗氧化活性[J]. 中成药，38（5）：1163-1167.

寇宗奭，2018. 本草衍义[M]. 梁茂新，范颖，点评. 北京：中国医药科技出版社.

匡创富，张年，龚年春，等，2023. 9种试点食药物质的安全性评价及试点风险监测现况[J]. 世界中医药，18（04）：548-555.

赖明生，周晓平，2009. 浅述我国古代防治疫病的思想[J]. 现代中医药，29（4）：62-63.

兰茂，1975. 滇南本草第一卷[M]. 昆明：云南人民出版社.

兰涛，李志娟，付立平，等，2015. 不同剂量桃仁提取物对急性胰腺炎大鼠肠道黏膜屏障功能及免疫功能的作用[J]. 中国免疫学杂志，31（03）：339-343，353.

雷昌贵，孟宇竹，陈锦屏，等，2023. 超声波处理对桑葚酒色泽、花青素含量及抗氧化能力的影响[J]. 食品研究与开发，44（12）：44-50.

雷明馨，潘小梅，2021. 微波氧燃烧-ICP-MS测定木瓜中的多种微量元素[J]. 食品工业，42（02）：303-307.

黎砚书，徐丽瑛，周艳艳，等，2018. 栀子黄色素类单体对糖尿病小鼠降血糖作用[J]. 实验动物与比较医学，38（05）：387-389.

黎中良，黄志伟，韦庆敏，2006. 火焰原子吸收光谱法测定龙眼肉中微量元素[J]. 光谱实验室，23（5）：1066-1069.

李昌灵，张建华，2012. 白茅根提取物的抑菌效果研究[J]. 怀化学院学报，31（11）：34-37.

李成良，2011. 芡实醇提物的抗氧化、抑菌作用及PPO性质研究[D]. 扬州：扬州大学.

李东，张琼，何新益，等，2023. 花椒风味油茶籽油制备及挥发性物质分析[J]. 食品与机械，39（05）：166-172.

李东香，关荣发，黄海智，等，2023. 3种新疆沙棘黄酮的提取优化及抗氧化活性对比[J]. 中国食品学报，23（04）：157-167.

李国业，张小玉，龙倩，等，2021. 中药当归开发利用研究进展[J]. 农业与技术，41（20）：55-57.

李海馨，何婧芝，冯文亚，等，2018. 白芷美白活性部位初步研究[J]. 天然产物研究与开发，30（3）：425-428，514.

李皓翔，范卫锋，郑依玲，等，2020. 罗汉果的本草考证[J]. 时珍国医国药，31（06）：1376-1379.

李辉，2020. 杜仲叶颗粒降压作用及作用机制研究[D]. 开封：河南大学.

李会芳，张海虹，郎霞，2020. 栀子提取物对正常和黄疸模型大鼠慢性肝肾毒性对比研究[J]. 中国临床药理学杂志，36（22）：3755-3759.

李会珍，张雲龙，张红娇，等，2021. 紫苏籽营养及产品加工研究进展[J]. 中国油脂，46（09）：120-124.

李健，2009. 清以前《证类本草》的版本研究[D]. 北京：中国中医科学院.

李立华，张国升，戴敏，等，2005. 芦根多糖对四氯化碳致肝纤维化大鼠的保肝作用[J]. 安徽中医学院学报，（2）：24-26，65.

李立华，张国升，2007. 芦根多糖保肝作用及抗肝纤维化的研究[J]. 安徽中医学院学报，（5）：32-34.

李林燕，2021. 大麦膳食纤维降血糖作用机制及其物质基础研究[D]. 南昌：南昌大学.

李琳，戴铭，2023. 中药八角茴香的文献考证[J]. 中药材，46（03）：773-779.

李璐，李丹凤，2020. 胖大海中氨基酸的含量测定及多元化统计分析[J]. 食品科技，45（06）：352-360.

李美红，杨雪琼，万直剑，等，2007. 芡实的化学成分[J]. 中国天然药物，（01）：24-26.

李宁，李铣，冯志国，等，2007. 刀豆的化学成分[J]. 沈阳药科大学学报，24（11）：676-678.

李沛波，马燕，杨宏亮，等，2006. 化州柚提取物的抗炎作用[J]. 中草药，37（2）：251-253.

李祺福，黄大川，石松林，等，2008. 牡蛎低分子活性肽BPO-L对人肺腺癌A549细胞周期和相关癌基因、抑癌基因表达的调控作用[J]. 厦门大学学报（自然科学版），（01）：104-110.

李巧玲，熊梓，汀杨虹，等，2021. 川白芷提取物对痤疮相关致病菌的抑制作用[J]. 中国皮肤性病学杂志，35（1）：26-29.

李琴，王倩，潘丽燕，等，2022. 淡竹叶多肽的提取及抑菌性研究[J]. 现代食品，28（22）：94-99.

李群，顾瑞琦，1999. 十字花科植物中的芥子碱对果蝇的抗衰老作用 [J]. 应用与环境生物学报，5（1）：32-35.

李润唐，李映志，张映南，等，2011. 化橘红矿质营养成分分析 [J]. 广东农业科学，38（17）：33-34，39.

李时珍，2014. 本草纲目 [M]. 太原：山西科学技术出版社.

李伟，张小英，叶嘉宜，等，2020. 余甘子不同溶剂提取物体外抗氧化活性及对 H_2O_2 诱导 RAW264.7 细胞损伤的保护作用 [J]. 食品与发酵工业，46（16）：62-69.

李伟，朱华伟，陈运娇，等，2018. 余甘子不同溶剂提取物抗炎活性的研究 [J]. 天然产物研究与开发，30（3）：418-424.

李晓凤，张华琦，施晓丽，等，2018. 长白山野生平盖灵芝蛋白质营养价值分析 [J]. 食品研究与开发，39（16）：170-173.

李晓松，2010. 桃仁的质量标准研究 [D]. 石家庄：河北医科大学.

李秀芳，吴立军，贾天柱，等，2006. 肉豆蔻的化学成分 [J]. 沈阳药科大学学报，23（11）：698-701，734.

李秀兰，高承志，2009. 牡蛎壳细胞毒性和遗传毒性的生物相容性评价 [J]. 中国组织工程研究与临床康复，13（12）：2249-2252.

李雪华，龙盛京，谢云峰，等，2004. 龙眼多糖、荔枝多糖的分离提取及其抗氧化作用的探讨 [J]. 广西医科大学学报，21（4）：342-344.

李雪梅，尹丹，曹泽平，等，2021. 紫苏的性味归经、功效及用药禁忌考证 [J]. 环球中医药，14（12）：2174-2178.

李亚杰，2023. 西洋参饮料的风味成分分析及活性评价研究 [D]. 成都：成都大学.

李炎，高灿，刘风路，等，2023. 响应面法优化云南榧子多糖提取工艺研究 [J]. 宜春学院学报，45（03）：14-18，60.

李颜，2016. 胖大海对博莱霉素致间质性肺病大鼠的作用机制研究 [D]. 济南：山东中医药大学.

李耀磊，巨珊珊，张冰，等，2023. 基于化学计量学结合 ICP-MS 的菊苣不同药用部位微量元素指纹谱研究及其安全性评价 [J]. 中华中医药杂志，38（03）：1190-1195.

李志，2009. 牡蛎多糖的分离纯化及生物学活性研究 [D]. 福州：福建农林大学.

李志杰，等，2005. 大桔梗种子的成分分析及营养评价 [J]. 浙江林学院学报，22：540-544.

李志君，万红焱，顾丽莉，等，2017. 草果多酚物质提取及 LC-MS/MS 分析 [J]. 食品工业科技，38（08）：294-299，334.

李志伟，陈洋，马勇，等，2023. 基于模糊数学评价法优化低糖山楂糕加工工艺 [J]. 中国调味品，48（04）：109-114.

李钟美，黄和，2016. 高良姜提取物抑菌活性及稳定性研究 [J]. 食品与机械，32（02）：55-59.

李转梅，张学兰，李慧芬，等，2015. 白果不同部位及不同炮制品中白果酸和总银杏酸定量比较[J]. 中成药，37（1）：164-168.

李卓悦，冯玉祥，张洪影，等，2018. 国槐花活性多糖抗氧化和免疫增强作用的研究[J]. 山东畜牧兽医，39（6）：1-3.

李宗生，王洪生，洪佳璇，等，2016. 鱼腥草总黄酮与利血生抗辐射功效的对比研究[J]. 航空航天医学杂志，27（06）：669-673.

李宗友，1995. 草药提取物对毛发生长的作用及猪苓中活性成分的分离[J]. 国外医学（中医中药分册），17（2）：17-18.

丽丽，乌日汉，毕力格，等，2022. 栀子对正常大鼠肾脏毒性代谢产物的影响[J]. 湖北科技学院学报（医学版），36（05）：389-392.

连优优，叶菲菲，吕伟旗，等，2018. 槐花药效成分含量比较相关性研究[J]. 浙江中西医结合杂志，28（5）：416.

廉伟伟，王春燕，郑梦寒，等，2023. 大枣多糖提取工艺及抗氧化活性研究[J]. 现代食品，29（08）：176-181.

廖翠平，葛莎莎，阿拉坦朝鲁门，等，2022. 荜茇的研究进展及质量标志物的预测[J]. 中国中药杂志，47（19）：5182-5192.

林健，林蔚，钟礼云，等，2018. 复方陈皮咀嚼片促进机体消化功能的探讨[C]//中国实验动物学会. 第十四届中国实验动物科学年会论文集. [出版者不详]，246-250.

林靖莹，黄姝玲，孟鹏，等，2023. 牡蛎多糖制备工艺研究及体外抗氧化活性评价[J]. 福建师范大学学报（自然科学版），39（03）：70-77.

林丽珍，2015. 鸡蛋花的生药学研究[D]. 广州：广东药科大学.

林玉芳，2012. 福建橄榄[*Canarium album* (Lour.) Raeusch.]若干功能成分和品质相关指标的研究[D]. 福州：福建农林大学.

凌丝丝，曾艳，李仕正，等，2019. 薤白皂苷对 ADP 诱导血小板源性细胞外囊泡炎症反应的影响[J]. 中药材，25（9）：2157-2162.

刘灿，荣永海，王志滨，等，2010. 闪式提取法提取罗汉果多酚[J]. 食品科学，31（22）：50-53.

刘昌，2015. 糖肾康丸药学及急性毒性试验研究[D]. 武汉：湖北中医药大学.

刘春艳，牛建均，曾凡勇，等，2023. 天麻破壁粉和冻干粉抗癫痫及神经保护作用研究[J]. 中国中医药现代远程教育，21（05）：195-198.

刘飞，郭换，梁乙川，等，2017. 基于降血脂功效的决明子安全性评价[J]. 中国实验方剂学杂志，23（17）：183-189.

刘海民，赵岩，于鑫淼，等，2023. 我国不同产地荒漠肉苁蓉品质分析及其综合评价[J]. 食品工业科技，44（08）：341-350.

刘晖晖，陈世彬，赵佳琛，等，2022. 经典名方中莲类药材的本草考证[J]. 中国实验方剂学杂志，28（10）：42-54.

刘辉，卢银让，岳永杰，等，2023. 山茱萸食用安全性毒理学评价[C]//中国毒理学会.

中国毒理学会第十次全国毒理学大会论文集.

刘慧茹，汪海洋，王喆，等，2023. 基于代谢组学和斑马鱼模型探究西洋参抗疲劳的关键活性成分 [J]. 药学学报，58（04）：1024-1032.

刘积光，2020. 药食同源植物丁香的综合利用价值研究 [D]. 海口：海南大学.

刘佳，朱建广，孔令弋，等，2021. 荷叶水提取物的急性毒性及辅助降血脂功效研究 [J]. 现代食品，（09）：85-90.

刘涓子，1986. 刘涓子鬼遗方 [M]. 2版. 于文忠，龚庆宣，辑校. 北京：人民卫生出版社.

刘莉，吴磊，王楚宁，等，2023. 山楂荷叶荞麦植物饮料的研制及功效研究 [J]. 中药与临床，14（01）：36-41.

刘梅，王颖，王耀登，等，2019. 青果多糖组分对人宫颈癌Hela细胞增殖的抑制作用研究 [J]. 中国药业，28（12）：21-23.

刘梦燕，2023. 郁李仁决明子片的药学研究 [D]. 长春：吉林大学.

刘朋月，许鹏飞，宋辉，等，2020. 决明子多糖的研究进展 [J]. 食品研究与开发，41（01）：201-206.

刘青凤，徐德宏，崔培梧，等，2015. 黄芥子外敷时芥子酶活性及芥子碱硫氰酸盐含量的变化 [J]. 世界最新医学信息文摘，15（26）：20，22.

刘淑芳，2022. 酸枣仁复方饮料的制备及其特性研究 [D]. 长春：吉林大学.

刘湉，李烨，张春红，等，2020. 郁李仁化学成分及药理学研究进展 [J]. 安徽中医药大学学报，39（06）：93-96.

刘玮炜，邵仲柏，蒋凯俊，等，2023. 山茱萸提取物在制备抑制海洋致病菌药物中的用途，CN 202110669279. 2[P]. 2021-08-17.

刘玮炜，苏子钦，陈超，等，2023. 余甘子提取物在制备抗海洋弧菌药物中的用途. CN 202211227946. 2 [P]. 2022-12-02.

刘纹纹，孔娜，刘双，等，2023. 麦芽的化学成分及功能活性研究进展 [J]. 食品与药品，25（04）：384-390.

刘翔，廖雪梅，张蓓，2020. 麻黄连翘赤小豆汤对α-萘异硫氰酸酯诱导大鼠胆汁淤积性肝损伤的防护作用 [J]. 中国药业，29（01）：32-36.

刘小凤，侯雯倩，刘东玲，等，2023. 7种单味中药及其组方体外抑菌效果研究 [J]. 中国消毒学杂志，40（02）：98-102.

刘小玲，李艳，林莹，等，2010. 仙草保肝活性成分的分离纯化与结构探析 [J]. 广西大学学报（自然科学版），35（02）：330-336.

刘秀华，2023. 皱皮木瓜发酵饮料工艺研究 [D]. 泰安：山东农业大学.

刘元新，2016. 生鸡内金在治疗乳腺增生病症中的应用和机制研究 [J]. 江西医药，51（5）：424-426.

刘泽峰，穆晓红，王兴海，2014. 乌梅果仁的营养价值研究及利用前景 [J]. 食品研究与开发，35（22）：148-150.

刘志威，王学群，李甜甜，2017. 槐花散对溃疡性结肠炎急性期糖皮质激素用量影响及疗效[J]. 牡丹江医学院学报，38（4）：69.

柳娥，孟小露，韩青芸，等，2023."两山"理论下华坪县花椒产业发展对农户收入的影响[J]. 西南林业大学学报（社会科学），7（04）：75-79，101.

龙奇军，杨梅春，黎光伟，等，2021. 阿尔茨海默病小鼠模型建立及中药薏仁排铝疗效[J]. 中国老年学杂志，41（21）：4812-4815.

卢可，方刚，2020. 基于网络药理学探讨薤白治疗肺癌的作用机制[J]. 湖南中医杂志，36（6）：142-147，158.

卢顺光，卢健，温秀凤，2019. 沙棘植物资源分布与营养学应用综述[J]. 中国水土保持，（07）：45-49.

陆廷祥，王传明，张玉萍，等，2022. 不同采收期苗药土党参中党参炔苷、总多糖和总黄酮含量的测定以及土党参最佳采收期的确定[J]. 理化检验-化学分册，58（02）：133-139.

陆小鸿，2016."凉茶瑰宝"布渣叶[J]. 广西林业，（06）：22-23.

罗兰，林久茂，魏丽慧，等，2016. 余甘子醇提物抑制人胃癌株AGS细胞增殖和诱导细胞凋亡的作用[J]. 中国现代应用药学，33（8）：989-993.

罗林明，裴刚，覃丽，等，2017. 中药百合化学成分及药理作用研究进展[J]. 中药新药与临床药理，28（06）：824-837.

罗林明，覃丽，詹济华，等，2018. 百合总皂苷对肺癌细胞增殖、凋亡及侵袭转移的作用及其初步机制研究[J]. 中国中药杂志，43（22）：4498-4505.

罗小志，刘德昭，黄锋，2023. 基于网络药理学探讨山柰酚在心肌缺血再灌注损伤中的作用机制[J]. 中国医学前沿杂志，15（05）：58-63.

罗跃龙，何华妙，刘青凤，等，2015. 炮制对黄芥子中芥子碱硫氰酸盐含量的影响[J]. 湖南中医杂志，31（03）：154-155.

骆萍，林军，李雪华，等，2011. 龙眼肉水提物对东莨菪碱痴呆大鼠学习记忆的影响[J]. 时珍国医国药，22（10）：2469-2471.

吕峰，2008. 我国薏苡仁资源主要品质及薏苡仁活性多糖的研究[D]. 福州：福建农林大学.

吕建洲，张冬玲，李晶，2005. 海带和裙带菜碘及微量元素含量的测定[J]. 微量元素与健康研究，22（2）：33-34.

吕露阳，张志锋，王庆颖，等，2021. 全草类药食同源中药安全性评价研究进展[J]. 中草药，52（15）：4722-4730.

吕世静，黄槐莲，袁汉尧，等，2004. 白茅根多糖对人T淋巴细胞免疫调节效应的研究[J]. 中国新药杂志，（09）：834-835.

马超一，2010. 血府逐瘀胶囊的活性物质基础和重楼皂苷的定量分析[D]. 天津：天津大学.

马成勇，2019. 白茅根对黑色素瘤的作用及其分子机制的研究[D]. 上海：上海中医药大学.

马东，2014. 中药莱菔子的化学成分及药理作用研究进展[J]. 中国社区医师，30（20）：5-6.

马惠茹，赵玉娥，郝向阳，等，2009. 沙棘护肝作用的研究 [J]. 中国畜牧兽医，36（08）：202-203.

马江锋，曾红，2016. 小茴香挥发油对红枣黑斑病菌的抑菌活性及其作用机制的初步研究 [J]. 西北农业学报，25（3）：450-457.

马可，南星梅，赵婧，等，2022. 肉豆蔻的药理和毒理作用研究进展 [J]. 中药药理与临床，38（01）：218-224.

马凌云，曹珍，汪雅馨，等，2023. 山药莲子乳酸菌饮料的工艺研究 [J]. 粮食与油脂，36（04）：116-121.

马露兰，高燕，韩利文，等，2023. 基于谱 - 效相关及网络药理学的西洋参不同部位增强免疫药效物质基础研究和作用靶点分析 [J]. 中国医院药学杂志，43（15）：1673-1679.

马勤川，贾凯，卢杰，等，2012. 亚临界 R134a 萃取金银花挥发油 [J]. 食品工业科技，33（13）：197-200.

马莎莎，2018. 丁香食品安全标准及其保健食品研制 [D]. 海口：海南大学.

马旭，赵英，韩炜，等，2023. 14 种沙棘果实中氨基酸组成的主成分分析与综合评价 [J]. 新疆农业科学，60（02）：378-388.

马艳春，吴文轩，胡建辉，等，2022. 当归的化学成分及药理作用研究进展 [J]. 中医药学报，50（01）：111-114.

马永青，陈佩强，耿韫，等，2023. 山药、大枣和三七中 11 种微量元素的含量及健康风险 [J]. 沈阳药科大学学报，40（02）：151-157.

梅强根，张露，马天新，等，2023. 鱼腥草水提物萃取组分抗氧化、抗糖尿病活性和化学组成分析 [J]. 食品与发酵工业，49（11）：70-78.

孟宏，王桂青，杜竹君，2023. 西红花苷通过调控 TLR4/MyD88/NF-κB 通路改善糖尿病大鼠视网膜病变机制研究 [J]. 陕西医学杂志，52（05）：531-535，540.

孟继坤，张楠，吴浩，等，2023. 超高压提取铁皮石斛多糖工艺优化及其抗氧化活性分析 [J]. 食品与机械，39（01）：157-163.

孟晓，金刘翠，冉然，等，2023. 响应面法优化余甘子汁澄清工艺研究 [J]. 中国调味品，48（09）：115-121.

宓月光，王伟明，孙银玲，等，2019. 淡豆豉和豆豉纯种发酵过程中游离氨基酸的含量变化 [J]. 食品与发酵工业，45（23）：257-261.

苗本春，蒋捍东，2002. 海带酸性聚糖 J201A 抑制肺成纤维细胞增殖活性的探讨 [J]. 中国海洋药物，21（3）：1.

苗晶，东方，季宇彬，等，2012. 多糖抗肿瘤作用机制研究进展 [J]. 河北科技师范学院学报，26（2）：42-45.

南京中医药大学，2005. 中药大辞典 [M]. 2 版. 上海：上海科学技术出版社.

南洋，徐鹏，高宁，等，2016. 肉桂的化学成分及抑菌作用探索 [J]. 中国调味品，41（03）：158-160.

倪雪娇，陈晓霞，宋婷，等，2018. 龙眼肉不同提取物的神经保护作用及其机制 [J]. 中国民族民间医药，27（11）：19-21.

聂秀美，慕平，赵桂琴，等，2021. 贮藏年限对裸燕麦种带真菌和真菌毒素的影响[J]. 草业学报，30（6）：106.

聂燕敏，张维，李子南，等，2023. 药食同源物质蜂蜜急性毒性和致突变性研究[J]. 毒理学杂志，37（02）：115-120.

宁巧庆，刘爽，李亚晨，等，2016. 原儿茶酸对1-甲基-4-苯基吡啶离子损伤中脑多巴胺能神经元保护作用研[J]. 中草药，47（14）：2497-2501.

宁颖，孙建，吕海宁，等，2013. 赤小豆的化学成分研究[J]. 中国中药杂志，38（12）：1938-1941.

牛丽颖，杜红娜，刘姣，等，2008. 淡豆豉炮制前后异黄酮组分含量的比较[J]. 大豆科学，（04）：672-674，678.

牛林，王正云，殷玲，等，2021. 响应面优化香橼饮料工艺的研究[J]. 食品研究与开发，42（04）：95-100.

牛若楠，赵庆宇婧，颜红娇，等，2022. 药食两用中药材营养功能成分分析[J]. 食品工业，43（11）：336-341.

牛少辉，熊海燕，栗媛，等，2023. 西红花苷通过调控SIRT1/Nrf2通路对心肌缺血再灌注大鼠的保护作用[J]. 中成药，45（04）：1323-1327.

农兴旭，李茂，1989. 桂圆肉和蛤蚧提取液的药理作用[J]. 中国中药杂志，14（6）：365-367.

努热孜姑丽·托合提卡地尔，杨雅，徐磊，等，2022. 小茴香提取物对酒精性肝损伤小鼠的保护作用[J]. 中国食品添加剂，33（10）：175-180.

区梓聪，2017. 中药玉竹的安全性评价及其在抗衰老化妆品中的应用研究[D]. 广州：广东药科大学.

派妍儿，郑华珍，崔泰俊，等，2014. 通过下调NF-κB信号传导和促炎细胞因子产生，抑制寒花菊花椰绣内酯二聚体Handelin对炎症反应的抑制[J]. 国家产品学报，77：917-924.

潘俊，刘秀薇，石萍萍，等，2021. 白肉灵芝化学成分及体外抗氧化活性分析[J]. 食品工业科技，42（09）：340-346.

潘霞，尚兰芬，2013. 蒲公英临床应用的体会[J]. 医学信息，016：617.

潘雪，赵建荣，段晓星，2023. 山柰酚对多囊肾囊肿衬里上皮细胞增殖和凋亡的影响[J]. 中成药，45（05）：1648-1651.

彭宝莹，唐娇，王进博，等，2021. 桑叶安全性及保健功能评价研究进展[J]. 中国现代中药，23（02）：389-394.

彭德姣，陈玲，2013. 蛇油中脂肪酸成分的GC-MS分析[J]. 蛇志，25（4）：367-368.

乔江涛，2019. 四种单花蜜中标志性成分鉴定及真实性评价[D]. 北京：中国农业科学院.

秦宇仙，徐琳，余冯萍，等，2022. 纤维素酶辅助水蒸气蒸馏提取肉豆蔻挥发油的品质及其活性评价[J]. 食品与发酵工业，48（10）：112-118.

邱新茹，宗堪堪，孙周，等，2022. 肉豆蔻提取物改善缺血缺氧大鼠脑损伤的作用机制

[J]. 医学研究生学报，35（2）：125-130.

邱钺姿，王传森，徐凤华，等，2023. 基于斑马鱼模型和代谢组学技术的西洋参抗骨质疏松作用机制研究[J]. 药学学报，58（07）：1894-1903.

瞿萍，罗黎明，徐磊，等，2023. 柴胡疏肝散化裁方加味江香薷对肥胖抑郁大鼠肠道炎症及菌群的影响[J/OL]. 中药药理与临床，39（11）：9-17.

任会丹，林韦康，陶春霖，2023. 赤桉蜂蜜对围绝经期大鼠器官指数及血清生化指标的影响[J]. 生物化工，9（01）：61-65.

任小春，李玉龙，武圣儒，等，2016. 黄芪多糖对种公鸡不同组织miR-16表达的影响及其功能预测分析[J]. 动物营养学报，28（6）：1887-1898.

任雅婷，李蓓，马洁，等，2023. 藿香中的两个新乌苏烷型三萜[J]. 药学学报，58（06）：1650-1654.

日华子集，尚志钧辑释，2005. 日华子本草[M]. 合肥：安徽科学技术出版社.

沙聪威，陈文政，曾木达，等，2022. 鸡内金对大鼠肾草酸钙结石的防治作用研究[J]. 中华全科医学，20（9）：1473-1476.

单舒萱，于洋，李敬双，等，2023. 蒲公英多糖对肉仔鸡免疫功能、血清生化指标和生长性能的影响[J]. 饲料研究，46（03）：30-35.

商国懋，邓玉娟，2016. 福寿草代代花[J]. 首都食品与医药，23（11）：60.

商华，信梁军，李文媛，等，2020. 姜黄素在阿尔茨海默病中对炎症以及神经元的保护机制研究[J]. 中西医结合心血管病电子杂志，8（14）：62，71.

商志伟，朱秋劲，杨森等，2017. 2个紫苏新品种籽粒的主要营养成分及其含量研究[J]. 贵州农业科学，45（8）：70-74.

上官晨虹，赵博，陈琛，2022. 药食两用天麻的安全性评价研究进展[J]. 食品安全质量检测学报，13（18）：9.

邵莹，2016. 基于心肌缺血预适应信号转导通路的淡竹叶药效物质基础研究[D]. 南京：南京中医药大学.

申春燕，2020. 代代花的化学成分及生物活性研究[D]. 广州：华南理工大学.

沈继泽，1998. 金匮要略[M]. 北京：中国医药科技出版社.

沈晶晶，张春华，陈山乔，等，2015. 海藻/昆布粗多糖的经口亚急性毒性及影响肝药酶特性的研究[J]. 上海海洋大学学报，24（06）：968-974.

沈蔚，任晓婷，张建，等，2010. 芦根多糖的提取及其抗氧化活性的研究[J]. 时珍国医国药，（5）：1078-1080.

施恬，李东萍，2023. 牡蛎的营养价值及加工利用[J]. 中国水产，（06）：95-96.

时艺霖，顾宪红，毛薇，等，2015. 紫苏籽化学成分提取工艺条件及应用研究进展[J]. 家畜生态学报，36（8）：80-85.

史佳民，范理宏，2019. 苦杏仁苷抗肿瘤机制的研究进展[J]. 生命的化学，39（01）：147-152.

舒广文，邱韵涵，付千，等，2019. 桑葚总多糖对对乙酰氨基酚诱导小鼠急性肝损伤的保护作用 [J]. 中南民族大学学报：自然科学版，38（3）：6.

斯钦毕力格，彭鹏，段国珍，等，2017. 内蒙古万家沟地区山杏表型性状变异与杏仁营养成分分析 [J]. 分子植物育种，15（12）：5112-5120.

宋美卿，杨钤，仲启明，等，2023. 基于海马 BDNF/TrkB 通路观察对药"香橼-佛手"抗抑郁作用 [C]// 中国实验动物学会. 第十六届中国实验动物科学年会论文集.

宋伟峰，陈佩毅，熊万娜，2012. 白茅根挥发油的气相色谱-质谱联用分析 [J]. 中国当代医药，19（16）：61-62.

宋艳梅，张启立，崔治家，等，2022. 枸杞子化学成分和药理作用的研究进展及质量标志物的预测分析 [J]. 华西药学杂志，37（02）：206-213.

宋正蕊，陈秀粮，熊启瑞，2019. 不同产地当归中 7 种微量元素含量检测分析 [J]. 中国检验检测，27（02）：39-40，16.

苏东晓，张名位，廖森泰，等，2010. 龙眼果肉水溶性提取物对正常小鼠免疫调节作用的影响 [J]. 中国农业科学，43（9）：1919-1925.

苏敬，1985. 新修本草 [M]. 上海：上海古籍出版社.

苏颂，1994. 本草图经 [M]. 辑校本. 合肥：安徽科学技术出版社.

隋志方，高愿军，秦令祥，2022. 响应面优化闪式提取代代花黄酮的工艺及抗氧化活性测定研究 [J]. 粮食与油脂，35（03）：127-131.

随新平，朱庆珍，张宁，等，2021. 阿胶的香气活性物质分析 [J]. 食品科学技术学报，39（03）：89-100.

孙冬月，高慧，王晓婷，等，2018. 产地加工炮制一体化香薷的解热抗炎作用研究 [J]. 中草药，49（20）：4737-4742.

孙凤娇，李振麟，钱士辉，等，2016. 干姜化学成分研究 [J]. 中国野生植物资源，35（05）：20-24，60.

孙国禄，赵强，董晓宁，等，2009. 槐花化学成分及药理作用研究 [J]. 中兽医医药杂志，28（6）：24-27.

孙慧娟，王瑞，宋芊芊，等，2020. 基于超快速液相色谱-质谱联用技术检测药食两用薄荷中氨基酸和核苷类成分 [J]. 食品与发酵工业，46（08）：261-266.

孙亮，杨欣欣，包永睿，等，2013. 抗癌中药小茴香中无机元素的含量测定 [J]. 中国药物评价，30（3）：129-131.

孙林林，乔利，田振华，等，2019. 姜黄化学成分及药理作用研究进展 [J]. 山东中医药大学学报，43（02）：207-212.

孙宁，孙佳慧，仲怀宇，等，2023. 中药镇静催眠作用机制的研究进展 [J]. 中草药，54（04）：1299-1310.

孙宁云，姚欣，张英慧等，2022. 鸡蛋花多糖提取工艺优化及生物活性研究[J]. 食品工业科技，43（03）：180-187.

孙洽熙，2015. 黄元御医学全书[M]. 北京：中国中医药出版社.

孙思邈撰，李春深编，2019. 千金方[M]. 天津：天津科学技术出版社.

孙廷泉，2009. 鲜山药致皮肤过敏反应13例临床分析[C]//中华医学会变态反应学分会. 中华医学会2009年全国变态反应学术会议论文汇编. [出版者不详]：1.

谈静，王颖，2022. 莲子药用与食用商品规格及应用区别[J]. 实用中医药杂志，38（01）：150-153.

覃洪含，陈壮，肖刚，等，2016. 广西凌云产川木瓜总黄酮保肝降酶作用的实验研究[J]. 右江民族医学院学报，38（3）：268-270.

谭倩影，谢贵萍，李响，等，2023. 黄芪四君子汤调节T细胞PD1泛素化水平重塑肿瘤免疫微环境抑制胃癌增殖的研究[J]. 南京中医药大学学报，39（07）：629-636.

汤银红，丁斌如，2004. 枳椇子水提物对乙醇脱氢酶活性的影响[J]. 中药药理与临床，（02）：24.

唐芳，李佳艾，戴贵川，等，2023. 菊苣多糖对免疫抑制肉鸡生长性能、免疫性能及肠道微生物的影响[J]. 中国畜牧杂志，59（02）：314-322.

唐婕，严建，2023. 白芷治疗溃疡性结肠炎作用机制探讨[J]. 中医药临床杂志，35（05）：953-960.

唐森，李璐彬，覃逸明，等，2021. 刀豆壳总黄酮提取工艺优化及其抗氧化活性研究[J]. 食品研究与开发，42（6）：76-84.

唐慎微，1982. 重修政和经史证类备用本草[M]. 北京：人民卫生出版社.

唐慎微，1993. 尚志钧等校点. 证类本草：重修政和经史证类备急本草[M]. 北京：华夏出版社.

陶弘景，1994. 本草经集注[M]. 北京：人民卫生出版社.

陶弘景，2013. 名医别录[M]. 北京：中国中医药出版社.

陶星宇，胡轩，吴同川，等，2023. 马齿苋在化妆品中的应用及功效研究进展[J]. 应用化学，40（06）：820-832.

田谊红，冯雅玲，王馨怡，等，2022. 玫瑰花化学成分质量评价及食用药用的研究进展[J]. 质量安全与检验检测，32（02）：43-46，68.

佟文锋，1983. 口服海带浸泡液对放射性碘沉积甲状腺内的阻滞作用[J]. 人民军医，（06）：22-23.

涂仪军，2020. 茯苓不同提取部位健脾药效作用及机制研究[D]. 武汉：湖北中医药大学.

屠万倩，李宁，张留记，等，2020. 不同加工方式生产的杜仲叶中8种化学成分的含量及抗氧化活性研究[J]. 中国新药杂志，29（16）：1863-1867.

万京华，章晓联，辛善禄，2005. 薤白对小鼠免疫功能的影响[J]. 承德医学院学报，2（3）：188-190.

万亮琴，张子剑，谭琰，等，2017. 栀子及栀子苷抗炎作用机制的最新研究进展[J]. 现代中药研究与实践，31（03）：80-83.

万诗雨，黄冉，杨得坡，等，2022. 粤八味的药理作用与安全性研究进展[J]. 中国药房，33（23）：2921-2925.

万莹，王羽，崔晓雪，等，2017. 黄芪总黄酮对柯萨奇B3病毒感染乳鼠心肌细胞miRNA378和miRNA378表达的影响[J]. 中国应用生理学杂志，33（1）：55-57.

万长江，魏光强，万长春，2021. 基于HPLC法的生姜酚类成分分析及含量检测[J]. 中国调味品，46（12）：141-143，154.

汪海涛，嵇扬，徐永祥，等，2008. 枳椇子乙醇提取物抗疲劳作用的实验研究[J]. 解放军药学学报，（02）：121-123.

汪宁，刘青云，彭代银，等，2002. 桃仁不同提取物抗血栓作用的实验研究[J]. 中药材，（06）：414-415.

王翠艳，侯冬岩，回瑞华，等，2006. 酸枣仁中脂肪酸的气相色谱-质谱分析[J]. 时珍国医国药，（01）：62-63.

王冬，2020. 黑灵芝多糖对运动训练大鼠抗氧化水平与运动能力的影响[J]. 中国食用菌，39（09）：65-68.

王凤龙，刘员，张来宾，等，2021. 当归抗炎镇痛作用研究进展[J]. 中国实验方剂学杂志，27（15）：197-209.

王光铭，陈昱倩，刘万里，2015. 花类药在调节脾胃气机升降中的应用[J]. 中医杂志，56（02）：176-177，180.

王广政，巩晴晴，俞年军，等，2023. 液相色谱-串联质谱法检测药食两用杂交天麻及其亲本品种中的氨基酸、核苷类成分[J]. 食品工业科技，44（03）：269-278.

王衮撰，1959. 博济方[M]. 北京：商务印书馆.

王海洋，2019. 苦杏仁生产高值精细化学品工艺研究[D]. 北京：中国石油大学（北京）.

王浩，2014. 乌梢蛇Ⅱ型胶原蛋白调控胶原诱导性关节炎小鼠Treg/Th17细胞平衡的研究[D]. 广州：南方医科大学.

王鹤辰，包永睿，王帅，等，2019. 中药小蓟不同药用部位体外抗炎、促凝血的作用研究[J]. 世界科学技术-中医药现代化，21（03）：413-418.

王红娟，雷子贤，胡雯，等，2023. 山柰酚对人表皮黑素细胞黑素合成及增殖凋亡的影响观察[J]. 山东医药，63（09）：22-25.

王辉敏，李冠文，杨金梅，等，2023. 马齿苋多不饱和脂肪酸对高脂血症大鼠的降脂作用[J]. 中国粮油学报，38（3）：144-150.

王江河，秦思宇，付娟，等，2023. 鱼腥草的应用研究概述[J]. 食品安全导刊，366（01）：183-185.

王静，宋红兵，吴艳玲，等，2023. 西红花苷在动物抗氧化作用中的研究进展[J]. 中国畜牧兽医，50（06）：2233-2244.

王俊南，胡晓潇，单恬恬，等，2020. 水生蔬菜提取物抑制人肝癌HepG2细胞和人胃癌SGC7901细胞的增殖[J]. 现代食品科技，36（09）：9-16，87.

王乐山，2018. 月桂酸对骨骼肌纤维类型和代谢的影响及其机制 [D]. 广州：华南农业大学.

王丽君，曹炎生，苗保河，等，2020. 两种玫瑰健康食品的开发及其检测与分析 [J]. 现代食品，28（19）：42-45.

王丽钧，朱其卉，2007. 莱腹子敷贴神阙穴治疗术后尿潴留 [J]. 湖北中医杂志，29（5）：31.

王丽赟，孙健，沈宇峰，等，2022. 我国主要产区白芷的基原和群体遗传组成特征分析 [J]. 中药材，45（04）：824-829.

王璐，张红宇，王莉，2010. 乌梅及其炮制品大鼠长期毒性研究 [J]. 云南中医中药杂志，31（10）：66-68.

王娜，包一枫，蔡金巧，等，2016. 芡实的营养价值分析及开发利用现状 [J]. 中国食物与营养，22（02）：76-78.

王楠，徐巧红，高颖瑞，等，2023. 党参黄酒的酿造工艺优化及体外抗氧化活性研究 [J]. 中国酿造，42（06）：178-185.

王萍，王玉堃，王尚明，等，2022. 茯苓多糖对大鼠免疫功能的影响 [J]. 山东畜牧兽医，43（8）：11-14，17.

王琪格，曹媛，宋囡，等，2022. 茯苓多糖对 ApoE-/-AS 小鼠肝脏脂质沉积及胆固醇逆向转运相关蛋白表达的影响 [J]. 世界科学技术 - 中医药现代化，24（07）：2637-2643.

王庆端，江金花，孙文欣，等，1999. 葛根总黄酮的急性毒性及长期毒性实验 [J]. 河南医科大学学报，（02）：48-50.

王荣，杨元娇，郭雅迪，等，2022. 不同加工方法对薤白活性成分及抗氧化活性的影响 [J]. 中成药，44（08）：2564-2568.

王蓉，李胜男，陈春，等，2020. 沙棘多糖对巨噬细胞和免疫抑制小鼠的免疫调节作用研究 [J]. 中南药学，18（03）：384-388.

王瑞琼，吴国泰，任远，等，2010. 当归挥发油对兔离体胃肠平滑肌张力的影响 [J]. 甘肃中医学院学报，27（01）：12-14.

王淑惠，杨玉洁，周爱梅，等，2020. 两种方法提取佛手渣多糖及其对巨噬细胞 RAW264.7 免疫调节活性的研究 [J]. 食品工业科技，41（15）：179-187.

王淑慧，程锦堂，郭丛，等，2019. 余甘子化学成分研究 [J]. 中草药，50（20）：4873-4878.

王帅，李得禄，纪永福，等. 四翅滨藜接种肉苁蓉的方法：CN108551953A[P]. 2018-09-21 [2023-07-09].

王腾腾，胡进，焦红红，等，2023. BBM 基因对西洋参愈伤组织生长及人参皂苷含量的影响 [J]. 中国中药杂志，48（12）：3156-3161.

王庭欣，赵文，蒋东升，等，2001. 海带多糖对糖尿病小鼠血糖的调节作用 [J]. 营养学报，23（2）：137-138.

王婷，娄鑫，苗明三，2017. 代代花的现代研究与思考[J]. 中医学报，32（2）：276-278.

王仙萍，商志伟，沈奇，等，2021. 两种紫苏叶主要营养及药用成分评价[J]. 植物生理学报，57（7）：1419-1426.

王向阳，修丽丽，2005. 香榧的营养和功能成分综述[J]. 食品研究与开发，（02）：20-22.

王宵其，苏亚雯，韦馨惠，等，2022. 小茴香茎叶水提液的抗炎镇痛作用研究[J]. 微量元素与健康研究，39（02）：1-4.

王晓颖，王福琳，陆远，等，2020. 栀子多糖的提取、体外抗氧化活性及免疫作用研究[J]. 山东化工，49（10）：14-16.

王馨悦，王伟明，王楠，等，2022. 桔梗功能性及其在食品开发中的研究进展[J]. 食品研究与开发，（18）：199-206.

王旭芳，魏敬东，刘伦，等，2023. 基于HPLC-QAMS同时测定荷叶水提物中6个成分的含量[J]. 药物分析杂志，43（02）：227-235.

王亚男，李艳，武文印，等，2023. 蒲公英提取物对类风湿性关节炎成纤维样滑膜细胞凋亡及炎症因子的影响[J]. 中国中医骨伤科杂志，31（04）：9-14.

王亚男，柳秉润，邓旭明，等，2013. 芦丁对金黄色葡萄球菌SortaseA的抑制作用[J]. 吉林农业大学学报，35（3）：303-307.

王娅娅，2007. 花椒籽油的提取、分析检测及降血脂功能研究[D]. 西安：陕西师范大学.

王艳林，韩钰，钱京萍，1994. 枳椇子抗脂质过氧化作用的实验研究[J]. 中草药，25（06）：306-307，316，335.

王艳妮，田锐，2022. FAAS法测定微量元素（Zn、Cu、Mn、Cd）在四种中草药中的含量[J]. 化学工程师，36（08）：35-37.

王壹，2023. 化橘红成"致富果"产业融合价值高[N]. 农民日报，05-13（007）.

王莹，2011. 白茅根抗肝癌物质组筛选及体内外抗肿瘤作用的研究[D]. 沈阳：辽宁中医药大学.

王莹雪，樊雨梅，廖峰，等，2022. 阿胶活性肽的结构鉴定及活性筛选[J]. 食品科学，43（10）：207-213.

王榆薇，黄河儒，王宽诚，等，2022. 香榧精油的安全性研究[J]. 现代盐化工，49（04）：16-17，23.

王宇航，黄晓欣，叶定红，等，2023. 基于UHPLC-Q-Exactive-Orbitrap-MS技术结合分子网络快速筛查3种蓟属药用植物化学成分[J]. 中南药学，21（05）：1286-1295.

王元川，高雪梅，杨宝君，等，2023. 响应面法优化铁皮石斛软糖配方及其抗氧化活性分析[J]. 食品工业科技，44（13）：197-206.

王泽霖，2022. 姜科植物活性成分的提取、鉴定及性能研究[D]. 北京：北京化工大学.

王泽玉，张晓霞，吴勇，等，2022. 药食两用小蓟中细胞毒活性成分解析[J]. 中国食品学报，22（07）：226-237.

王峥业，魏玉梅，牛森，等，2023. 山柰酚改善细颗粒物PM2.5诱导的老龄大鼠肺损伤的作用和机制研究[J]. 老年医学与保健，29（03）：487-492.

王中华，郭庆梅，周凤琴，2014. 芦根化学成分、药理作用及开发利用研究进展[J]. 辽宁中医药大学学报，16（12）：81-83.

王紫薇，涂明锋，叶文峰，等，2020. 淡竹叶黄酮提取工艺优化及抗氧化性研究[J]. 山东化工，49（02）：17-20.

韦志，阮心眉，戴涛涛，等，2021. 碱提砂仁多糖的结构表征及其抗氧化活性研究[J]. 食品工业科技，42（24）：87-93.

卫强，周莉莉，2016. 小蓟中挥发油成分的分析及其抑菌与止血作用的研究[J]. 华西药学杂志，（6）：604-610.

卫向南，2014. 水扩散蒸馏提取肉桂叶有效成分的研究[D]. 南宁：广西大学.

魏晨业，2021. 沙棘多糖分离纯化及生物活性研究[D]. 乌鲁木齐：新疆农业大学.

魏传斌，张凤银，张萍，等，2009. 贮存方法对小蓟维生素C含量的影响[J]. 江汉大学学报（自然科学版），37（01）：96-97，104.

魏玲玲，张志军，陈婷，等，2021. 野菊花化学成分及其生理活性的研究进展[J]. 江苏调味副食品，（02）：1-3.

魏砚明，任晋宏，栾智华，等，2018. 多种细胞自噬调节剂对自噬标记物LC3 II及p62表达的影响[J]. 中国药科大学学报，49（3）：341-347.

温婷茹，吴昊，祝捷，等，2022. 雾化吸入花椒精油对炎症相关性结直肠癌小鼠炎癌转化的影响及作用机制[J]. 中华中医药学刊，40（10）：77-81，264-265.

吴浩，周磊，汤小蕾，等，2018. 白茅根提取物增强免疫力作用的实验研究[J]. 现代中药研究与实践，32（06）：31-33，37.

吴浩然，赵林华，邱莎，等，2020. 薤白的临床应用及其用量[J]. 长春中医药大学学报，36（1）：29-31.

吴华东，2016. 山柰化学成分的研究[D]. 武汉：华中科技大学.

吴华慧，李雪华，邱莉，2004. 荔枝、龙眼果肉及荔枝、龙眼多糖清除活性氧自由基的研究[J]. 食品科学，25（5）：166-169.

吴涓江，黄华学，李文楚，等，2023. 罗汉果果渣的化学成分及抗炎活性研究[J]. 天然产物研究与开发，5（07）：1-17.

吴俊橄，唐欲博，令狐熙涛，等，2023. 肉桂醛对PC-3细胞增殖、EMT及干细胞特性的影响[J]. 实用医学杂志，39（03）：298-302，308.

吴玲，郑琴，张科楠，等，2019. 木部类、果部类和草部类药食同源中药安全性评价研究进展[J]. 中草药，50（10）：2505-2512.

吴敏，2017. 光皮木瓜中水溶性多糖和木聚糖的分离、结构表征及应用研究[D]. 郑州：郑州大学.

吴普，1987. 吴普本草[M]. 北京：人民卫生出版社.

吴普，2016. 神农本草经[M]. 南宁：广西科学技术出版社.

吴乾锋，申梦园，王福，等，2023. 柱前衍生化HPLC测定杜仲乔林叶与矮林叶氨基酸含量[J]. 中国中药杂志，48（07）：1824-1832.

吴瑞，钱允治，1999. 日用本草 [M]. 北京：华夏出版社.

吴宋夏，1998. 化州橘红黄酮的抗炎、解热、镇痛作用研究 [J]. 湛江医学院学报，6（2）：54-58.

吴挺国，林慧怡，林文倩，等，2023. 铁皮石斛多糖对缺血性脑卒中大鼠脑组织 JAK/STAT3 信号通路的影响 [J]. 中国动脉硬化杂志，31（03）：225-230.

吴仪洛，2013. 本草从新 [M]. 北京：中国中医药出版社.

吴志豪，王慧敏，陈婷钰，等，2019. 银杏营养粉制备工艺的研究 [J]. 农产品加工，（18）：39-42.

吴紫娟，马意龙，柴雨佳，等，2023. 正交试验优化淡竹叶饼干配方研究 [J]. 粮食与油脂，36（03）：129-132.

夏楠，杨丽军，徐迪，等，2023. 茯苓饼干配方对其品质的影响研究 [J]. 农产品加工（04）：23-26.

向阳，2020. 黑枣精油的提取及其功能性质研究 [D]. 北京：北京林业大学.

萧栋，陈瑜珍，莫小路，2019. 4 种广东常用清热解毒类中草药抑菌作用的研究 [J]. 今日药学，29（03）：166-169.

肖林霞，苏远，2023. 肉苁蓉中多糖物质成分分析及抗氧化活性研究 [J]. 中国调味品，48（05）：71-74.

肖咏梅，李明，毛璞，等，2019. 黄酮类化合物生物改性及活性的研究进展 [J]. 河南工业大学学报（自然科学版），40（2）：123-131，139.

肖紫薇，王秀玲，吴圆圆，等，2022. 山楂 - 鸡内金 - 陈皮果糕的研制与评价 [J]. 食品研究与开发，43（08）：112-116.

谢彩玲，林静曼，赵斌，等，2019. ICP-MS 测定布渣叶无机元素的主成分分析和聚类分析 [J]. 中医药导报，25（15）：53-55.

谢伟，萧萧，熊星，2023. 新会陈皮促地方经济快速发展 [N]. 中国食品报，06-02（005）.

谢芷晴，2022. 利用高良姜改善鲣鱼肽风味与营养品质的研究 [D]. 广州：华南理工大学.

解灿灿，郝婷婷，吴春梅，等，2023. 山柰酚对 TNF-α/INF-γ 诱导 C2C12 细胞炎症及成肌分化的作用 [J]. 中成药，1-7.

新疆部队后勤卫生部，1970. 新疆中草药手册 [M]. 乌鲁木齐：新疆人民出版社.

熊川，罗强，金鑫，等，2018. 人工栽培灵芝中多糖的部分理化性质及免疫调节作用 [J]. 微生物学通报，45（04）：825-835.

徐方方，范春林，王磊，等，2011. 枳椇子的化学成分 [J]. 暨南大学学报（自然科学与医学版），32（3）：304-306.

徐倩倩，钱旭东，孙凡，等，2021. 西红花苷对缺血性脑卒中后抑郁大鼠炎症反应及 TLR4/MyD88/NF-κB 信号通路的影响 [J]. 中国免疫学杂志，37（02）：179-185.

徐圣焱，夏天爽，徐武牧，等，2021. 药食两用中药防疫应用综述 [J]. 药学实践杂志，39（03）：203-205，220.

徐晓青，余亚萍，王炳淑，等，2022. 基于网络药理学的党参抗胰腺癌机制研究[J]. 海南医学院学报，28（12）：939-948.

许严伟，耿胜男，王越华，等，2021. 桔梗皂苷D对阿霉素治疗小鼠肺癌的导引机制[J]. 中国中药杂志，46（6）：1480-1489.

许植方，韩公羽，1957. 国产槐花米成分研究[Ⅱ]槐花米乙素（1）[J]. 药学学报，5（3）：191-204.

玄露露，李彦秋，王怀杰，等，2021. 山柰酚调控AMPK/NOX4通路抑制高糖诱导的肾小球系膜细胞氧化应激和胞外基质积聚[J]. 天然产物研究与开发，33（7）：1102-1111.

薛兴阳，付腾飞，邵方元，等，2013. 鱼腥草总黄酮对人肿瘤细胞的抗肿瘤活性作用[J]. 现代中西医结合杂志，22（23）：2509-2511.

薛亚宁，程楚怡，刘珊彤，等，2022. 赤小豆甜荞麦麸皮薄脆饼干的研制[J]. 食品安全导刊，（12）：138-140.

薛勇，2003. 欧李仁成分分析及油脂的提取[D]. 郑州：郑州工程学院.

闫光玲，2019. 金银花多糖的分离纯化及抗病毒活性研究[D]. 济南：山东中医药大学.

闫爽，李光耀，戴丛书，等，2020. 蒲公英提取物对2型糖尿病大鼠降血糖的作用[J]. 食品与机械，36（11）：5.

严翠，庞晓妍，范卫锋，等，2023. 基于网络药理学和分子对接探究布渣叶改善消化不良的作用机制[J]. 现代药物与临床，38（06）：1335-1343.

晏小霞，邱燕连，王茂媛，等，2020. 益智果实干燥前后挥发油成分GC-MS分析[J]. 中国调味品，45（12）：138-141.

杨德俊，周仕林，黄宝康，2018. 茴香类药材的基原植物考证[J]. 时珍国医国药，29（11）：2664-2666.

杨华，罗芳，2023. 复方菊苣粉急性经口毒性和遗传毒性研究[J]. 中国卫生检验杂志，33（09）：1058-1062.

杨济秋，杨济中，1978. 贵州民间方药集[M]. 贵阳：贵州人民出版社.

杨敏，2010. 仙草水提物对糖尿病大鼠肾脏损伤的保护作用及其作用机制的研究[D]. 杭州：浙江大学.

杨娜，2020. 丁香精油的促透皮吸收作用研究[J]. 广东化工，47（18）：65-67.

杨平，董海萍，2019. 小茴香干热敷对腹部手术患者胃肠症状及肠功能恢复的影响分析[J]. 四川中医，37（7）：199-202.

杨森，2016. 中药方剂桃仁红花煎的计算药理学研究[D]. 郑州：郑州大学.

杨洋，高航，2021. 藏红花的功效及应用研究进展[J]. 江苏调味副食品，（04）：1-4.

杨莹菲，胡汉昆，刘萍，等，2012. 乌梅化学成分、临床应用及现代药理研究进展[J]. 中国药师，15（3）：415-418.

姚晨思，张伟，罗金丽，2023. 重构本草——山楂 [J]. 吉林中医药，43（04）：455-458.

姚以才，李超，耿中华，2011. 芦根多糖的抗氧化活性研究 [J]. 农业机械，（26）：129-132.

叶丽琴，孙萌，张忠爽，等，2017. 药用芳香植物资源开发与利用 [J]. 辽宁中医药大学学报，19（5）：129-132.

叶梦倩，吴孟华，马志国，等，2023. 香薷 HPLC 指纹图谱及多指标成分定量分析 [J]. 药物分析杂志，43（02）：236-244.

叶迎，王瑞海，苗青，等，2023. 甘肃产 1～2 年生红芪和黄芪皂苷、多糖、黄酮类成分含量差异研究 [J]. 中草药，54（14）：4649-4661.

逸菲，2008. 药食兼用之"胖大海" [J]. 食品与健康，（6）：35.

殷惠玉，1993. 白芥子贴敷治疗支气管哮喘，慢性支气管炎 60 例 [J]. 江苏中医，14（6）：12.

殷亚楠，2019. 薏苡多糖对小鼠糖脂代谢的分子作用机制 [D]. 天津：天津科技大学.

尹东阁，王开心，刘曼婷，等，2023.《中华人民共和国药典》2020 年版收载含冰片、薄荷的中药成方制剂质量标准分析 [J]. 中华中医药学刊，41（02）：24-31，260.

尹明姬，池永学，李今子，2020. 天麻素保护过氧化氢诱导的神经元氧化损伤的研究 [J]. 中国免疫学杂志，36（15）：1836-1838，1843.

于庆海，杨丽君，孙启时，等，1995. 白茅根药理研究 [J]. 中药材，（02）：88-90.

于子真，谭周进，肖嫩群，2021. 铁皮石斛对脾虚便秘小鼠肠道形态及肠道免疫细胞数量的影响 [J]. 食品安全质量检测学报，12（8）：3224-3228.

余伯阳，杨国勤，王弘敏，等，1992. 郁李仁类中药对小鼠小肠运动影响的比较研究 [J]. 中药材，（04）：36-38.

余江南，姜慧妍，徐遥，等，2018. 玉竹多糖的结构及其生物活性研究进展 [J]. 现代食品科技，34（08）：273-282.

余盛武，吕赟薇，蒋敏，等，2017. 香榧的营养和功能成分探析 [J]. 南方农业，11（05）：75-77.

余祥雄，梁泽明，肖性龙，等，2019. 五种药食同源花提取物体外协同抗氧化作用 [J]. 食品工业科技，40（08）：254-259.

余璇，2022. 食药两用物质鱼腥草、夏枯草和栀子中一些内源性组分分析新方法研究 [D]. 南昌：南昌大学.

俞树华，孙晓，金明强，等，2019. 菊花提取物通过调节 ASC 磷酸化抑制 NLRP3 和 AM2 炎症小体活化 [J]. 民族药理学杂志，239（11917）.

俞盈，吴学谦，熊科辉，等，2019. 灵芝三萜酸改善小鼠睡眠作用研究 [J]. 食品工业科技，40（10）：297-301.

袁琛凯，陈彬，石敏，等，2021. 蜂蜜产业及质量安全概况和检测技术研究进展 [J]. 当代畜牧，472（06）：30-34.

袁强华，韩君，2022. 基于转录组学的白扁豆总皂苷抑制前列腺癌细胞系PC-3细胞生长的机制研究[J]. 生物化学与生物物理进展，49（08）：1597-1606.

袁勤翰，张驰，2023. 茯苓多糖分离纯化、结构修饰及其生物活性[J]. 中南农业科技，44（02）：246-250.

岳丹伟，2021. 白扁豆花黄酮类化合物分离鉴定及其抗氧化、降糖活性研究[D]. 芜湖：安徽工程大学.

岳宗相，何俊安，易琼，等，2023. 山药山楂茶对糖尿病阳痿模型大鼠阴茎NF-κB的影响[J]. 新疆中医药，41（03）：40-43.

臧蕾，刘明雨，邢扬帆，等，2023. 乌梅水提取物对金黄色葡萄球菌的抑菌作用[J]. 黑龙江科学，14（08）：100-102，105.

曾聪彦，梅全喜，高玉桥，等，2009. 布渣叶水提物镇痛药效学的实验研究[J]. 中华中医药学刊，27（8）：1757-1758.

曾琼瑶，张文静，张昱，等，2020. 丁香油超高压提取工艺的优化及其抗肿瘤研究[J]. 华西药学杂志，35（3）：303-308.

曾淑欣，黄群，袁鑫怡，等，2023. 基于多指标评价法的蒲公英提取工艺优化[J]. 化学研究与应用，35（03）：579-585.

展锐，邵金辉，2017. 大枣多糖抗氧化及抗炎活性的研究[J]. 现代食品科技，33（12）：38-43.

张波，谭峰，唐金强，等，2003. 桃仁蛋白梯度聚丙烯酰胺凝胶电泳的研究[J]. 中草药，（04）：93-94.

张端莉，桂余，方国珊，等，2014. 大麦在发芽过程中营养物质的变化及其营养评价[J]. 食品科学，35（01）：229-233.

张国伟，2022. 基于RAW264.7细胞和免疫抑制小鼠模型的阿胶免疫功能组分研究[D]. 无锡：江南大学.

张海潮，谢景，沈冰冰，等，2023. 经典名方槐花散研究进展[J]. 中医药导报，29（01）：112-116.

张海燕，2021. 蒙药玉竹的研究进展[J]. 中国民族医药杂志，27（11）：74-75.

张欢欢，张甜甜，姜迎，等，2019. 富硒麦芽对小鼠体内抗氧化能力的影响[J]. 环境与健康杂志，36（03）：202-205.

张会平，刘宇，高睿，等，2016. 桑椹首乌补脑颗粒对老年性痴呆模型大鼠血清SOD、MDA含量及脑组织β淀粉样蛋白表达的影响[J]. 世界中医药，（2）：4.

张慧慧，童应鹏，江瑜，等，2019. 栀子抗抑郁作用实验研究进展[J]. 浙江中西医结合杂志，29（06）：522-525.

张慧荣，郭苗苗，陈晨，等，2023. 三种豆类植物多肽的制备工艺及其活性研究[J]. 日用化学工业（中英文），53（4）：423-429.

张慧艳，2010. 淡竹叶和水竹叶化学成分研究[D]. 北京：北京中医药大学.

张慧莹，杨为乔，陈瑶，等，2022. 鸡内金酶解物制备工艺优化及抗氧化活性研究 [J]. 食品与机械，38（4）：169-174.

张继斌，2018. 砂仁药材的综合利用试验研究 [J]. 农产品加工，（17）：13-15，18.

张金聚，张英，孟江，等，2020. 阿胶历史沿革考 [J]. 中国中药杂志，45（10）：9.

张景岳，2017. 本草正 [M]. 北京：中国医药科技出版社.

张玖，沈萍萍，张晓明，2003. 金银花的食品安全性毒理学评价研究 [J]. 中国医学生物技术应用，（02）：63-64.

张俊卿，李建宽，王妍，2021. 潞党参三菇类化合物及其抗炎活性研究 [C]77/2021年中国肿瘤标志物学术大会暨第十五届肿瘤标志物青年科学家论坛论文集. 沈阳：中国抗癌协会肿瘤标志专业委员会：88.

张凯，张昭，范永芳，等，2022. 药食同源药材黄精玉竹营养及生物活性成分分析 [J]. 中国现代中药，24（08）：1463-1472.

张丽华，唐培鑫，查蒙蒙，等，2023. 杜仲叶超微粉添加量对发酵苹果汁品质的影响 [J]. 中国调味品，48（03）：43-50.

张亮亮，张展诺，闫可婧，等，2020. 山楂不同溶剂提取物的抗氧化活性及对 DNA 和蛋白质氧化损伤的保护作用 [J]. 食品研究与开发，41（7）：63-68.

张玲，张江宁，丁卫英，等，2018. 欧李仁提取物体外降糖作用研究 [J]. 农产品加工，（12）：14-16.

张其乐，耿婷，张丽，2022. 白果食品产业发展现状与展望 [J]. 食品工业，43（11）：208-212.

张奇，刘英，胡海峰，等，2019. 枳椇子乙酸乙酯部位抗肿瘤活性成分筛选 [J]. 中国现代中药，21（06）：782-785.

张琦，吴巧凤，朱文瑞，等，2014. 石香薷总黄酮的体外抗氧化作用研究 [J]. 中华中医药学刊，32（10）：2317-2319.

张群，2019. 半夏当归赤小豆汤抗肿瘤作用及机制研究 [D]. 郑州：河南大学.

张仁锡，1979. 药性蒙求 [M]. 上海：上海古籍书店.

张石蕾，刘佳丽，龚福恺，等，2023. 基于网络药理学和实验验证探讨肉苁蓉防治癌因性疲劳的作用机制研究 [J]. 中国中药杂志，48（05）：1330-1342.

张淑娟，2019. 青果活性成分研究 [D]. 广州：广东药科大学.

张思琪，王浩男，梁朵，等，2023. 蒲公英茶叶总多酚的提取及其在饮料中的初步应用 [J]. 食品科技，48（05）：198-204.

张锡纯，1974. 医学衷中参西录上 [M]. 石家庄：河北人民出版社.

张潇文，刘爱民，赵晶晶，等，2021. 采用网络药理学和分子对接技术研究麻黄连翘赤小豆汤治疗湿疹的作用机制 [J]. 中国中药杂志，46（04）：894-901.

张小霞，刘龙秀，江慎华，等，2018. 丁香非油类成分对 LDL 的氧化修饰抑制作用 [J]. 食品工业科技，39（22）：75-81.

张晓莉，2021. 不同品种百合及其内外鳞片多糖含量的分析[J]. 现代食品，（03）：195-197.

张晓薇，弓强，彭晓夏，2023. 不同产地黄芪种子蛋白质和氨基酸的含量测定及营养分析[J]. 农产品加工，（12）：43-46，49.

张晓雪，杨秀娟，彭小园，等，2020. 气相色谱-质谱联用技术分析白扁豆不同部位挥发性成分[J]. 中国药业，29（21）：12-14.

张鑫，梁霄，梁泰生，等，2023. 小蓟饮子加减方联合术中温热膀胱冲洗液对前列腺切除术后出血的临床疗效[J]. 中国老年学杂志，43（02）：324-327.

张秀明，陈志霞，林励，2004. 毛橘红与光橘红的化痰及抗炎作用比较研究[J]. 中药材，27（2）：122-123.

张旭帆，胡金涛，贾守凯，等，2020. 银杏果药理、药效、毒性及安全食用述评[J]. 国医论坛，35（01）：64-67.

张衍旭，邱智东，高英鑫，等，2023. 响应面法优化陈皮-甘草饼干配方[J]. 食品工业，44（01）：72-77.

张艳霞，蔺兴遥，安方玉，等，2018. 当归挥发油对人肺腺癌GLC-82细胞增殖及凋亡的影响[J]. 中国临床药理学与治疗学，23（01）：29-33.

张燕停，陆雨顺，夏蕴实，等，2023. UPLC法测定西洋参不同部位中8个核苷类成分[J]. 药物分析杂志，43（04）：595-601.

张义森，程硕，周娟娟，等，2023. 杜仲叶提取物绿色合成纳米铂及其美白作用[J/OL]. 轻工学报，1-16.

张玉立，2021. 鸡内金及含鸡内金中成药的质量评价关键技术研究[D]. 镇江：江苏大学.

张越，2020. 茯苓多糖提取纯化及对脾虚大鼠免疫功能和肠道菌群调节作用研究[D]. 合肥：安徽中医药大学.

张震，2016. 新修珍珠囊药性赋[J]. 云南中医中药杂志，37（11）：4.

张志，云鹭，侯冰燕，等，2023. UPLC-Q-Exactive Orbitrap-MS法分析光果甘草地上部分黄酮类成分[J]. 天津中医药大学学报，42（03）：339-346.

张忠立，刘倩，左月明，等，2019. 代代花化学成分研究[J]. 中药材，42（12）：2813-2816.

张忠立，左月明，杨雅琴，等，2013. 栀子中的黄酮类化学成分研究[J]. 中国实验方剂学杂志，19（04）：79-81.

章柏钰，谭珺，郭咸希，等，2020. 硫酸酯化天麻多糖抗脑胶质瘤活性的研究[J]. 中国药师，23（2）：227-231.

赵爱娟，安春霞，2021. 小茴香精油的正交优化提取及成分的GC/MS测定[J]. 郑州师范教育，10（02）：19-22.

赵聪，王彬，赵琦，等，2023. 菟丝子枸杞子药对对少弱精子症小鼠模型睾丸组织结构及精子质量的影响[J]. 中国男科学杂志，37（03）：77-81.

赵凯迪，王秋丹，林长青，2022. 桔梗多糖抗氧化特性及对2型糖尿病大鼠降血糖作用[J]. 食品与机械，38（7）：186-190.

赵丽明，郭煦遥，毛英民，等，2023. 响应面法优化西洋参果多糖的提取工艺及其体外抗氧化活性[J]. 食品工业科技，44（13）：160-166.

赵敏，陈瑞仪，谭剑斌，等，2013. 布渣叶致突变和致畸作用的研究[J]. 毒理学杂志，6（27）：486-489.

赵赛蕾，丁侃，胡玉龙，等，2023. 山药多糖生物活性及构效关系研究进展[J]. 粮食与油脂，36（05）：29-33，39.

赵小丹，刘玉，陶新玉，等，2023. 不同相对分子质量的铁皮石斛多糖对细胞免疫活性的影响[J]. 中国药学杂志，58（11）：997-1004.

赵秀玲，文飞龙，李长龙，2015. 黄山野菊花挥发油体外抗氧化活性[J]. 河北科技师范学院学报，29（01）：57-60.

赵学敏，2007. 本草纲目拾遗[M]. 北京：中国中医药出版社.

赵禹光，2023. 银杏白果蛋白的改性及抗氧化性研究[D]. 大连：大连工业大学.

赵玉英，魏凤华，王颖莉，2014. 牡蛎壳与煅制牡蛎壳化学成分的比较研究[J]. 中国实验方剂学杂志，20（12）：110-114.

赵媛，2007. 青花椒提取物对桃蚜和小菜蛾的生物活性研究[D]. 保定：河北农业大学.

赵仲霞，王朝森，冯宬香，等，2023. 青花椒提取物对蜡样芽胞杆菌抑菌活性研究[J]. 广州化工，51（06）：20-22，36.

郑国华，王义珍，2002. 莱菔子散治疗支气管哮喘[J]. 陕西中医，23（3）：270.

郑家龙，1997. 扁豆的药理作用与临床应用[J]. 时珍国药研究，8（4）：45-46

中国植物志编委会，1979. 中国植物志[M]. 北京：科学出版社.

中华人民共和国卫生部药典委员会，1992. 中华人民共和国卫生部药品标准（中药材第1册）[S]. 北京：人民卫生出版社.

钟鸣，钟柠泽，2012. 槐花散超微饮片联合止血汤治疗内痔出血临床疗效分析[J]. 现代诊断与治疗，23（6）：682.

钟运香，袁娇，刘丰惠，等，2020. 西洋参化学成分、药理作用及质量控制研究进展[J]. 中国中医药现代远程教育，18（7）：130-133.

周博文，胡文雅，1993. 化州橘红多糖的药用研究[J]. 中国药学杂志，28（3）：135.

周劲松，陈红锋，2010. 岭南重要药用民族植物学研究资料《岭南采药录》[J]. 中国民族民间医药，19（23）：2.

周三女，刘丽清，吴先辉，等，2016. 生鲜焯煮及不同采摘期马齿苋中草酸的含量差异[J]. 农产品加工，（23）：52-54.

周易，杨丽，党逸云，等，2023. 淡竹叶黄酮类成分的研究[J]. 中成药，45（01）：112-118.

周奕姝，吴以禄，陈忻，等，2022. 山柰中功能成分的研究进展[J]. 化学工程与装备，（9）：2.

周熠，那立欣，2022. 白芷药食同源研究进展[J]. 亚太传统医药，18（03）：213-217.

朱建标，王洪新，2002. 洋刀豆的营养价值及开发利用[J]. 粮食加工与食品机械，（3）：52-53.

朱立俏，何伟，袁万瑞，2006. 昆布化学成分与药理作用研究进展[J]. 食品与药品，（03）：9-12.

朱英环，孟宪生，包永睿，等，2012. 余甘子总酚酸和总黄酮配伍抑制肝癌细胞增殖及对免疫功能的调节作用[J]. 中国实验方剂学杂志，18（03）：132-135.

卓玉珍，赵连根，刘俊红，等，2009. 桃仁及苦杏仁提取液的高效液相分析及其毒性比较研究[J]. 天津中医药，26（06）：500-502.

宗鑫妍，2019. 玉竹多糖的分离纯化及结构表征[D]. 南昌：南昌大学.

邹志平，刘六军，陆钊华，2018. 中国肉桂油产业现状、问题与对策[J]. 生物质化学工程，52（05）：62-66.

Ahmad S, Hassan A, Rehman T, et al, 2019. In vitro bioactivity of extracts from seeds of *Cassia absus* L. growing in Pakistan[J]. Journal of Herbal Medicine, 16: 100258.

Akinyemi A J, Thome G R, Morsch V M, et al, 2015. Effect of dietary supplementation of ginger and turmeric rhizomes on angiotensin-1 converting enzyme (ACE) and arginase activities in L-NAME induced hypertensive rats[J]. Journal of functional foods, 17: 792-801.

Alam S, Hussain M S, Reddy M K, et al, 2016. Antiulcer and antioxidant potential of *Ziziphus jujuba* Mill root extract in aspirin and ethanol induced gastric ulcers[J]. IJP, 8: 287-293.

Alexa C, Dwan V, Bradley M E, et al, 2020. The effect of hawthorn (*Crataegus* spp.) on blood pressure: A systematic review[J]. Adv Integrat Med, 7(3): 167-175.

Ali Reza A S M, Nasrin M S, Hossen M A, et al, 2023. Mechanistic insight into immunomodulatory effects of food-functioned plant secondary metabolites[J]. Critical Reviews in Food Science and Nutrition, 63(22): 5546-5576.

Almasaudi S B, El-Shitany N A, Abbas A T, et al, 2016. Antioxidant, anti-inflammatory, and antiulcer potential of manuka honey against gastric ulcer in rats[J]. Oxidative medicine and cellular longevity.

Alnukari S, 2020. Anti-Lipase Activity of Rosa damascena Extracts[J]. Egyptian Journal of Chemistry, 63(3): 861-865.

Al-Yahya M A, Mothana R A, Al-Said M S, et al, 2013. *Citrus medica* "Otroj": Attenuates oxidative stress and cardiac dysrhythmia in isoproterenol-induced cardiomyopathy in rats[J]. Nutrients, 5(11): 4269-4283.

Amatjan M, Li N, He P, et al, 2023. A Novel Approach Based on Gut Microbiota Analysis and Network Pharmacology to Explain the Mechanisms of Action of *Cichorium intybus* L. Formula in the Improvement of Hyperuricemic Nephropathy in Rats[J]. Drug Des Devel Ther, 17: 107-128.

Amin A H, 2021. Ameliorative effects of *Carica papaya* extracts against type II diabetes-induced myocardial pathology and dysfunction in albino rats[J]. Environmental science and pollution research international, 28(41): 58232-58240.

Androutsopoulou C, Christopoulou S D, Hahalis P, et al, 2021. Evaluation of essential oils and extracts of rose geranium and rose petals as natural preservatives in terms of toxicity, antimicrobial, and antiviral activity[J]. Pathogens, 10(4): 494.

Anilkumar K, Reddy G V, Azad R, et al, 2017. Evaluation of anti-inflammatory properties of isoorientin isolated from tubers of *Pueraria tuberosa*[J]. Oxidative Medicine and Cellular Longevity, (1).

Anukulthanakorn K, Parhar I S, Jaroenporn S, et al, 2016. Neurotherapeutic effects of *Pueraria mirifica* extract in early-and late-stage cognitive impaired rats[J]. Phytotherapy Research, 30(6): 929-939.

Ao Z, Chan M, Ouyang m J, et al, 2021. Identification and evaluation of the inhibitory effect of *Prunella vulgaris* extract on SARS-coronavirus 2 virus entry[J]. PloS one, 16(6): e0251649.

Arshad M, Ashfaq M, Rizwan B, et al, 2022. Hypolipidemic effect of Sesame Seed Oil: A Review: Hypolipidemic Effect of Sesame Seed Oil[J]. Pakistan BioMedical Journal, 03-08.

Ashokkumar K, Murugan M, Dhanya M K, et al, 2021. Phytochemistry and therapeutic potential of black pepper [*Piper nigrum* (L.)] essential oil and piperine: A review[J]. Clinical Phytoscience, 7(1): 1-11.

Ashokkumar K, Simal-Gandara J, Murugan M, et al, 2022. Nutmeg (*Myristica fragrans* Houtt.) essential oil: A review on its composition, biological, and pharmacological activities[J]. Phytother Res, 36(7): 2839-2851.

Ashrafizadeh M, Zarrabi A, Hashemipour M, et al, 2020. Sensing the scent of death: Modulation of microRNAs by Curcumin in gastrointestinal cancers[J]. Pharmacological research, 160: 105199.

Bahramsoltani R, Rahimi R, Farzaei M H, 2017. Pharmacokinetic interactions of curcuminoids with conventional drugs: A review[J]. Journal of ethnopharmacology, 209: 1-12.

Bai L, Xu D, Zhou Y M, et al, 2022. Antioxidant activities of natural polysaccharides and their derivatives for biomedical and medicinal applications[J]. Antioxidants, 11(12): 2491.

Bai X, Chai Y, Shi W, et al, 2020. *Lonicera japonica* polysaccharides attenuate ovalbumin-induced allergic rhinitis by regulation of Th17 cells in BALB/c mice[J]. Journal of Functional Foods, 65: 103758.

Bangar S P, Dunno K, Kumar M, et al, 2022. A comprehensive review on lotus seeds (*Nelumbo nucifera* Gaertn.): Nutritional composition, health-related bioactive properties, and industrial applications[J]. Journal of Functional Foods, 89: 104937.

Battino M, Giampieri F, Cianciosi D, et al, 2021. The roles of strawberry and honey phytochemicals on human health: A possible clue on the molecular mechanisms involved in the prevention of oxidative stress and inflammation [J]. Phytomedicine, 86: 153170.

Bi S, Wang A, Lao F, et al, 2021. Effects of frying, roasting and boiling on aroma profiles of adzuki beans (*Vigna angularis*) and potential of adzuki bean and millet flours to improve flavor and sensory characteristics of biscuits[J]. Food Chemistry, 339: 127878.

Bian X, Xie X, Cai J, et al, 2022. Dynamic changes of phenolic acids and antioxidant activity of *Citri Reticulatae Pericarpium* during aging processes[J]. Food Chemistry, 373: 131399.

Bilawal A, Ishfaq M, Gantumur M A, et al, 2021. A review of the bioactive ingredients of berries and their applications in curing diseases[J]. Food Bioscience, 44: 101407.

Birsa M L, Sarbu L G, 2023. Health Benefits of Key Constituents in *Cichorium intybus* L.[J]. Nutrients, 15(6): 1322.

Blundell R, Camilleri E, Baral B, et al, 2023. The Phytochemistry of Ganoderma Species and their Medicinal Potentials[J]. Am J Chin Med, 51(4): 859-882.

Bordón M G, Bodoira R M, González A, et al, 2022. Spray-Drying, Oil Blending, and the Addition of Antioxidants Enhance the Storage Stability at Room Temperature of Omega-3-Rich Microcapsules Based on Chia Oil[J]. European Journal of Lipid Science and Technology, 124(4): 2100181.

Cai W F, Lin S X, Ma P Y, et al, 2023. Semen Pruni oil attenuates loperamide-induced constipation in mice by regulating neurotransmitters, oxidative stress and inflammatory response[J]. Journal of Functional Foods, 107: 105676.

Cai W F, Yan M, Wang Z, et al, 2022. Optimization of the extract from flower of *Citrus aurantium* L. var. *amara* Engl. and its inhibition of lipid accumulation [J]. Journal of Food Biochemistry, 46(10): e14332.

Cankar K, Hakkert J C, Sevenier R, et al, 2023. Lactucin Synthase Inactivation Boosts the Accumulation of Anti-inflammatory 8-Deoxylactucin and Its Derivatives in Chicory (*Cichorium intybus* L.)[J]. Journal of Agricultural and Food Chemistry, 71(15): 6061-6072.

Cao M, Wang Z, Wang Y, et al, 2023. Reduction of Th2 inflammation and fibrosis in eosinophilic esophagitis in a murine model by *citri reticulatae pericarpium*[J]. Journal of Ethnopharmacology, 116767.

Cao P, Sun I, Sullivan M A, et al, 2018. Angelica sinensis polysaccharide protects against acetaminophen-induced acute liver injury and cell death by suppressing oxidative stress and hepatic apoptosis in vivo and in vitro[J]. International journal of biological macromolecules, 111: 1133-1139.

Cardoso C A, Oliveirag M M, Gouveia L A V, et al, 2018. The effect of dietary intake of sesame (*Sesamum indicum* L.) derivatives related to the lipid profile and blood pressure: A systematic review[J]. Critical reviews in food science and nutrition, 58(1): 116-125.

Cha S B, Li Y, Bae J S, et al, 2021. Evaluation of 13-week subchronic toxicity of Platycodon grandiflorus (Jacq.) A. DC. root extract in rats [J]. Journal of Ethnopharmacology, 267(1-3): 113621.

Chaiyasut C, Duangjitcharoen Y, Kesika P, et al, 2018. Assessment of biological safety of fermented phyllanthus emblica fruit juice[J]. Asian Journal of Pharmaceutical and Clinical Research, 11(9): 312-316.

Chand I, Sarma U, Basu S, 2011. A protease isolated from the latex of *Plumeria rubra* Linn (Apocynaceae)2: Anti-inflammatory and wound-Healing activities[J]. Tropical Journalof Pharmaceutical Research, 6(10): 755-760.

Chang H H, Chen C S, Lin j y, 2012. Protecoive eff ct of dietary perilla il on allergic inlammation in asthmatic mice[J]. Eur J Lipid Sci Technol, 114(9): 1007-1015.

Chang Q, Su M H, Chen Q X, et al, 2017. Physicochemical properties and antioxidant capacity of Chinese olive (*Canarium album* L.) cultivars [J]. Food Sci, 82(6): 1369-1377.

Chaudhary A K, 2022. galangal–a Promising Herb in Ayurvedic Formulations: Phytochemistry and Pharmacological Evaluations[J]. Chemistry, Biological Activities and Therapeutic Applications of Medicinal Plants in Ayurveda, 250.

Chen C J, Li Q Q, Zeng Z Y, et al, 2020. Efficacy and mechanism of Mentha haplocalyx and Schizonepeta tenuifolia essential oils on the inhibition of Panax notoginseng pathogens[J]. Industrial Crops and Products, 145: 112073.

Chen C, You F, Wu F H, et al, 2020. Antiangiogenesis efficacy of ethanol extract from Amomum tsaoko in ovarian cancer through inducing ER stress to suppress p-STAT3/NF-κB/IL-6 and VEGF loop[J]. Evidence-Based Complementary and Alternative Medicine, 2020.

Chen L Y, Chen Z, Wang C Q, et al, 2015. Protective Effects of Different Extracts of Imperatae Rhizoma in Rats with Adriamycin Nephrosis and Influence on Expression of TGF-β1, and NF-κB p65[J]. Chin. Med. Mater. 38: 2342.

Chen G L, Zhu M Z, Guo M Q, 2019. Research advances in traditional and modern use of *Nelumbo nucifera*: phytochemicals, health promoting activities and beyond[J]. Critical Reviews in Food Science and Nutrition, 59: 189-209.

Chen M, Yan M M, Wang Z J, et al, 2018. GC-MS analysis of volatile oil from Citrus wilsonii Tanaka[J]. Lishizhen Med Mater Med Res, 29(2): 285-287.

Chen X M, Tait A R, Kitts D D, 2017. Flavonoid composition of orange peel and its association with antioxidant and anti-inflammatory activities[J]. Food chemistry, 218: 15-21.

Chen X, Xiao W, Shen M, et al, 2022. Changes in polysaccharides structure and bioactivity during Mesona chinensis Benth storage[J]. Curr Res Food Sci, 5: 392-400.

Chen X, Zhang S, Xuan Z, et al, 2017. The phenolic fraction of mentha haplocalyx and its constituent Linarin Ameliorate inflammatory response through inactivation of NF-κB and MAPKs in Lipopolysaccharide-Induced RAW264. 7 Cells[J]. Molecules, 22(5): 811.

Chen Y, Jiang X, Xie H, et al, 2018. Structural characterization and antitumor activity of a polysaccharide from ramulus mori[J]. Carbohydrate Polymers, 190: 232-239.

Chen Y, Wu W, Fang Y, et al, 2022. Antidiarrheal effect of ethanol extract from Lophatheri Herba and its effect on isolated jejunal smooth muscle in rabbits[J]. Pak J Pharm Sci, 35(2): 587-594.

Cheng G D, Zhang S J, Lv M Y, et al, 2022. The surface morphology of Platycodon grandiflorus polysaccharide and its anti-apoptotic effect by targeting autophagy [J]. Phytomedicine, 103: 154212.

Chniguir A, Zioud F, Marzaioli V, et al, 2019. Syzygium aromaticum aqueous extract inhibits human neutrophils myeloperoxidase and protects mice from LPS-induced lung inflammation[J]. Pharmaceut Biol, 57(1): 56-64.

Choi D W, Jung S Y, Shon D H, et al, 2020. Piperine Ameliorates Trimellitic Anhydride-induced Atopic Dermatitislike Symptoms by Suppressing Th2-mediated Immune Responses via Inhibition of STAT6 Phosphorylation[J]. Molecules, 25(9): 2186-2199.

Choi H J, Kang O H, Park P S, et al, 2007. Mume Fructus water extract inhibits pro-inflammatory mediators in lipopolysaccharide-stimulated macrophages[J]. Journal of Medicinal Food, 10(3): 460-466.

Choi I, Kim S, Lee J S, et al, 2022. Analysis of the insect-repelling mechanism of star anise extract and its major active compounds against Plodia interpunctella[J]. Food Science and Biotechnology, 31(4): 451-462.

Choi S, Woo J K, Jang Y S, et al, 2018. Ninjurin1 plays a crucial role in pulmonary fibrosis by promoting interaction between macrophages and alveolar epithelial cells[J]. Scientific reports, 8(1): 17542.

Chomnawang M T, Trinapakul C, Gritsanapan W, 2009. In vitro antigonococcal activity of Coscinium fenestratum stem extract[J]. Journal of ethnopharmacology, 122(3): 445-449.

Christaki E, 2012. Hippophae rhamnoides L. (Sea Buckthorn): a potential source of nutraceuticals[J]. Food Public Health, 2(3): 69-72.

Chun H S, Kin J M, Choi E H, et al, 2008. Neuroprotective effects of several Korean medicial plants traditionally used for stroke remedy[J]. Journal of medicinal food, 11(2): 246.

Chun K S, Kang J Y, Kim O H, et al, 2002. Effects of yakuchinone A and yakuchinone B on the Phorbol ester-induced expression of COX-2 and iNOS and activation of NF-κB in mouse skin[J]. Journal of environmental pathology, toxicology and oncology, 21(2).

Chun L I, Lin L M, Sui F, et al, 2014. Chemistry and pharmacology of Siraitia grosvenorii: A review[J]. Chinese Journal of Natural Medicines, 12(2): 89-102.

Chung K H, Hwang H J, Shin K O, et al, 2013. Effects of perillaoil on plasma concentrations of cardioprotective(n-3) atty acids and lipid profiles in mice[J]. Nutrition Research and Practice,

7(4): 256-261.

Chunlaratthanaphorn S, Lertprasertsuke N, Ngamjariyawat U S A T A, et al, 2007. A cute and subchronic toxicity study of the water extract from dried fruits of *Piper nigrum* L. in rats[J]. Health, 29: 109-124.

Cos P, Rajan P, Vedernikova I, et al, 2002. In vitro antioxidant profile of phenolic acid derivatives[J]. Free radical research, 36(6), 711-716.

Cui Q, Wang L T, Liu J Z, et al, 2017. Rapid extraction of Amomum tsao-ko essential oil and determination of its chemical composition, antioxidant and antimicrobial activities[J]. Journal of Chromatography B, 1061: 364-371.

Dai D N, Huong L T, Thang T D, et al, 2016. Chemical composition of essential oils of *Amomum villosum* Lour.[J]. Am. J. Essent. Oils Nat. Prod, 4: 8-11.

Dai R, Sun Y, Su R, et al, 2022. Anti-Alzheimer's disease potential of traditional chinese medicinal herbs as inhibitors of BACE1 and AChE enzymes[J]. Biomedicine & Pharmacotherapy, 154: 113576.

Dang R, Guan H, Wang C, 2023. Sinapis Semen: A review on phytochemistry, pharmacology, toxicity, analytical methods and pharmacokinetics[J]. Front Pharmacol, 14: 1113583.

Dar K A, Senthilmurugan S, Venkatesan A, 2022. Antibacterial, Antioxidant Potential and Functional Group Analysis of Kashmir Grown *Prunella Vulgaris* L. Root Extract[J]. Int. J. Bot. Stud., 7(1): 19-25.

Das A, Harshadha K, Dhinesh Kannan S K, et al, 2018. Evaluation of therapeutic potential of eugenol A natural derivative of Syzygiumaromaticum on cervical cancer[J]. A sian Pacific J Cancer Prevent, 19(7): 1977-1985.

Dasari S, Bakthavachalam V, Chinnapaka S, et al, 2020. Neferine, an alkaloid from lotus seed embryo targets HeLa and SiHa cervical cancer cells via pro , xidant anticancer mechanism[J]. Phytotherapy Research, 34(4).

Debnath T, Bak J P, Samad N B, et al, 2012. Antioxidant activity of mume fructus extract[J]. Journal of Food Biochemistry, 36(2): 224-232.

Debroy R, Ramaiah S, 2022. MurC ligase of multi-drug resistant Salmonella Typhi can be inhibited by novel curcumin derivative: evidence from molecular docking and dynamics simulations[J]. The International Journal of Biochemistry & Cell Biology, 151: 106279.

Deesrisak K, Chatupheeraphat C, Roytrakul S, et al, 2021. Autophagy and apoptosis induction by sesamin in MOLT-4 and NB4 leukemia cells[J]. Oncology Letters, 21(1): 1-1.

Deore U V, Mahajan H S, 2021. Isolation and structural characterization of mucilaginous polysaccharides obtained from the seeds of Cassia uniflora for industrial application[J]. Food Chemistry, 351: 129262.

Dian Z, Bingxiang Y, Hong S, 2003. The effect of jujuboside on rats with spontaneous hypertension[J]. Journal of Xi'an Jiaotong University (Medical Sciences), 24(1): 59-60.

Dipasquale D, Basiric Lmorerap, et al, 2018. Ant-infammatory effects of conjugated linoleic acid isomers and essentialfatt acids in bovine mammary epithelial cells[J]. Animal, 2(10): 2108-2114.

Dong Z, Zhang M, Li H, et al, 2020. Structural characterization and immunomodulatory activity of a novel polysaccharide from *Pueraria lobata* (Willd.) Ohwi root[J]. International journal of biological macromolecules, 154: 1556-1564.

Elgazar A A, Selim N M, Abdel-Hamid N M, et al, 2018. Isolates from *Alpinia officinarum* Hance attenuate LPS-induced inflammation in HepG2: Evidence from in silico and in vitro studies[J]. Phytotherapy research, 32(7): 1273-1288.

El-Meligy R M, Awaad A S, Solimang A, et al, 2017. Prophylactic and curative anti-ulcerogenic activity and the possible mechanisms of action of some desert plants[J]. Saudi Pharmaceutical Journal, 25(3): 387-396.

Engels C, Schiebera, Gaenzle M G, 2012. Sinapic acid derivatives in defatted oriental mustard(*Brassica juncea* L. seed meal extracts using UHPLC-DAD-ESI-MSn and identification of compounds with antibacterial activity[J]. Eur Food Res Technol, 234(3): 535-542.

Erginer M, Gökalsin B, Tornaci S, et al, 2023. Exploring the potential of Halomonas levan and its derivatives as active ingredients in cosmeceutical and skin regenerating formulations[J]. International Journal of Biological Macromolecules, 240: 124418.

Ergun B, 2017. Evaluation of antimicrobial, Cytotoxic and genotoxic activities of Ganoderma lucidum (Reishi mushroom)[J]. Pakistan Journal of Pharmaceutical Sciences, 30: 1991-1995.

Eunkuk P, Lee C G, Jeon H, et al, 2021. Anti-Obesity Effects of Combined Cornus officinalis and Ribes fasciculatum Extract in High-Fat Diet-Induced Obese Male Mice[J]. Animals (Basel), 11(11): 3187.

Fahadah N A, Hissah M A, Norah M A, 2020. Effects of Cinnamon (*Cinnamomum cassia*) consumption on serum lipid profiles in albino rats[J]. J Lipids, 29(2): 8469830.

Fan X, Shi Z, Xu J, et al, 2023. Characterization of the effects of binary probiotics and wolfberry dietary fiber on the quality of yogurt[J]. Food Chemistry, 406: 135020.

Fang J N, Wei Y A, Liu B N, et al, 1990. Immunologically active polysaccharide from Phragmites communis[J]. Phytochemistry, 29(9): 3019-3021.

Fang Q, Wang J F, Zha X Q, et al, 2015. Immunomodulatory activity on macrophage of a purified polysaccharide extracted from *Laminaria japonica*[J]. Carbohydrate Polymers, 134: 66-73.

Fănică B, Veronica A B, Fernanda M, et al, 2023. Bridging the Chemical Profile and Biological Activities of a New Variety of Agastache foeniculum (Pursh) Kuntze Extracts and Essential Oil[J]. International Journal of Molecular Sciences, 24(1).

Fatima N, Hafizur R M, Hameed A, et al, 2017. Ellagic acid in Emblica officinalis exerts anti-diabetic activity through the action on β-cells of pancreas [J]. Eur J Nutr, 56(2): 591-601.

Fei C, Xue Q, Li W, et al, 2023. Variations in volatile flavour compounds in Crataegi fructus roasting revealed by E-nose and HS-GC-MS[J]. Front Nutr., 25(9): 1035623

Feng H, Wang Z P, Wang C S, et al, 2019. Effect of furostanol saponins from *Allium macrostemon* Bunge bulbs on platelet aggregation rate and PI3K/Akt pathway in the rat model of coronary heart disease[J]. Evid Based Complement Alternat Med, (22): 1-7.

Feng Y, Khokhar S, Davis R A, 2017. Crinoids: ancient organisms, modern chemistry[J]. Natural product reports, 34(6): 571-584.

Feresin R G, Huang J, Klarich D K S, et al, 2016. Blackberry, raspberry and black raspberry polyphenol extracts attenuate angiotensin Ⅱ-induced senescence in vascular smooth muscle cells[J]. Food & Function, 7(10): 4175-4187.

Fratianni F, Cozzolino A, De Feo V, et al, 2019. Polyphenols, antioxidant, antibacterial, and biofilm inhibit oryactivities of peel and pulp of *Citrus medica* L., *Citrus bergamia*, and *Citrus medica* cv. salò cultivated in southern Italy[J]. Molecules, 24(24): 4577.

Fratianni F, d'Acierno A, Ombra M N, et al, 2021. Fatty acid composition, antioxidant, and in vitro anti-inflammatory activity of five cold-pressed *Prunus* seed oils of *Prunus*, and their anti-biofilm effect against pathogenic bacteria[J]. Front Nutr, 8: 775751.

Gao S, Liu J, Wang M, et al, 2018. Traditional uses, phytochemistry, pharmacology and toxicology of *Codonopsis*: A review[J]. J Ethnopharmacol, 219: 50-70.

Gao S, Wang J, Cheng L, et al, 2022. Evaluation of the Effects of Processing Technique on Chemical Components in Raphani Semen by HPLC and UPLC-Q-TOF-MS[J]. Int J Anal Chem, 8279839.

Gburi N A, Hamzah A, 2018. Evaluation of phyllanthus emblica extract as antibacterial and antibiofilm against biofilm formation bacteria[J]. Iraqi Journal of Agricultural Sciences, 49(1): 142-151.

Ghayur M N, Gilani A H, 2006. Radish seed extract mediates its cardiovascular inhibitory effects via muscarinic receptoractivation[J]. Fundamental and Clinical Pharmacology, 20(1): 57-63.

Ghayur M N, Gilani A H, Houghton P J, 2005. Species differences in the gut stimulatory effects of radish seeds[J]. Journal of Pharmacy and Pharmacology, 57(11): 1493-1501.

Giang H P, Tuan M H, Quyen T C, et al, 2023. Alkaloids from *Houttuynia cordata* Thunb. and their chemotaxonomic significance[J]. Biochemical Systematics and Ecology, 109: 104665.

Gikas E, Koulakiotis N S, Tsarbopoulos A, 2021. Phytochemical differentiation of saffron (*Crocus sativus* L.) by high resolution mass spectrometry metabolomic studies[J]. Molecules, 26(8): 2180.

Gong H, Li S, He L, et al, 2017. Microscopic identification and in vitro activity of *Agastache rugosa*(Fisch. et Mey)from Xinjiang, China[J]. BMC Complem Altern Med, 17(1): 95.

Guang C, Chen J, Sang S, et al, 2014. Biological functionality of soyasaponins and soyasapogenols[J]. Journal of Agricultural and Food Chemistry, 62(33): 8247-8255.

Guo H, Liu Y, Wang L, et al, 2016. Alleviation of doxorubicin–induced hepatorenal toxicities with sesamin via the suppression of oxidative stress[J]. Human & Experimental Toxicology, 35(11): 1183-1193.

Guo J, Ma J, Cai K, et al, 2022. Isoflavones from semen sojae preparatum improve atherosclerosis and oxidative stress by modulating Nrf2 signaling pathway through estrogen-like effects[J]. Evidence-Based Complementary and Alternative Medicine.

Guo L, Kang J S, Park y H, et al, 2020. Fermentation of mnubery leaves with Cordyceps militaris enhanced anti-adipogenesis activity in 3T3-1 cells throughdown-regulation of PPAR-γ pathway signaling[J]. Asian Pacific Journal of Tropical Medicine, 13(12): 557-565.

Guo N, Zang Y P, Cui Q, et al, 2017. The preservative potential of Amomum tsaoko essential oil against E. coil, its antibacterial property and mode of action[J]. Food Control, 75: 236-245.

Guo Q, Qu H, Zhang H, et al, 2021. *Prunella Vulgaris* L. Attenuates Experimental Autoimmune Thyroiditis by Inhibiting HMGB1/TLR9 Signaling[J]. Drug design, development and therapy, 15: 4559-4574.

Guo Y P, Yang H, Wang Y L, et al, 2021. Determination of Flavonoids Compounds of Three Species and Different Harvesting Periods in Crataegi folium Based on LC-MS/MS[J]. Molecules, 26(6): 1602.

Guo Z, Xu J, Xia J, et al, 2019. Anti-inflammatory and antitumour activity of various extracts and compounds from the fruits of *Piper longum* L.[J]. Pharm Pharmacol, 71(7): 1.

Gupta M, Mazumder U K, Gomathi P, 2007. Evaluation of antipyretic and antinociceptive activities of *Plumeria acuminata* leaves[J]. Journal of Medical Sciences, 7(5): 452-456.

Ha M A, Smith G J, Cichocki J A, et al, 2015. Menthol attenuates respiratory irritation and elevates blood cotininein cigarette smoke exposed mice[J]. Plos One, 10(2): e0117128.

Han H, Xie H, 2013. A study on the extraction and purification process of lily polysaccharide and its anti-tumor effect[J]. African Journal of Traditional, Complementary and Alternative Medicines, 10(6): 485-489.

Han X Y, Song C Y, Feng X X, et al, 2020. Isolation and hypoglycemic effects of water extracts from mulbery leaves in Northeast Chinal[J]. Food & Function, 11(4): 3112-3125.

Hao J, Ding X L, Yang X, et al, 2020. *Prunella Vulgaris* Polysaccharide Inhibits Growth and Migration of Breast Carcinoma-Associated Fibroblasts by Suppressing Expression of Basic Fibroblast Growth Factor[J]. Integr, 26 (4): 270-276.

Hao S, Xiao Y, Lin Y, et al, 2016. Chlorogenic acid-enriched extract from *Eucommia ulmoides* leaves inhibits hepaticlipid accumulation through regulation of cholesterol metabolism in HepG2 cells[J]. Pharm Biol, 54(2): 251-259.

Hatipoğlu M, Sağlam M, Köseoğlu S, et al, 2015. The effectiveness of Crataegus orientalis M Bieber. (hawthorn) extract administration in preventing alveolar bone loss in rats with experimental periodontitis[J]. PLoS One, 10(6): e0128134.

He Q, Huang S H, Wu Y H, et al, 2018. Comparative study on the composition of free amino acids and derivatives in the two botanical origins of an edible Chinese herb "Xiebai", *Allium chinense* G. Don and *Allium macrostemon* Bunge species[J]. Food Res Int, 106(16): 446-457.

He S R, Zhao C B, Zhang J X, et al, 2020. Botanical and traditional uses and phytochemical, pharmacological, pharmacokinetic, and toxicological characteristics of *Ziziphi Spinosae* Semen: a review[J]. Evidence-Based Complementary and Alternative Medicine.

Hemalatha R, Nivetha P, Mohanapriya C, et al, 2016. Phytochemical composition, GC-MS analysis, in vitro antioxidant and antibacterial potential of clove flower bud (Eu-geniacaryophyllus) methanolic extract[J]. J Food Sci Technol, 53(2): 1189-1198.

Henriques Monteiro E M, Chibli L A, Yamamoto C H, et al, 2014. Antinociceptive and anti-inflammatory activities of the sesame oil and sesamin[J]. Nutrients, 6(5): 1931-1944.

Heo J C, Nam D Y, Seo M S, et al, 2011. Alleviation of atopic dermatitis-related symptoms by *Perilla frutescens* Britton[J]. International journal of molecular medicine, 28(5): 733-737.

Hiroko Y, Norio I, Kyoko N, et al, 2006. Thirteen-Week Oral Toxicity Study of Dokudami Extract (*Houttuynia Cordata* Thunb.) in F344/DuCrj Rats[J]. Journal of Toxicologic Pathology, 18(4): 175-182.

Hosseinzadeh A, Bahrampour Juybari K, Fatemi M J, et al, 2017. Protective effect ofginger (*Zingiber officinale* roscoe) extract against oxidative stress and mitochondrial apoptosis induced by interleukin-1β in cultured chondrocytes[J]. Cells Tissues Organs, 204(5-6): 241-250.

Hou S Z, Liang C Y, Liu H Z, et al, 2016. Dendrobium officinale prevents early complications in streptozotocin-induced diabetic rats [J]. Evid Based Complement Altemat Med, 2016: 6385850.

Hu B, Wang Q, Jiang H, et al, 2019. Antibacterial Activity and Chemical Constituents of Sojae Semen Praeparatum[J]. Chinese Journal of Experimental Traditional Medical Formulae, 163-167.

Hu J M, 2020. Loganin ameliorates cartilage degeneration and osteoarthritis development in an osteoarthritis mouse model through inhibition of NF-κB activity and pyroptosis in chon-drocytes[J]. Journal of ethnopharmacology, 247(3): 112261.

Hu M B, Gao K X, Wang Y, et al, 2023. Characterization of Polysaccharides from the Pericarp of Zanthoxylum bungeanum Maxim by Saccharide Mapping and Their Neuroprotective Effects[J]. Molecules, 28(4): 1813.

Hua M, Lu J, Qu D, et al, 2019. Structure, physicochemical properties and adsorption function of insoluble dietary fiber fromginseng residue: A potential functional ingredient[J]. Food Chem. 286: 522-529.

Huang D, Qin J, Lu N, et al, 2022. Neuroprotective effects of nobiletin on cerebral ischemia/reperfusion injury rats by inhibiting Rho/ROCK signaling pathway[J]. Annals of Translational Medicine, 10(24).

Huang H C, Zhang Z, Zhang X Z, et al, 2018. Sinapine thiocyanate inhibits hyperlipidemia, hyperglycemia, atherosclerosis and hepatocellular steatosis in IR mice[J]. Chin. J. Pathophysiol, 34(01): 1-8.

Huang Q, Zhang F Y, Liu S, et al, 2021. Systematic investigation of the pharmacological mechanism for renal protection by the leaves of *Eucommia ulmoides* Oliver using UPLC-Q-TOF/MS combined with network pharmacology analysis[J]. Bio Pharm, 140: 111735.

Huang R S, Wu D, Ji Z J, et al, 2023. Characterization of a Group of 2, 3-Oxidosqualene Cyclase Genes Involved in the Biosynthesis of Diverse Triterpenoids of *Perilla frutescens*[J]. Journal of Agricultural and Food Chemistry.

Huang Z, Huang X, Wang Q, et al, 2018. Extract of *Euryale ferox* Salisb exerts antidepressant effects and regulates autophagy through the adenosine monophosphate-activated protein kinase——UNC——51-like kinase 1 pathway[J]. IUBMB life, 70(4): 300-309.

Hui F, Qin X, Zhang Q, et al, 2019. Alpinia oxyphylla oil induces apoptosis of hepatocellular carcinoma cells via PI3K/Akt pathway in vitro and in vivo[J]. Biomedicine & Pharmacotherapy, 109: 2365-2374.

Hui H, Jin H, Yang H, et al, 2023. The structure and antioxidant activities of three high molecular weight polysaccharides purified from the bulbs of Lanzhou lily[J]. Journal of Food Measurement and Characterization, 17(1): 800-812.

Hui H, Li X, Jin H, et al, 2019. Structural characterization, antioxidant and antibacterial activities of two heteropolysaccharides purified from the bulbs of *Lilium davidii* var. unicolor Cotton[J]. International journal of biological macromolecules, 133: 306-315.

Hussein R M, Youssef A M, Macharbeh M K, et al, 2022. Protective effect of *Portulaca oleracea* extract against lipopolysaccharide-induced neuroinflammation, memory decline, and oxidative stress in mice: Potentialrole of miR-146a and miR-let 7[J]. J Med Food, 25(8): 807-817.

Hwang K A, Hwang Y J, Hwang H J, et al, 2022. Sword Bean (Canavalia gladiata) Pod Exerts Anti-Allergic and Anti-Inflammatory Effects through Modulation of Th1/Th2 Cell Differentiation[J]. Nutrients, 14(14): 2853.

Ismail A B O, El-Fadl H M, Mohamed M F A, 2022. Targeting endoplasmic reticulum stress, Nrf-2/HO-1, and NF-κB by myristicin and its role in attenuation of ulcerative colitis in rats [J]. Life Sci, 311: 121-187.

Jadouali S M, Atifi H, Mamouni R, et al, 2019. Chemical characterization and antioxidant compounds of flower parts of Moroccan *crocus sativus* L.[J]. Journal of the Saudi Society of Agricultural Sciences, 18(4): 476-480.

Jee H J, Ryu D, Kim S, et al, 2023. Fermented *Perilla frutescens* Ameliorates Depression-like Behavior in Sleep-Deprivation-Induced Stress Model[J]. International Journal of Molecular Sciences, 24(1): 622.

Jeong J H, Park H J, Chi G Y, et al, 2023. An Ethanol Extract of *Perilla frutescens* Leaves Suppresses Adrenergic Agonist-Induced Metastatic Ability of Cancer Cells by Inhibiting Src-

Mediated EMT[J]. Molecules, 28(8): 3414.

Jeong S C, Kim S M, Jeong Y T, et al, 2013. Hepatoprotective effect of water extract from *Chrysanthemum indicum* L. flower[J]. Chinese Medicine, 8(1): 7.

Jia D, Dou Y, He Y, et al, 2020. Saponin extract of Baihe-Zhimu Tang ameliorates depression in chronic mild stress rats[J]. Journal of Functional Foods, 68: 103905.

Jia W, Bi Q, Jiang S, et al, 2022. Hypoglycemic activity of *Codonopsis pilosula* (Franch.) Nannf. in vitro and in vivo and its chemical composition identification by UPLC-Triple-TOF-MS/MS [J]. Food Funct, 13(5): 2456-2464.

Jiang P, Meng W, Shi F, et al, 2020. Structural characteristics, antioxidant properties and antiaging activities of galactan produced by Mentha haplocalyx Briq[J]. Carbohydrate Polymers, 23(4): 115936.

Jiang S, Xu H, Zhao C, et al, 2023. Oyster polysaccharides relieve DSS-induced colitis via anti-inflammatory and maintaining the physiological hypoxia[J]. International Journal of Biological Macromolecules: Structure, Function and Interactions, 238: 124150.

Jie Y, Wei S, Xu-Rui Y, et al, 2008. Screening of Inhibitors Targeting HIV from Extracts of Fructus Canarii[J]. China Pharmacy, 19: 1603-1605.

Jolad S D, Lantz R C, Chen G J, et al, 2005. Commercially processed dry ginger (*Zingiber officinale*): composition and effects on LPS-stimulated PGE2 production[J]. Phytochemistry, 66(13): 1614-1635.

Jun H J, Chung M J, Dawson K, et al, 2010. Nutrigenomic analysis of hypolipidemic effects of *Agastache rugosa* essential oils in HepG2 cells and C57BL/6 mice[J]. Food Sci Biotechnol, 19(1): 219-227.

Kang J S, Kim D J, Kim G Y, et al, 2016. Ethanol extract of *Prunus* mume fruit attenuates hydrogen peroxide-induced oxidative stress and apoptosis involving Nrf2/HO-1 activation in C2C12 myoblasts[J]. Revista Brasileira de Farmacognosia, 26: 184-190.

Kangsamaksin T, Chaithongyot S, Wootthichairangsan C, et al, 2017. Lupeol and stigmasterol suppress tumor angiogenesis and inhibit cholangiocarcinoma growth in mice via downregulation of tumor necrosis factor-α[J]. Plos one, 12(12): e0189628.

Kanu A N, Ezeocha C V, Ogunka N P, 2018. A review onbioactive compounds of yam varieties for human disease manage-ment[J]. Asian Food Science Journal, 1(4): 1-10.

Kaur A, Kaur P, Singh N, et al, 2013. Grains, starch and protein characteristics of rice bean (*Vigna umbellata*)grown in Indian Himalaya regions[J]. Food Research International, 54(1): 102-110.

Khan H N, Rasheed S, Choudhary M I, et al, 2022. Anti-glycation properties of *Illicium verum* Hook. f. fruit in-vitro and in a diabetic rat model[J]. BMC Complementary Medicine and Therapies, 22(1): 1-15.

Kiani A K, Dhuli K, Anpilogov K, et al, 2020. Natural compounds as inhibitors of SARS-

CoV-2 endocytosis: A promising approach against COVID-19[J]. Acta Bio Medica: Atenei Parmensis, 91.

Kim B M, Cho B O, Jang S I, 2018. Anti-obesity effects of Diospyroslotus leaf extract in mice with high-fat diet-induced obesity[J]. International Journal of Molecular Medicine, 43(1): 603-613.

Kim N H, Xin M J, Cha J Y, et al, 2017. Antitumor and Immunomodulatory Effect of Gastrodia elata on Colon Cancer In Vitro and In Vivo[J]. Am J Chin Med, 45 (2): 319-335.

Kim N S, Shin S, Shin G G, et al, 2019. Genotoxicity evaluation of a Phragmitis rhizoma extract using a standard battery of in vitro and in vivo assays[J]. J Ethnopharmacol, 241: 112025.

Kim S H, Hong J H, Yang W K, et al, 2020. Herbal combinational medication of *glycyrrhiza glabra*, *Agastache rugosa* containing glycyrrhizic acid, tilianin inhibits neutrophilic lung inflammation by affecting CXCL2, interleukin-17/STAT3 signal pathways in a murine model of COPD[J]. Nutrients, 12(4): 926.

Kiokias S, Oreopoulou V, 2021. A review of the health protective effects of phenolic acids against a range of severe pathologic conditions (including coronavirus-based infections)[J]. Molecules, 26(17): 5405.

Kite G C, Veitch N C, Boalch M E, et al, 2009. Flavonol tetraglycosides from fruits of Styphnolobium japonicum (Leguminosae) and the authentication of Fructus Sophorae and Flos Sophorae[J]. Phytochemistry, 70(6): 785-794.

Kluska M, Juszczak M, Uchowski J, et al, 2021. Kaempferol and its glycoside derivatives as modulators of etoposide activity in hl-60 cells[J]. Int J Mol Sci, 22(7): 3520.

Ko E, Um M Y, Choi M, et al, 2020. Cassia tora seed improves pancreatic mitochondrial function leading to recovery of glucose metabolism[J]. The American Journal of Chinese Medicine, 48(03): 615-629.

Krzepiłko A, Prażak R, Święciło A, 2021. Chemical composition, antioxidant and antimicrobial activity of raspberry, blackberry and raspberry-blackberry hybrid leaf buds[J]. Molecules, 26(2): 327.

Kwon O K, Lee M Y, Yuk J E, et al, 2010. Anti-inflammatory effects of methanol extracts of the root of *Lilium lancifolium* on LPS-stimulated Raw264. 7 cells[J]. Journal of ethnopharmacology, 130(1): 28-34.

Kyei B I, Kwarkoh R K B, Acheampong D O, 2021. Alkaloidal extract from *Carica papaya* seeds ameliorates CCl4-induced hepatocellular carcinoma in rats[J]. Heliyon, 7(8): e07849-e07849.

Lan Y, Li H, Chen Y Y, et al, 2014. Essential oil from Zanthoxy-lum bungeanum Maxim and its main components used astransdermal penetration enhancers: A comparative study[J]. J Zhejiang Univ Sci B, 15(11): 940-952.

Lang H W, Yang T Y, Teng C S, et al, 2021. Mulbery leaves extract ameliorates alcohol-induced liver damages through reduction of acetaldehyde toxicity and inhibition of apoptosis caused by oxidative stress signals[J]. Int J Med Sci, 18(1): 53-64.

　　Lee D, Kim K H, Lee J, et al, 2017. Protective effect of cirsimaritin against streptozotocin-induced apoptosis in pancreatic beta cells[J]. Journal of Pharmacy and Pharmacology, 69(7): 875-883.

　　Lee H C, Ko H K, Huang B E T G, et al, 2014. Antidepressant-like effects of Perila frutescens seed oil during a forced swimming test[J]. Food&Function, 5(5): 990-996.

　　Lee H E, Lee S Y, Kim J S, et al, 2013. Ethanolic extract of the seed of *zizyphus jujuba* var. spinosa ameliorates cognitive impairment induced by cholinergic blockade in mice[J]. Biomolecules & therapeutics, 21(4): 299.

　　Lee I S, Ko S J, Lee Y N, et al, 2022. The effect of *Laminaria japonica* on metabolic syndrome: A systematic review of its efficacy and mechanism of action[J]. Nutrients, 14(15): 3046.

　　Lee S E, Ju E M, Kim J H, 2002. Antioxidant activity of extracts from *Euryale ferox* seed[J]. Experimental & molecular medicine, 34(2): 100-106.

　　Lee S Y, Kim H J, Han J S, 2013. Anti-inflammatory effect of oyster shell extract in LPS-stimulated Raw 264. 7 cells[J]. Preventive nutrition and food science, 18(1): 23.

　　Lee S, Lee M S, Chang E, et al, 2020. Mulberry fruit extract promotesserum HDL-cholesterol levels and suppresses hepatic microRNA-33 expression in rats fed high cholesterol/cholic acid diet[J]. Nutrients, 12(5): 1499.

　　Lee Y G, Park J H, Jeon E S, et al, 2016. Fructus amomi cardamomi extract inhibits coxsackievirus-B3 induced myocarditis in a murine myocarditis model[J]. Journal of Microbiology and Biotechnology, 26(11): 2012-2018.

　　Lestari K, Diantini A, Barliana M, et al, 2019. Potential natural dual agonist PPARα/γ-induced antidiabetic and antidyslipidemic properties of safrole-free nutmeg seed (*Myristica fragrans* Houtt.) extract [J]. Nat Prod J, 9(3): 248-253.

　　Li B, Sun R, Wei H, et al, 2006. Interleukin-15 prevents concanavalin A-induced liver injury in mice via NKT cell-dependent mechanism[J]. Hepatology, 43(6): 1211-1219.

　　Li C, Zhang W Y, Yu Y, et al, 2019. Discovery of the mechanisms and major bioactive compounds responsible for the protective effects of Gualou Xiebai Decoction on coronary heart disease by network pharmacology analysis[J]. Phytomedicine, 56(8): 261-268.

　　Li H Y, Yi Y L, Guo S, et al, 2022. Isolation, structural characterization and bioactivities of polysaccharides from *Laminaria japonica*: A review[J]. Food Chemistry, 370: 131010.

　　Li H, Sun X, He J, et al, 2022. Efficacy and safety of Chinese herbal medicine Jianpi formulas for atopic dermatitis: evidence from 11 randomized controlled trials[J]. Journal of Cosmetic Dermatology, 21(3): 1065-1074.

　　Li J J, Gu Z N, Pan Y, et al, 2017. Dietary supplementation of alphea-ino-lenic acid induced conversion of n-3 LCPUFAs and reduced prostatecancer growth in a mouse model[J]. Lipids in

Health and Disease, 16(1): 136-144.

Li J J, Liu M L, Lv J N, et al, 2022. Polysaccharides from Platycodonis radix ameliorated respiratory syncytial virus-induced epithelial cell apoptosis and inflammation through activation of miR-181a-mediated Hippo and SIRT1 pathways [J]. Int Immunopharmacol, 104: 108510.

Li J, Ye Z, Wei M, et al, 2023. Evaluation of Chrysanthemi Indici Flos germplasms based on nine bioactive constituents and color parameters[J]. PLos One, 18(4): e0283498.

Li K, He Z, Wang X, et al, 2018. Apigenin C-glycosides of Microcos paniculata protects lipopolysaccharide induced apoptosis and inflammation in acute lung injury through TLR4 signaling pathway[J]. Free Radical Biology and Medicine, 24: 163-175.

Li K P, He Z R, Wang X Q Y, et al, 2018. Apigenin C-glycosides of Microcos paniculata protects lipopolysaccharide induced apoptosis and inflammation in acute lung injury through TLR4 signaling pathway[J]. Free Radical Biology and Medicine, 124: 163-175.

Li M G, Wei G, Huang M Y, 2016. Studying of the *Prunella Vulgaris* L. Effect on Carbohydrate and Lipid Metabolism in the Obese Mice[J]. Journal of North Pharmacy, 13 (3), 118-120.

Li M, Liu Y, Zhang H, et al, 2022. Anti-cancer potential of polysaccharide extracted from Polygonatum sibiricum on HepG2 cells via cell cycle arrest and apoptosis[J]. Frontiers in Nutrition, 9: 938290.

Li Q L, Hu S Q, Huang L C, et al, 2021. Evaluating the Therapeutic Mechanisms of Selected Active Compounds in Cornus Officinalis and Paeonia Lactiflora in Rheumatoid Arthritis via Network Pharmacology Analysis[J]. Frontiers in pharmacology, 12(15): 648037.

Li Q, Ye T, Long T, et al, 2019. Ginkgetin exerts anti-inflammatory effects on cerebral ischemia/reperfusion-induced injury in a rat model via the TLR4/NF-κB signaling pathway[J]. Bioscience, biotechnology, and biochemistry, 83(4): 675-683.

Li W, Yang H J, 2021. Phenolic constituents from Platycodon grandiflorum root and their anti-inflammatory activity[J]. Molecules, 26(15): 4530.

Li X, Chen W, Gao J, et al, 2023. Structural changes of butyrylated lotus seed starch and its impact on the gut microbiota of rat in vitro fermentation[J]. Food Hydrocolloids, 139: 108501.

Li X, Lei S, Liu L, et al, 2021. Synergistic effect of lotus seed resistant starch and short-chain fatty acids on mice fecal microbiota in vitro. International Journal of Biological Macromolecules[J]. 183: 2272-2281.

Li Y, Hou W, Wu J, et al, 2019. The affection of cassiaglycosides on SREBP-1c and PPARα in liver of nonalcoholic fatty liver disease rats[J]. Med J West Chin, 31(10): 1511-1516.

Li Y, Tang J, Gao H, et al, 2021. Ganoderma lucidum triterpenoids and polysaccharides attenuate atherosclerotic plaque in high-fat diet rabbits[J]. Nutritin Metabolism and Cardiovascular Diseases, 31(6): 1929-1938.

Li Y, Zhang Z, Yang L, et al, 2019. Colla corii asini might upregulate ZNF471 and THOC5 by KRAB domain–containing zinc-finger protein pathway and THO complex subunit 5 pathway to improve anemia of pregnant women with β-thalassemia[J]. Annals of hematology, 98: 1813-1826.

Li Z H, Cai M, Liu Y S, et al, 2019. Antibacterial activity and mechanisms of essential oil from *citrus medica* L. var. *sarcodactylis* [J]. Molecules, 24(8): 1577.

Liang J R, Yang H, 2020. Ginkgolic acid (GA) suppresses gastric cancer growth by inducing apoptosis and suppressing STAT3/JAK2 signaling regulated by ROS[J]. Biomedicine & pharmacotherapy, 125: 109585.

Liang Q Y, Ding L S, 1996. Chemical study on the flower of Dolichos lablab L[J]. Journal of China Pharmaceutical University, 27(4): 205-207.

Lin B B, Gong C C, Song H F, et al, 2017. Effects of anthocyanins on the prevention and treatment of cancer[J]. British Journal of Pharmacology, 174(11): 1226-1243.

Lin C H, Chen C S, Wang Y C, et al, 2021. Fallopia Japonica and *Prunella Vulgaris* Inhibit Myopia Progression by Suppressing Akt and NFκB Mediated Inflammatory Reactions[J]. BMC Complementary Medicine and Therapies, 22.

Lin H W, Lee Y J, Yang D J, et al, 2021. Anti-inflammatory effects of Flos Lonicerae Japonicae Water Extract are regulated by the STAT/NF-κB pathway and HO-1 expression in Virus-infected RAW264. 7 cells[J]. International Journal of Medical Sciences, 18(11): 2285.

Lin J Y, Ke L J, Lu W, et al, 2009. Determination of Monosaccharides and Oligosacchaides in Dimocarpus Longan Lour by HPLC-ELSD [J]. Journal of Food Science and Biotechnology, 38(4): 513-516.

Lin K, Wang Y, Gong J, et al, 2020. Protective effects of total flavonoids from *Alpinia officinarum* rhizoma against ethanol-induced gastric ulcer in vivo and in vitro[J]. Pharmaceutical Biology, 58(1): 854-862.

Lin T, Liu Y, Lai C, et al, 2018. The effect of ultrasound assisted extraction on structural composition, antioxidant activity and immunoregulation of polysaccharides from *Ziziphus jujuba* Mill var. spinosa seeds[J]. Industrial Crops and Products, 125: 150-159.

Lira M H P, Andrade Júnior F P, Moraes G F Q, et al, 2020. Antimicrobial activity of geraniol: An integrative review[J]. Journal of Essential Oil Research, 32(3): 187-197.

Liu B B, Li Y, fan J Q, et al, 2015. Antifungal activities of ethanol extracts from Torreya grandis Merrilli aril and preparation of emulsifiable concentrates[J]. Hubei Agr Sci, 54: 349-354.

Liu C M, Fu G M, Tu Z C, et al, 2002. Study on the function Lily—polysaccharides to lower the blood glucose[J]. Journal of Food Science, 23: 113-114.

Liu C, Zeng Y, Dai L H, et al, 2015. Mogrol represents a novel leukemia therapeutic, via ERK and STAT3 inhibition[J]. American Journal of Cancer Research, 5(4): 1308.

Liu D, Yu X, Sun H, et al, 2020. Flos lonicerae flavonoids attenuate experimental ulcerative colitis in rats via suppression of NF-κB signaling pathway[J]. Naunyn-Schmiedeberg's Archives of Pharmacology, 393: 2481-2494.

Liu H, Zhang D Q, Liu S, et al, 2016. Study on the antioxidant activity of different extracts of the flower buds of *Lonicera japonica*[J]. Food Research and Development, 1: 48-52.

Liu J, Li T, Chen H, et al, 2021. Structural characterization and osteogenic activity in vitro of novel polysachardes from the mhizome of Polygonatum sibiricum[J]. Food Funot, 12: 6626-6636.

Liu J, Tian Y L, Wang Y H, et al, 2012. Effects of Semen Sojae Preparatum Extract on the Expression of iNOS and eNOS mRNA in Aorta of Rats with Type 2 Diabetes Mellitus[J]. Soybean Sci, 31(1): 115-118.

Liu M, Zhao L, Han L, et al, 2020. Discovery and identification of proangiogenic chemical markers from Gastrodiae Rhizoma based on zebrafish model and metabolomics approach[J]. Phytochem Anal, 31(6): 835-845.

Liu Q H, Li J Q, Tang J W, et al, 2023. Identification of antidiabetic constituents in *Polygonatum odoratum* (Mill.) Druce by UPLC-Orbitrap-MS, network pharmacology and molecular docking[J]. Arabian Journal of Chemistry, 105032.

Liu T T, Zhang P P, Ling Y H, et al, 2018. Protective effect of Colla corii asini against lung injuries induced by intratracheal instillation of artificial fine particles in rats[J]. Int J Mol Sci, 20(1): 55.

Liu X C, Tian J, Zhou Z R, et al, 2023. Antioxidant activity and interactions between whey protein and polysaccharides from different parts of *Houttuynia cordata* [J]. Frontiers in Nutrition, 10: 1020328

Liu X, Du A L, Jiang H B, 2015. Effects of Semen Cassiae on colonic myoelectrical activity and AOP3 in mice[J]. Chinese Journal of Gerontology, 35(8): 2145-2147.

Liu X, Xing Y, Li M, et al, 2021. Licochalcone A inhibits proliferation and promotes apoptosis of colon cancer cell by targeting pro-grammed cell death-ligand 1 via the NF-κB and Ras/Raf/MEK pathways[J] . J Ethnopharmacol, 273: 113989.

Liu X, Zhang X, Rong Y Z, et al, 2015. Rapid determination of fat, protein and amino acid content in Coix seed using near-infrared spectroscopy technique[J]. Food Analytical Methods, 8(2): 334-342.

Liu Y, Xue Y, Zhang Z, et al, 2023. Wolfberry enhanced the abundance of Akkermansia muciniphila by YAP1 in mice with acetaminophen-induced liver injury[J]. FASEB J, 37(1): e22689.

Lu D F, 2019. Structural Characterization and Anti-complementary Activities of Two Polysaccharides from *Houttuynia cordata*[J]. Planta medica: Natural products and medicinal plant research, 85(13): 1098.

Luan Y, Jiang Y, Huang R, et al, 2023. *Polygonati Rhizoma* Polysaccharide Prolongs Lifespan and Healthspan in Caenorhabditis elegans[J]. Molecules, 28(5): 2235.

Lumb A B, 1993. Mechanism of antiemetic effect of ginger[J]. Anaesthesia, 48(12): 1118-1118.

Luo H L, Liu X X, Huang X Y, et al, 2016. Chemical deterioration of lotus seeds during storage. Journal of Food Quality[J]. 39(5): 496-503.

Luo H Y, Guo R X, Yu X K, et al, 2019. Chemical constituents from the seeds of cassia obtusefolia and their in vitro α-glucosidase inhibitory and antioxidant activities[J]. Bioorganic & Medicinal Chemistry Letters, 29(13): 1576-1579.

Ma L, Xu G B, Tang X Y, et al, 2020. Anti-cancer potential of polysaccharide extracted from hawthorn (*Crataegus.*) on human colon cancer cell line HCT116 via cell cycle arrest and apoptosis[J]. J Funct Foods, 64: 103677.

Ma Q, Xu Y, Tang L, et al, 2020. Astragalus polysaccharide attenuates cisplatin-induced acute kidney injury by suppressing oxidative damage and mitochondrial dysfunction[J]. Biomed Res Int, 2020: 2851349.

Ma X, Wang Z, Zheng C, et al, 2022. A comprehensive review of bioactive compounds and processing technology of sesame seed[J]. Oil Crop Science, 7(2): 88-94.

Madan S, Singh G N, Kumar Y, et al, 2008. A new flavanone from Flemingia strobilifera (Linn) R. Br. and its antimicrobial activity[J]. Tropical Journal of Pharmaceutical Research, 7(1): 921-927.

Maegorzata D, Monika T, Patrycja S, et al, 2018. Antioxidant activity as biomarker of honey variety[J]. Molecules, 23(8): 2069-2083.

Mahmood R, Asif J A, Shahidan W N S, 2020. Stingless-bee (Trigona itama) honey adversely impacts the growth of oral squamous cell carcinoma cell lines (HSC-2)[J]. Eur J Integr Med, 37: 101162.

Maleki E, Sadeghpour A, Taherifard E, et al, 2023. The effects of chicory supplementation on liver enzymes and lipid profiles in patients with non-alcoholic fatty liver disease: A systematic review and meta-analysis of clinical evidence[J]. Clin Nutr ESPEN, 55: 447-454.

Mao Z, Shen X, Dong P, et al, 2019. Fucosterol exerts antiproliferative effects on human lung cancer cells by inducing apoptosis, cell cycle arrest and targeting of Raf/MEK/ERK signalling pathway[J]. Phytomedicine, 61: 152809.

Mariod A A, Jabbar A A J, Alamri Z Z, et al, 2023. gastroprotective effects of *Polygonatum odoratum* in rodents by regulation of apoptotic proteins and inflammatory cytokines[J]. Saudi Journal of Biological Sciences, 30(6): 103678.

Mariotto S, Suzuki Y, Persichini T, et al, 2007. Cross-talk between NO and arachidonic acid in inflammation[J]. Current medicinal chemistry, 14(18): 1940-1944.

Meem M M, 2023. A review on the therapeutic potential of black pepper (*Piper nigrum* L.)[D]. Dhaka: Brac University.

Meng X H, Pan Y A, Lv H, et al, 2023. One new 12, 8-guaianolide sesquiterpene lactone with antihyperglycemic activity from the roots of *Cichorium intybus*[J]. Nat Prod Res, 3: 1-9.

Merina A J, Sivanesan D, Begum V H, et al, 2010. Antioxidant and hypolipidemic effect of

Plumeria rubra L. in alloxan induced hyperglycemic rats[J]. Journal of Chemistry, 7: 1-5.

Mi S, Liu X, Zhang L, et al, 2023. Chinese medicine formula 'Baipuhuang Keli' inhibits triple-negative breast cancer by hindering DNA damage repair via MAPK/ERK pathway[J]. J Ethnopharmacol, 304: 116077.

Miao Y, Wang B, Hu J, et al, 2022. Herb Formula (GCis) Prevents Pulmonary Infection Secondary to Intracerebral Hemorrhage by Enhancing Peripheral Immunity and Intestinal Mucosal Immune Barrier[J]. Front Pharmacol, 13: 888684.

Milenković A N, Stanojević L P, 2021. Black pepper: chemical composition and biological activities[J]. Advanced Technologies, 10(2): 40-50.

Mitra S, Anand U, Jha N K, et al, 2022. Anticancer applications and pharmacological properties of piperidine and piperine: a comprehensive review on molecular mechanisms and therapeutic perspectives[J]. Frontiers in Pharmacology, 12: 772418.

Modaghegh M H, Shahabian M, Esmaeili H A, et al, 2008. Safety evaluation of saffron (Crocus sativus) tablets in healthy volunteers[J]. Phytomedicine, 15(12): 1032-1037.

Moghadam D, Zarei R, Tatar M, et al, 2022. Anti-proliferative and anti-telomerase effects of blackberry juice and berry-derived polyphenols on hepg2 liver cancer cells and normal human blood mononuclear cells[J]. Anti-Cancer Agents in Medicinal Chemistry (Formerly Current Medicinal Chemistry-Anti-Cancer Agents), 22(2): 395-403.

Mohammadi M, Najafi H, Mohamadi Yarijani Z, et al, 2019. Piperine Pretreatment Attenuates Renal Ischemiareperfusion Induced Liver Injury[J]. Heliyon, 5(8): 2180-2186.

Monika E C, Bobińska A, Cichocka K, et al, 2021. Cornus mas and Cornus officinalis-A Comparison of Antioxidant and Immunomodulatory Activities of Standardized Fruit Extracts in Human Neutrophils and Caco-2 Models[J]. Plants (Basel), 10(11): 2347.

Moon S W, Ahn C B, Oh Y, et al, 2019. Lotus (*Nelumbo nucifera*) seed protein isolate exerts anti-inflammatory and antioxidant effects in LPS-stimulated RAW264. 7 macrophages via inhibiting NF-κB and MAPK pathways, and upregulating catalase activity[J]. Int J Biol Macromol, 134: 791-797.

Mousavi N S, Tabarsa M, Ahmadi Gavlighi H, 2023. Antioxidant activity of purified fractions obtained from membrane ultrafiltration of hydrolysed fucoidan from brown seaweed Nizamuddinia zanardinii[J]. Journal of Fisheries, 76(2): 195-207.

Murata Y, Ogawa T, Suzuki Y A, et al, 2010. Digestion and absorption of Siraitia grosvenori triterpenoids in the rat[J]. Bioscience, biotechnology, and biochemistry, 74(3): 673-676.

Murugan S S, Anil S, Venkatesan J, et al, 2023. Antioxidant properties of marine-derived polysaccharides and metal nanoparticles[M]//Marine Antioxidants. Academic Press: 489-494.

Nagai K, Fukuno S, Omachi A, et al, 2019. Enhanced anticancer activity by menthol in HepG2 cells exposed to paclitaxel and vincristine: possible involvement of CYP3A4 downregulation[J]. Drug Metabolism and Personalized Therapy, 34(1): 2018-2029.

Nam G H, Jo K J, Park Y S, et al, 2019. In vitro and in vivo induction of p53-dependent apoptosis by extract of *Euryale ferox* Salisb in A549 human Caucasian lung carcinoma cancer cells is mediated through Akt signaling pathway[J]. Frontiers in oncology, 9: 406.

Nam H H, Kim J S, Lee J, et al, 2020. Pharmacological effects of *Agastache rugosa* against gastritis using a network pharmacology approach[J]. Biomolecules, 10(9): 1298.

Nasimian A, Farzaneh P, Tamanoi F, et al, 2020. Cytosolic and mitochondrial ROS production resulted in apoptosis induction in breast cancer cells treated with Crocin: The role of FOXO3a, PTEN and AKT signaling[J]. Biochemical pharmacology, 177: 113999.

Newerli-Guz J, Śmiechowska M, 2022. Health Benefits and Risks of Consuming Spices on the Example of Black Pepper and Cinnamon[J]. Foods, 11(18): 2746.

Nguyen B V, Hung N H, Satyal P, et al, 2021. Chemical composition and pesticidal activity of *Alpinia galanga* (L.) willd. essential oils in Vietnam[J]. Records of Natural Products, 16: 182-187.

Nigam D, Singh C, Tiwari U, 2015. Evaluation of in vitro study of antioxidant and antibacterial activities of methanolic seed extract of *Sesamum indicum*[J]. Journal of pharmacognosy and phytochemistry, 3(5): 88-92.

Ning D S, Fu Y X, Peng L Y, et al, 2018. Phytochemical constituents of the pericarps of Illicium difengpi and their anti-inflammatory activity[J]. Natural Product Research, 34(12): 1-7.

Nllathamby N, Serm L G, Raman J, et al, 2016. Identification and in vitro Evaluation of Lipids from Sclerotia of Lignosus mhinocerotis for Antioxidant and Ant-neuroinflammatory Activities[J]. Nat Prod Commun, 11(10): 1485-1490.

Ombra M N, Nazzaro F, Fratianni F R, 2023. Enriched pasta incorporating typical vegetables of mediterranean diet: in vitro evaluation of inhibitory potential on digestive enzymes and predicted glycaemic index[J]. Int J Food Sci Nut, 74(1): 72-81.

Oppong M B, Zhang B Y, Fang S M, et al, 2020. Secondary metabolites from *Sterculia lychnophora* Hance (Pangdahai)[J]. Biochemical Systematics and Ecology, 92: 104125.

Ouyang Y, Zhong X, Liao H, et al, 2021. A new method for screening natural products to stimulate IFN-γ production in Jurkat human T lymphocytes[J]. Slas Discovery: Advancing The Science of Drug Discovery, 26(1): 130-139.

Owa C, Messina J R M E, Halaby R, 2013. Triptolide induces lysosomal-mediated programmed cell death in MCF-7breast cancer cells[J]. Int J Womens Health, 5: 557-569.

Pang, Xie Z, Huang S, et al, 2017. Immune-enhancing effects of polysaccharides extracted from *Lilium lancifolium* Thunb[J]. International Immunopharmacology, 52: 119-126.

Pandey P, Khan F, 2021. A mechanistic review of the anticancer potential of hesperidin, a natural flavonoid from citrus fruits[J]. Nutrition Research, 92: 21-31.

Pang X, Zhao J Y, Wang Y J, et al, 2020. Steroidal glycosides, homoisoflavanones and cinnamic acid derivatives from *Polygonatum odoratum* and their inhibitory effects against influenza A virus[J]. Fitoterapia, 146: 104689.

Parida I S, Takasu S, Nakagawa K, 2023. A comprehensive review on the production, pharmacokinetics and health benefits of mulberry leaf iminosugars: Main focus on 1-deoxynojirimycin, d-fagomine, and 2-*O*-α-d-galactopyranosyl-DNJ[J]. Crit Rev Food Sci Nutr, 63(19): 3468-3496.

Park C L, Kim J H, Jeon J S, et al, 2022. Protective Effect of Alpinia oxyphylla Fruit against tert-Butyl Hydroperoxide-Induced Toxicity in HepG2 Cells via Nrf2 Activation and Free Radical Scavenging and Its Active Molecules[J]. Antioxidants, 11(5): 1032.

Park E, Lee S M, Eun Lee J , et al, 2013. Anti-inflammatory activity of mulberry leaf extract through inhibition of NF-κB[J]. Journal of Functional Foods, 5(1): 178-186.

Patro R, 2021. Evaluation of anti-parkinson and anti-oxidant effect of *sterculia lychnophora* extract in rat model[J]. Pharmacologyonline, (3): 1085-1095.

Pei H, Xue L, Tang M, et al, 2020. Alkaloids from black pepper (*Piper nigrum* L.) exhibit anti-inflammatory activity in murine macrophages by inhibiting activation of NF-κB pathway[J]. Journal of Agricultural and Food Chemistry, 68(8): 2406-2417.

Peng B, Luo Y, Hu X, et al, 2019. Isolation, structural characterization, and immunostimu latory activity of a new water-soluble polysaccha-ride and its sulfated derivative from *Citrus medica* L. var. sarcodac-tylis L[J]. Int J Biol Macromol, 123: 500-511.

Phang S J, Teh H X, Looi M L, et al, 2023. Phlorotannins from brown algae: A review on their antioxidant mechanisms and applications in oxidative stress-mediated diseases[J]. Journal of Applied Phycology, 35(2): 867-892.

Poorbagher M R M, Karimi E, Oskoueian E, 2022. Hepatoprotective effect of nanoniosome loaded *Myristica fragrans* phenolic compounds in mice-induced hepatotoxicity [J]. J Cell Mol Med, 26(21): 5517-5527.

Qi B, Yang W, Ding N, et al, 2019. Pyrrole 2-carbaldehyde derived alkaloids from the roots of *Angelica dahurica*[J]. J Nat Med, 73(4): 769-776.

Qi C X, Li L P, Chengg D, et al, 2021. Platycodon grandiflorus polysaccharide with anti-apoptosis, anti-oxidant and anti-inflammatory activity against LPS/D-GalN induced acute liver injury in mice [J]. Journal of Polymers and the Environment, 29(12): 4088-4097.

Qian K, Tan T, Ouyang H, et al, 2020. Structural characterization of a homopolysaccharide with hypoglycemic activity from the roots of *Pueraria lobata*[J]. Food & function, 11(8): 7104-7114.

Qian Y, Shi C, Cheng C, et al, 2023. Ginger polysaccharide UGP1 suppressed human colon cancer growth via p53, Bax/Bcl-2, caspase-3 pathways and immunomodulation[J]. Food Science and Human Wellness, 12(2): 467-476.

Qian Z G, Jiang L F. 2014. Preparation and antibacterial activity of the oligosaccharides derived from Rhizoma phragmites[J]. Carbohydr Polym, 111: 356-358.

Qian Z, Wang S, Guang Y, et al, 2016. Development and evaluation of a herbal formulation with anti-pathogenic activities and probiotics stimulatory effects [J]. J IntegrAgric, 15(5): 1103-1111.

Qiu M, Liu J, Su Y, et al, 2020. Diosmetin induces apoptosis by down-regulating Akt phosphorylation via p53 activation in human renalcarcinoma ACHN cells[J]. Protein Pept Lett, 27(10): 1022-1028.

Qu S, Chen L, Tian H, et al, 2019. Effect of peilaldehydeon prophylaxis and treatment of vaginal candidiasis in a murine model[J]. Front Micro. biol, 10: 1466.

Qu Y J, Zhen R R, Zhang L M, et al, 2020. Uncovering the active compounds and effective mechanisms of the dried mature sarcocarp of Cornus officinalis Sieb. Et Zucc. For the treatment of Alzheimer's disease through a network pharmacology approach[J]. BMC complementary medicine and therapies, 20(1): 157.

Rahmani A H, Aly S M, 2014. Active ingredients of ginger as potential candidates in the prevention and treatment of diseases via modulation of biological activities[J]. International journal of physiology, pathophysiology and pharmacology, 6(2): 125.

Ran Z, Ju B, Cao L, et al, 2023. Microbiome-metabolomics analysis reveals the potential effect of verbascoside in alleviating cognitive impairment in db/db mice[J]. Food Funct, 14(8): 3488-3508.

Rehman M U, Rashid S, Arafah A, et al, 2020. Piperine Regulates Nrf-2/Keap-1 Signalling and Exhibits Anticancer Effect in Experimental Colon Carcinogenesis in Wistar Rats[J]. Biology(Basel), 9(9): 302-322.

Rekha J B, Jayakar B, 2011. Anti cancer activity of ethanolic extract of leaves of *Plumeria rubra* (Linn)[J]. Journal of Current Pharma Research, 1(2): 175.

Ren T, Zuo Z, 2019. Role of Piperine in CNS Diseases: Pharmacodynamics, Pharmacokinetics and Drug Interactions[J]. Expert Opin Drug Metab Toxicol, 15(10): 849-867.

Ren Y, Cui G D, He L S, et al, 2022. Traditional Uses, Phytochemistry, Pharmacology and Toxicology of Rhizoma phragmitis: A Narrative Review[J]. Chin J Integr Med, 28(12): 1127-1136.

Richard S A, 2021. Exploring the pivotal immunomodulatory and anti-inflammatory potentials of Glycyrthizic and Glycyrrhetinic acids[J]. Mediators Inflammation, 6699560.

Roshanbakhsh H, Elahdadi Salmani M, Dehghan S, et al, 2020. Piperine Ameliorated Memory Impairment and Myelin Damage in Lysolecethin Induced Hippocampal Demyelination[J]. Life Sciences, 253(20): 117671-117715.

Sadeghi K, Park K, Seo J, 2019. Oyster shell disposal: potential as a novel ecofriendly antimicrobial agent for packaging: a mini review[J]. Korean. J. Packag. Sci. Technol, 25: 57-62.

Sahin S, Tezcan G, Demir C, et al, 2017. *Prunella Vulgaris* L. VE *Prunella Grandiflora* L. 'DEN SAFLAŞTIRILAN ROSMARİNİK ASİTİN FARKLI TÜMÖR HÜCRELERİ ÜZERİNDEKİ SİTOTOKSİK AKTİVİTESİ[J]. Trakya Univ, 18 (1): 9-13.

Sanbongi C, Takano H, Osakabe N, et al, 2004. Rosmarinic acid in perilla extract inhibits allergic inflammation induced by mite allergen, in a mousemodel[J]. Clinical and Experimental Allergy, 34(6): 971-977.

Sanwal R, Kaushik M L, Bisht S, 2022. Alpinea galanga (L) extracts decreases TSH levels and balances tri-iodothyronine (T3), thyroxine (T4) levels with protective effect on thyroid tissue in wistar rats with thyroid disorder[J]. Research Journal of Pharmacy and Technology, 15(10): 4372-4376.

Sarkhel S, Manvi D, Ramachandra C T, et al, 2022. Studies on supercritical fuid extraction and spray drying effect on the quality of instant tea of Mulberry leaves(*Morus alba* L.)[J]. Measurement: Food, 7: 100052.

Sattar A, Abdo A, Mushtaq M N, et al, 2019. Evaluation ofgastro-protective activity of *Myristica fragrans* on ethanol-induced ulcer in albino rats [J]. An Acad Bras Ciênc, 91(2): e20181044.

Shabani H, Dezhpour A, Jafari S, et al, 2023. Antimicrobial activity of cold atmospheric-pressure argon plasma combined with chicory (*Cichorium intybus* L.) extract against P. aeruginosa and E. coli biofilms[J]. Sci Rep, 13(1): 9441.

Shah A H, Ai-Bekairi A M, Qureshi S, et al, 1989. Zizyphus sativa fruits: Evaluation of some biological activities and toxicity[J]. Phytotherapy Research, 3(6): 232-236.

Shahzad M A, Ahmad N, Ismail T, et al, 2021. Nutritional composition and quality characterization of lotus (*Nelumbo nucifera* Gaertn.) seed flour supplemented cookies[J]. Journal of Food Measurement and Characterization, 15(1): 181-188.

Sharma A R, Nam J S, 2019. Kaempferol stimulates WNT/beta-catenin signaling pathway to induce differentiation of osteoblasts[J]. Nutr Biochem, 74: 108228.

Shashank S, Yudhishthir Y, Amrendra P S, et al, 2018. Neuroprotection by ethanolic extract of Syzygium aromaticum in Alzheimer's disease like pathology via maintaining oxidative balance through SIRT1 pathway[J]. Experim Gerontolog, 110: 277-283.

Shen C Y, Wang T X, Zhang X M, et al, 2017. Various antioxidant effects were attributed to different components in the dried blossoms of *Citrus aurantium* L. var. *amara* Engl.[J]. J Agric Food Chem, 65(30): 6087-6092.

Shen C Y, Yang L, Jiang J G, et al, 2017. Immune enhancement effects and extraction optimization of polysaccharides from *Citrus aurantium* L. var. *amara* Engl.[J]. Food & function, 8(2): 796-807.

Shen X, Tang Y, Yang R, et al, 2009. The protective effect of Zizyphus jujube fruit on carbon tetrachloride-induced hepatic injury in mice by anti-oxidative activities[J]. Journal of ethnopharmacology, 122(3): 555-560.

Sheng J Y, Wang S Q, Liu K H, et al, 2020. Rubus chingii Hu: An overview of botany, traditional uses, phytochemistry, and pharmacology[J]. Chinese journal of natural medicines, 18(6): 401-416.

Shi W, Zhong J, Zhang Q, et al, 2020. Structural characterization and antineuroinflammatory activity of a novel heteropolysaccharide obtained from the fruits of Alpinia oxyphylla[J]. Carbohydrate polymers, 229: 115405.

Shokeen P, Bala M, Tandon V, 2009. Evaluation of the activity of 16 medicinal plants against Neisseria gonorrhoeae[J]. International Journal of Antimicrobial Agents, 33(1): 86-91.

Shu G, Qiu Y, Hao J, et al, 2019. Nuciferine alleviates acute alcohol-induced liver injury in mice: Roles of suppressing hepatic oxidative stress and inflammation via modulating miR-144/Nrf2/HO-1 cascade[J]. Journal of Functional Foods, 58: 105-113.

Shu Q D X, 2019. Nuciferine alleviates acute alcohol-induced liver injury in mice: Roles of suppressing hepatic oxidative stress and inflammation via modulating miR-144/Nrf2/HO-1 cascade[J]. Journal of Functional Foods, 58: 105-113.

Song J H, Xu X L, He S S, et al, 2023. Myristicin suppresses gastric cancer growth via targeting the EGFR/ERK signaling pathway [J]. Curr Mol Pharmacol, 16(7): 712-724.

Stagos D, Soulitsiotis N, Tsadila C, et al, 2018. Antibacterial and antioxidant activity of different types of honey derived from Mount Olympus in Greece [J]. Int J Mol Med, 42(2): 726-734.

Still P C, Yi B, González-Cestari T F, et al, 2013. Alkaloids from Microcos paniculata with Cytotoxic and Nicotinic Receptor Antagonistic Activities[J]. Journal of Natural Products, 76(2): 243-249.

Su L L, Li X, Guo Z J, et al, 2023. Effects of different steaming times on the composition, structure and immune activity of Polygonatum Polysaccharide[J]. J Ethnopharmacol, 310: 116351.

Sudeep H V, Venkatakrishna K, Amritharaj, et al, 2021. A standardized black pepper seed extract containing β-caryophyllene improves cognitive function in scopolamine-induced amnesia model mice via regulation of brain-derived neurotrophic factor and MAPK proteins[J]. Journal of Food Biochemistry, 45(12): e13994.

Sulaiman M S, Elumalai K, Devanesan S, et al, 2020. The aromatic ginger *Kaempferia galanga* L. (Zingiberaceae) essential oil and its main compounds are effective larvicidal agents against Aedes vittatus and Anopheles maculatus without toxicity on the non-target aquatic fauna[J]. Industrial Crops and Products, 158: 113012.

Sultan R A, Kabir M S H, Uddin M M N, et al, 2017. Ethnopharmacological investigation of the aerial part of *Phragmites karka* (poaceae)[J]. J Basic Clin Physiol Pharmacol, 28: 283-291.

Sumorek-Wiadro J, Zając A, Bądziul D, et al, 2020. Coumarins modulate the anti-glioma properties of temozolomide[J]. Eur J Pharmacol, (881): 173207.

Sun M, He N, Lv Z, 2021. Polysaccharides extracted from Cassia seeds protect against high glucose-induced retinal endothelial cell injury[J]. International Ophthalmology, 41: 2465-2472.

Sun Y, Liu T, Si Y, et al, 2019. Integrated metabolomics and 16SrRNA sequencing to investigate the regulation of Chinese yam onantibiotic-induced intestinal dysbiosis in rats[J]. Artificial Cells, Nanomedicine and Biotechnology, 47(1): 3382-3390.

Sun Y, Zhang H, Cheng M, et al, 2019. New hepatoprotective isoflavone glucosides from *Pueraria lobata* (Willd.) Ohwi[J]. Natural product research, 33(24): 3485-3492.

Suzuki Y A, Murata Y, Inui H, et al, 2005. Triterpene glycosides of Siraitia grosvenori inhibit rat intestinal maltase and suppress the rise in blood glucose level after a single oral administration of maltose in rats[J]. Journal of agricultural and food chemistry, 53(8): 2941-2946.

Takahashi J A, Rezende F A G G, Moura M A F, et al, 2020. Edible flowers: Bioactive profile and its potential to be used in food development[J]. Food Research International, 129: 108868.

Takooree H, Aumeeruddy M Z, Rengasamy K R R, et al, 2019. A systematic review on black pepper (*Piper nigrum* L.): From folk uses to pharmacological applications[J]. Critical reviews in food science and nutrition, 59: S210-S243.

Tang L, He G, Su J, et al, 2012. The strategy to promote the development of industry of genuine medicinal material of *Amomum villosum*[J]. Chinese Agricultural Science Bulletin, 28(8): 94-99.

Tegegne B A, Mekuria A B, Birru E M, 2022. Evaluation of antidiabetic and anti-hyperlipidemic activities of hydro-alcoholic crude extract of the shoot tips of Crinum abyssinicum Hochst. ex A. Rich (Amaryllidaceae) inmice[J]. J Exp Pharmacol, 14: 27-41.

Tian J, Pang Y, Yuan W, et al, 2022. Growth and nitrogen metabolism in *Sophora japonica* (L.) as affected by salinity under different nitrogen forms[J]. Plant Sci, 322: 111347.

Tian Y, Puganen A, Alakomi H L, et al, 2018. Antioxidative and antibacterial activities of aqueous ethanol extracts of berries, leaves, and branches of berry plants[J]. Food research international, 106: 291-303.

Tonk R K, Yadav V, Goyal R K, 2023. Repurposing of Immunomodulators for the Treatment of Cancer with QSAR Approaches[M]//Drug Repurposing for Emerging Infectious Diseases and Cancer. Singapore: Springer Nature Singapore: 283-297.

Tu L, Sun H, Tang M, et al, 2019. Red raspberry extract (Rubus idaeus L shrub) intake ameliorates hyperlipidemia in HFD-induced mice through PPAR signaling pathway[J]. Food and Chemical Toxicology, 133: 110796.

Tu X, Xie C G, Wang F, et al, 2013. Fructus mume formula in the treatment of type 2 diabetes mellitus: a randomized controlled pilot trial[J]. Evidence-Based Complementary and Alternative Medicine.

Uckoo R M, Jayaprakasha G K, Vikram A, et al, 2015. Polymethoxyflavones isolated from the peel of miaray mandarin (Citrus miaray) have biofilm inhibitory activity in Vibrio harveyi[J]. J Agric Food Chem, 63(32): 7180-7189.

Ukiya M, Akihisa T, Tokuda H, et al, 2002. Constitents of Compositae plant Ani-tumor promoting effects and cytotoxic activty against human cancer cell lines of triterpened iols and triolsfromed ible *Chrysanthemum* flowers[J]. Cancer Letters, 177: 7.

Uthirapathy S, Ahamadj, Porwal O, et al, 2021. GCMS analysis and hypolipidemic activity of *Dioscorea bulbifera* L. in high fat diet induced hyperchole sterolemic rats[J]. Research Journal of Phytochemistry, 15(1): 23-29.

Vaillancourt K, Lebel G, Pellerin G, et al, 2021. Effects of the licorice is of lavans licoricidinand glabridin on the growth, adherence properties, and acid production of Streptococcus mutans, and assessment of their biocompatibility[J]. Antibiotics (Basel), 10(2): 163.

Valchos V, Chitchley A T, Von Holy A, 1999. Differential antibacterial activity of extracts from selected southern African macroalgal thalli[J]. Bot Mar, 42(2): 165.

Verma A, Srivastava R, Sonar P K, et al, 2020a. Traditional, phytochemical, and biological aspects of *Rosa alba* L.: a systematic review[J]. Future Journal of Pharmaceutical Sciences, 6(1): 1-8.

Verma N, Bal S, Gupta R, et al, 2020b. Antioxidative Effects of Piperine Against Cadmium-induced Oxidative Stress in Cultured Human Peripheral Blood Lymphocytes[J]. Journal of Dietary Supplements, 17(1): 41-52.

Vlkova M, Polesny Z, Verner V, et al, 2011. Ethnobotanic al knowledge and agrobiodiversity in subsistence farming: case study of home gardensin Phong my commune central Vietnam[J]. Genetic Resources and Crop Evolution, 58(5): 629-644.

Wan H, Yu C, Han Y, et al, 2019. Determination of flavonoids and carotenoids and their contributions to various colors of rose cultivars (*Rosa* spp.)[J]. Frontiers Plant Science, 10: 123.

Wang C, Guo S, Tian J, et al, 2022. Two new lignans with their biological activities in *Portulaca oleracea* L. [J]. Phytochem Lett, 50: 95-99.

Wang E, Wang L, Ding R, et al, 2020. Astragaloside Ⅳ actsthrough multi-scale mechanisms to effectively reduce diabetic nephropathy[J]. Pharmacol Res, 157: 104831.

Wang H, Meng G L, Zhang C T, et al, 2020. Mogrol attenuates lipopolysaccharide (LPS)-induced memory impairment and neuroinflammatory responses in mice[J]. Journal of Asian Natural Products Research, 22(9): 864-878.

Wang J H, Wang J, Choi M K, et al, 2013. Hepatoprotective effect of Amomum xanthoides against dimethylnitrosamine-induced sub-chronic liver injury in a rat model[J]. Pharmaceutical Biology, 51(7): 930-935.

Wang J, Gao H, Xie Y, et al, 2023. Lycium barbarum polysaccharide alleviates dextran sodium sulfate-induced inflammatory bowel disease by regulating M1/M2 macrophage polarization via the STAT1 and STAT6 pathways[J]. Front Pharmacol, 14: 1044576.

Wang L, Cen S, Wang G, et al, 2020. Acetic acid and butyric acid released in large intestine play different roles in the alleviation of constipation[J]. Journal of Functional Foods, 69: 103953.

Wang N, Zhang D, Zhang Y T, et al, 2019. Endotheliumcorneum gigeriaegalli extract inhibits calcium oxalateformation and exerts anti-urolithic effects[J]. Journal of Ethnopharmacology, 231: 80-89.

Wang P, Chi J, Guo H, et al, 2023. Identification of Differential Compositions of Aqueous Extracts of Cinnamomi Ramulus and Cinnamomi Cortex[J]. Molecules, 28(5): 2015.

Wang Q, Zheng Y, Zhuang W, et al, 2018. Genome-wide transcriptional changes in type 2 diabetic mice supplemented with lotus seed resistant starch[J]. Food chemistry, 264: 427-434.

Wang R, Han L, Zhao G L, 2021. Protective Effect and Mechanism of *prunella Vulgaris* Sulfate Polysaccharide on Liver Injury Induced by Isoniazid in Mice[J]. Chin. J. Clin. Gastroenterology, 33(4): 242-245.

Wang R, Li W, Fang C, et al, 2023. Extraction and identification of new flavonoid compounds in dandelion *Taraxacum mongolicum* Hand.-Mazz. with evaluation of antioxidant activities[J]. Sci Rep, 13(1): 2166.

Wang S, He F, Wu H, et al, 2023. Health-Promoting Activities and Associated Mechanisms of *Polygonati Rhizoma* Polysaccharides[J]. Molecules, 28(3): 1350.

Wang T, Miao M, Bai M, et al, 2017. Effect of sophora japonica total flavonoids on pancreas, kidney tissue morphology of streptozotoc-in-induced diabetic mice model[J]. Saudi Journal of Biological Sciences, 24(3): 741.

Wang X, Zhang L, Qin L, et al, 2022. Physicochemical properties of the soluble dietary fiber from *laminaria japonica* and its role in the regulation of type 2 diabetes mice[J]. Nutrients, 14(2): 329.

Wang Y, Chen P, Tang C, et al, 2014. Antinociceptive and anti-inflammatory activities of extract and two isolated flavonoids of Carthamus tinctorius L[J]. Journal of ethnopharmacology, 151(2): 944-950.

Wang Y, Ding Y, Wang S, et al, 2017. Extract of Syzygium aromaticum suppress eEF1A protein expression and fungal growth[J]. J Appl Microbiol, 123(1): 80-91.

Wang Y, Lin B, Li H, et al, 2017. Galangin suppresses hepatocellular carcinoma cell proliferation by reversing the Warburg effect[J]. Biomedicine & Pharmacotherapy, 95: 1295-1300.

Wang Y, Liu T, Li M F, et al, 2019. Composition, cytotoxicity and antioxidant activities of polyphenols in the leaves of star anise (*Illicium verum* Hook. f.)[J]. ScienceAsia, 45(6): 532.

Wang Y, Lv M, Wang T, et al, 2019. Research on mechanism of charred hawthorn on digestive through modulating "brain-gut" axis andgut flora[J]. Journal of Ethnopharmacology, 245: 112166.

Wang Y, Wang M, Fan K, et al, 2018. Protective effects of Alpinae Oxyphyllae Fructus extracts on lipopolysaccharide-induced animal model of Alzheimer's disease[J]. Journal of ethnopharmacology, 217: 98-106.

Weisberg S, Leibel R, Tortoriello D V, 2016. Proteasome inhibitors, including curcumin, improve pancreatic β-cell function and insulin sensitivity in diabetic mice[J]. Nutrition & diabetes, 6(4): e205.

Win N N, Ito T, Matsui T, et al, 2016. Isopimarane diterpenoids from Kaempferia pulchra rhizomes collected in Myanmar and their Vpr inhibitory activity[J]. Bioorganic & Medicinal

Chemistry Letters, 26(7): 1789-1793.

Wu H T, Zhang G, Huang L S, et al, 2017. Hepatoprotective Effect of Polyphenol-Enriched Fraction from Folium Microcos on Oxidative Stress and Apoptosis in Acetaminophen-Induced Liver Injury in Mice[J]. Oxidative Medicine & Cellular Longevity, 3631565.

Wu J, Wang C, Yu H, 2019. Chemical constituents and pharmacological effect of Lonicerae Japonicae Flos[J]. Chinese Journal of Experimental Traditional Medical Formulae: 225-234.

Wu L D, Xiong C L, Chen Z Z, et al, 2016. A new flavane acid from the fruits of *Illicium verum*[J]. Natural Product Research, 30(14): 1585-1590.

Wu L J, Xiang T, Chen C, et al, 2023. Studies on Cistanches Herba: A Bibliometric Analysis[J]. Plants, 12(5): 1098

Wu Q, Mi J, Wu X, et al, 2014. Study of decomposed recipes of Huanglian Xiangru Decoction on anti-influenza virus [J]. Chin Arch Trad Chin Med, 33(9): 2057-2059.

Xia B H, Xiong S H, Tang J, et al, 2018. Analysis on Multiple Pharmaceutical Ingredients and Antioxidant Capacities of *Prunellae Spica* Based on Multivariate Statistical Analysis[J]. 43(23): 4645-4651.

Xiao L, Liao F, Ide R, et al, 2020. Enzyme-digested Colla Corii Asini (E jiao) prevents hydrogen peroxide-induced cell death andaccelerates amyloid beta clearance in neuronal-like PC12 cells[J]. Neural Regen Res, 15(12): 2270-2272.

Xiao L, Lu X, Yang H, et al, 2022. The antioxidant and hypolipidemic effects of mesona chinensis benth extracts[J]. Molecules, 27(11): 3423.

Xie Y, et al, 2021. Polysaccharide-ich extract from Polygonatum sibiricum protects hematopoiesis in bone marow suppressed by triple negative breast cancer[J]. Biomed Pharmacother, 137: 111338.

Xing Y X, Wang L M, Xu G L, et al, 2021. Platycodon grandiflorus polysaccharides inhibit Pseudorabies virus replication via downregulating virus-induced autophagy[J]. Research in Veterinary Science, 140: 18-25.

Xiong K, Chen Y, 2020. Supercritical carbon dioxide extraction of essential oil from tangerine peel: Experimental optimization and kinetics modelling[J]. Chemical Engineering Research and Design, 164: 412-423.

Xiong Q, Jing Y, Li X, et al, 2015. Characterization and bioactivities of anovel purified polysaccharide from Endothelium corneum gigeriaeGalli[J]. Int J Biol Macromol, 78: 324-332.

Xu J, Ying A, Shi T, 2020. Nuciferine Inhibits Skin Cutaneous Melanoma Cell Growth by Suppressing TLR4/NF-κB Signaling[J]. Anti-cancer agents in medicinal chemistry, 20(17): 2099-2105.

Xu K, Qin X, Zhang Y, et al, 2023. Lycium ruthenicum Murr. anthocyanins inhibit hyperproliferation of synovial fibroblasts from rheumatoid patients and the mechanism study powered by network pharmacology[J]. Phytomedicine, 118: 154949.

Xu L L, Xu J J, Zhong K R, et al, 2017. Analysis of non-volatile chemical constituents of Menthae haplocalycis herba by ultra-high performance liquid chromatography-high resolution mass spectrometry[J]. Molecules, 22(10): 1756.

Xu M Y, Lee S Y, Kang S S, et al, 2014. Antitumor activity of jujuboside B and the underlying mechanism via induction of apoptosis and autophagy[J]. Journal of natural products, 77(2): 370-376.

Xu S, Yu L, Hou Y, et al, 2023. Chemical composition, chemotypic characterization, and histochemical localization of volatile components in different cultivars of Zanthoxylum bungeanum Maxim. leaves[J]. J Food Sci, 88(4): 1336-1348.

Xu W K, Meng L S, 1986. The Content Determination of the Proteins from Siraitia grosvenorii Fruits[J]. Guihaia, 6(4): 295-296.

Xu X, Guo S, Hao X, et al, 2018. Improving antioxidant and antiproliferative activities of colla corii asini hydrolysates usingginkgo biloba extracts[J]. FOOD SCI NUTR, 6(4): 765-772.

Xu Z, Zhang X, Wang W, et al, 2022. Fructus Mume (Wu Mei) Attenuates Acetic Acid-Induced Ulcerative Colitis by Regulating Inflammatory Cytokine, Reactive Oxygen Species, and Neuropeptide Levels in Model Rats[J]. Journal of Medicinal Food, 25(4): 389-401.

Xue L, Tan P, Lu W H, 2006. The effects of digestive system of different processed products of Semen Raphani and their acute toxicity[J]. Journal of Shandong University of Traditional Chinese Medicine, 30: 74-75.

Yan F J, Dai G H, Zheng X D, 2016. Mulberry anthocyanin extract ame-liorates insulin resistance by regulating PI3K/AKT pathway in HepG2 cells and db/db mice[J]. The Journal of Nutritional Biochemistry, 36: 68-80.

Yan M Z, Chang Q, Zhong Y, et al, 2015. Lotus leaf alkaloid extract displays sedative–hypnotic and anxiolytic effects through GABAA receptor[J]. Journal of agricultural and food chemistry, 63(42): 9277-9285.

Yan P, Mao W, Jin L, et al, 2020. Crude radix aconiti lateralispreparata (Fuzi) with *Glycyrrhiza* reduces inflammation and ven-tricular remodeling in mice through the TLR4/NF-κB pathway[J]. Mediators Inflamm, 2020: 5270508.

Yang A, Zheng Z, Liu F, et al, 2020. Screening for Potential Antibreast Cancer Components From *Prunellae Spica* Using MCF-7 Cell Extraction Coupled with HPLC-ESI-MS/MS[J]. Natural Product Communications, 15(6): 1934578X20931965.

Yang C H, Li R X, Chuang L Y, 2012. Antioxidant Activity of Various Parts of *Cinnamomum cassia* Extracted with Different Extraction Methods[J]. Molecules, 17(6): 7294-7304.

Yang C, Zhao J, Cheng Y, et al, 2014. Bioactivity-guided fractionation identifies amygdalin as a potent neurotrophic agent from herbal medicine Semen Persicae extract[J]. BioMed Research International, 2014.

Yang H, Zhang X, 2017. Polysaccharides from *Polygonatum odoratum* strengthen antioxidant defense system and attenuate lipid peroxidation against exhaustive exercise-induced oxidative stress in mice[J]. Tropical journal of pharmaceutical research, 16(4): 795-801.

Yang J, Hu L, Cai T, et al, 2018. Purification and dentfication of two novel antioxidant peptides from perilla(*Perilla frutescens* L. Britton)seed protein hydrolysates[J]. Plos One, 13(7): e0200021.

Yang L, Jiang Y, Zhang Z, et al, 2020. The anti-diabetic activity of licorice, a widely used Chinese herb [J]. J Ethnopharmacol, 263: 113216.

Yang W, Liu M, Chen B, et al, 2022. Comparative analysis of chemical constituents in Citri Exocarpium Rubrum, Citri Reticulatae Endocarpium Alba, and Citri Fructus Retinervus[J]. Food Sci Nutr, 10(9): 3009-3023.

Yang Y L, Guo S J, Zhang Y Z, et al, 2016. Study on the processing technology of Siraitia grosvenorii and *Zingiber officinale* beverage[J]. China Brewing, 35: 156-160.

Yang Y, Park B I, Hwang E H, et al, 2016. Composition analysis and inhibitory effect of Sterculia lychnophora against biofilm formation by streptococcus mutans[J]. Evidence-Based Complementary and Alternative Medicine, 8163150.

Yang Y, Yue Y, Runwei Y, et al, 2010. Cytotoxic, apoptotic and antioxidant activity of the essential oil of Amomum tsao-ko[J]. Bioresource Technology, 101(11): 4205-4211.

Ye G, Yang Y, Xia G, et al, 2008. Complete NMR spectral assignments of two new iridoid diastereoisomers from the flowers of *Plumeria rubra* L. cv. acutifolia[J], Magnetic Resonance in Chemistry, 46(12): 1195-1197.

Ye T, Meng X, Wang R, et al, 2018. Gastrodin Alleviates Cognitive Dysfunction and Depressive-Like Behaviors by Inhibiting ER Stress and NLRP3 Inflammasome Activationin dbldbMice[J]. IntJ Mol Sci, 19(12): 3977.

Ye X Y, Wang H X, Ng T B, 2000. Dolichin, a new chitinase-like antifungal protein isolated from field beans (Dolichos lablab)[J]. Biochemical and biophysical research communications, 269(1): 155-159.

Yelithao K, Surayot U, Lee J H, et al, 2016. RAW264. 7 cell activating glucomannans extracted from rhizome of Polygonatum sibiricum[J]. Preventive nutrition and food science, 21(3): 245.

Yi Z B, Yu Y, Liang Y Z, et al, 2008. In vitro antioxidant and antimicrobial activities of the extract of Pericarpium Citri Reticulatae of a new Citrus cultivar and its main flavonoids[J]. LWT-Food Science and technology, 41(4): 597-603.

Yon J M, Kim Y B, Park D, 2018. The ethanol fraction of white rose petal extract abrogates excitotoxicity-induced neuronal damage in vivo and in vitro through inhibition of oxidative stress and proinflammation[J]. Nutrients, 10(10): 375.

Yoo E, Lee J, Lertpatipanpong P, et al, 2020. Anti-proliferative activity of A. Oxyphylla and its bioactive constituent nootkatone in colorectal cancer cells[J]. BMC cancer, 20(1): 1-12.

Yoshiki Y, Kim J H, Okubo K, et al, 1995. A saponin conjugated with 2, 3-dihydro-2, 5-dihydroxy-6-methyl-4H-pyran-4-one from Dolichos lablab[J]. Phytochemistry, 38(1): 229-231.

Yoshinaga A, Kajiya N, Oishi K, et al, 2016. NEU3 inhibitory effect of naringin suppresses cancer cell growth by attenuation of EGFR signaling through GM3 ganglioside accumulation[J]. Eur J Pharmacol, 782: 21-29.

You Q Y, Wang P, Zhang C P, et al, 2007. Research on sedative and hypnotic effect of long gu and Suan Zaoren[J]. Journal of Liaoning University of Traditional Chinese Medicine, 5: 28-29.

Yu C Y, Zhang J F, Wang T, et al, 2021. Star anise essential oil: chemical compounds, antifungal and antioxidant activities: a review[J]. Journal of Essential Oil Research, 33(1): 1-22.

Yu H X, Zhang X L, Gao S H, et al, 2019. Optimization of microwave-assisted extraction of anthocyanin from perill a leaves and its antioxidant activity[J]. The Food Industry, 40(10): 51-55.

Yu J J, 2016. Research progress in anti-cardiovascular and cerebrovascular disease activity of *Citri Reticulatae Pericarpium*[J]. Chinese Traditional and Herbal Drugs: 3127-3132.

Yu J Y, Ha J Y, Kim K M, et al, 2015. Anti-inflammatory activities oflicorice extract and its active compounds, glycyrrhizic acid, liquiritin and liquiritigenin , in BV2 cells and mice liver[J]. Molecules, 20(7): 13041-13054.

Yu X, Sun S, Guo Y, et al, 2018. *Citri Reticulatae Pericarpium* (Chenpi): Botany, ethnopharmacology, phytochemistry, and pharmacology of a frequently used traditional Chinese medicine[J]. Journal of Ethnopharmacology, 220: 265-282.

Yu Y P, Lai S J, Chang C R, et al, 2021. Peptidomic analysis of low molecular weight antioxidative peptides prepared by lotus (*Nelumbo nucifera* Gaertn.) seed protein hydrolysates[J]. LWT-Food Science and Technology, 144(10): 111138.

Yuan H, Wang Y, Chen H, et al, 2020. Protective effect of flavonoids from Rosa roxburghii Tratt on myocardial cells via autophagy[J]. Biotech, 10(2): 1-9.

Yuan Y, Xia F, Gao R, et al, 2022. Kaempferol Mediated AMPK/mTOR Signal Pathway Has a Protective Effect on Cerebral Ischemic-Reperfusion Injury in Rats by Inducing Autophagy[J]. Neurochemical Research, 47(8): 2187-2197.

Yuk H J, Ryu H W, Kim D S, 2023. Potent Xanthine Oxidase Inhibitory Activity of Constituents of *Agastache rugosa* (Fisch. and CA Mey.) Kuntze[J]. Foods, 12(3): 573.

Zadernowski R, Naczk M, Czaplicki S, et al, 2005. Composition of phenolic acids in sea buckthorn (*Hippophae rhamnoides* L.) berries[J]. Journal of the american oil chemists' society, 82(3): 175-179.

Zazeri G, Povinelli Apr, Freitas Lima M, et al, 2020. The Cytokine IL-1β and Piperine Complex Surveyed by Experimental and Computational Molecular Biophysics[J]. Biomolecules, 10(9): 1337-1351.

Zeb A, Zeb A, 2021. Phenolic antioxidants in herbs and spices[J]. Phenolic Antioxidants in Foods: Chemistry, Biochemistry and Analysis: 225-238.

Zeng G, Zhang Z, Lu L, et al, 2013. Protective effects of ginger root extract on Alzheimer disease-induced behavioral dysfunction in rats[J]. Rejuvenation Research, 16(2): 124-133.

Zeng H, He S, Xiong Z, et al, 2023. Gut microbiota-metabolic axis insight into the hyperlipidemic effect of lotus seed resistant starch in hyperlipidemic mice[J]. Carbohydrate Polymers, 314: 120939.

Zeng W F, Jin L T, Zhang F Y, et al, 2018. Naringenin as a potential immunomodulator in therapeutics[J]. Pharmacological research, 135: 122-126.

Zeng Z, Lv W, Jing Y, et al, 2017. Structural characterization and biological activities of a novel polysaccharide from Phyllanthus emblica[J]. Drug Discoveries & Therapeutics, 11(2): 54-63.

Zhang B, Li W, Dong M, 2017. Flavonoids of kudzu root fermented by Eurtotium cristatum protected rat pheochromocytoma line 12 (PC12) cells against H_2O_2-induced apoptosis[J]. International Journal of Molecular Sciences, 18(12): 2754.

Zhang B, Yang L L, Ding S Q, et al, 2019. Anti-osteoporotic activity of an edible traditional Chinese medicine Cistanche deserticola on bone metabolism of ovariectomized rats through RANKL/RANK/TRAF6-mediated signaling pathways [J]. Front Pharmacol, 10: 1412.

Zhang C, Deng J, Liu D, et al, 2018. Nuciferine ameliorates hepatic steatosis in high-fat diet/streptozocin-induced diabetic mice through PPARα/PGC1α pathway[J]. British journal of pharmacology, 175(22): 4218-4228.

Zhang D, Li S, Xiong Q, et al, 2013. Extraction, characterization and biological activities of polysaccharides from Amomum villosum[J]. Carbohydrate polymers, 95(1): 114-122.

Zhang F, Zhang X, Guo S, et al, 2020. An acidic heteropolysaccharide from Lycii Fructus: Purification, characterization, neurotrophic and neuroprotective activities in vitro [J]. Carbohydr Polym, 249(116894): 1-9.

Zhang H H, Yu W Y, Li L, et al, 2018. Protective effects of diketopiperazines from Moslae Herba against influenza A virus-induced pulmonary inflammation via inhibition of viral replication and platelets aggregation [J]. J Ethnopharmacol, 215: 156-166.

Zhang H X, Tian Y H, Guan J, et al, 2021. The anti-tussive, anti-inflammatory effects and sub-chroric toxicological evaluation of perilla seed oil[J]. Journal of the Science of Food and Agriculture, 101(4): 1419-1427.

Zhang J, Li L, Xiu F, 2022. Sesamin suppresses highglucose-induced microglial inflammation in the retina in vitro and in vivo[J]. Journal of Neurophysiology, 127(2): 405-411.

Zhang L, et al, 2018. Comparison of antioxidant aotivity and enzyme inhibiory acivity of different plant parts of Torreya grandis cv. Mearlli[J]. Food Chem, 39: 78-83.

Zhang M, Wang O, Cai S, et al, 2023. Composition, functional properties, health benefits and applications of oilseed proteins: A systematic review[J]. Food Research International, 113061.

Zhang N N, Guo W H, Hu H, et al, 2018. Effect of A polyphenol-rich Canarium album extract on the composition of the gut microbiota of mice fed a high-fat diet [J]. Molecules, 23(9): E2188.

Zhang Q, Hu X, Hui F, et al, 2017. Ethanol extract and its dichloromethane fraction of Alpinia oxyphylla Miquel exhibited hepatoprotective effects against CCl₄-induced oxidative damage in vitro and in vivo with the involvement of Nrf2[J]. Biomedicine & Pharmacotherapy, 91: 812-822.

Zhang Q, Xie Z, Li Y, et al, 2023. The potential of Lycium barbarum miR166a in kidney cancer treatment[J]. Exp Cell Res, 423(1): 113455.

Zhang S J, Huang Y Y, Li Y, et al, 2019. Anti-neuroinflammatory and antioxidant phenylpropanoids from Chinese olive [J]. Food Chem, 286: 421-427.

Zhang T T, Lu C L, Jiang J G, 2014. Bioactivity evaluation of ingredients identified from the fruits of Amomum tsaoko Crevost et Lemaire, a Chinese spice[J]. Food & function, 5(8): 1747-1754.

Zhang W N, Su R N, Gong L L, et al, 2019. Structural characterization and in vitro hypoglycemic activity of a glucan from *Euryale ferox* Salisb. seeds[J]. Carbohydrate Polymers, 209: 363-371.

Zhang W, Zhang X, Zou K, et al, 2017. Seabuckthorn berry polysaccharide protects against carbon tetrachloride-induced hepatotoxicity in mice via anti-oxidative and anti-inflammatory activities[J]. Food & function, 8(9): 3130-3138.

Zhang X F, Tang Y J, Guan X X, et al, 2022. Flavonoid constituents of Amomum tsao-ko Crevost et Lemarie and their antioxidant and antidiabetic effects in diabetic rats–in vitro and in vivo studies[J]. Food & function, 13(1): 437-450.

Zhang X L, Wang B B, Mo J S, 2018. Puerarin 6"-O-xyloside possesses significant antitumor activities on colon cancer through inducing apoptosis[J]. Oncology Letters, 16(5): 5557-5564.

Zhang Y Y, Zhang H X, Wang F, et al, 2015. The ethanol extract of *Eucommia ulmoides* Oliv. leaves inhibits disaccharidase andglucose transport in Caco-2 cells[J]. J Ethnopharmacol, (163): 99-105.

Zhang Y, Qiao L, Song M, et al, 2014. Hplc-ESI-MS/MS analysis of the water-soluble extract from *Ziziphi spinosae* semen and its ameliorating effect of learning and memory performance in mice[J]. Pharmacognosy Magazine, 10(40): 509.

Zhao F, Du L, Wang J, et al, 2023. Polyphenols from *Prunus* mume: extraction, purification, and anticancer activity[J]. Food & Function, 14(9): 4380-4391.

Zhao H, Wang L, Yu Y, et al, 2023. Comparison of Lycium barbarum fruits polysaccharide from different regions of China by acidic hydrolysate fingerprinting-based HILIC-ELSD-ESI-TOF-MS combined with chemometrics analysis[J]. Phytochem Anal, 34(2): 186-197.

Zhao J, Zhu Y, Dong Z, et al, 1992. Antioxidative and antinitrosative effects of volatile oil from A. longiligulare TL Wu on ulcerative colitis mice[J]. Chinese Traditional Patent Medicine.

Zhao P, Wang S, Liang C, et al, 2017. Acute and subchronic toxicity studies of seabuckthorn (*Hippophae rhamnoides* L.) oil in rodents[J]. Regulatory Toxicology and Pharmacology, 91: 50-57.

Zhao Q Q, Bian F, Wang S Y, et al, 2020. Effects of Kanglaite injection combined with chemotherapy on cancer pain symptoms, immune function and short-term efficacy in patients with advanced lung cancer[J]. Liaoning Journal of Traditional Chinese Medicine, (10): 5.

Zhao Q, Wu X, Li X Z, et al, 2016. Research Advances on Pharmacological Effects and Bioactive Compounds of Different Organs of *Nelumbo nucifera*[J]. Molecular Plant Breeding, 14(07): 1864-1874.

Zhao X L, Fu C, Sun L J, et al, 2023. New Insight into the Concanavalin A-Induced Apoptosis in Hepatocyte of an Animal Model: Possible Involvement of Caspase-Independent Pathway[J]. Molecule, 28(3): 1312.

Zheng Y F, Lan L M, Luo Y M, et al, 2020. Study on chemical components of volatile oils from star anise and preparation technology of its inclusion compound[J]. China Condiment, 45(11): 38-41.

Zheng Y M, Lu X X, Zheng S J, et al, 2016. Imperatorin ex-hibits anticancer activities in human colon cancer cells viathe caspase cascade[J]. Oncology Reports, 35(4): 1995-2002.

Zhong K, Wang Q, He Y, et al, 2010. Evaluation of radicals scavenging, immunity-modulatory and antitumor activities of longan polysaccharides with ultrasonic extraction on in S180 tumor mice models[J]. International Journal of Biological Macromolecules, 47(3): 356-360.

Zhoug, Bester K, Liao B, et al, 2014. Characterization of three Bacillus cereus strains involved in a major outbreak of food poisoning after consumption of fermented black beans (Douchi) in Yunan, China[J]. Foodborne Pathogens and Disease, 11(10): 769-774.

Zhou X, Shang J, Qin M, et al, 2019. Fractonated antioxidant and ant-infammatory kernel oil from Torreya fargesi[J]. Molecules, 24(18): 3402.

Zhou X, Wang J, Jiang B, et al, 2013. A study of extraction process and in vitro antioxidant activity of total phenols from Rhizoma Imperatae[J]. African Journal of Traditional, Complementary and Alternative Medicines, 10(4): 175-178.

Zhu Q, Zhou Y, Wang H, et al, 2023. Fucoxanthin triggers ferroptosis in glioblastoma cells by stabilizing the transferrin receptor[J]. Medical Oncology, 40(8): 230.

Zhuang S, Ming K, Ma N, et al, 2022. *Portulaca oleracea* L. polysaccharide ameliorates lipopolysaccharide-induced inflammatory responses and barrier dysfunction in porcine intestinal epithelial monolayers[J]. Journal of Functional Foods, 91: 104997.

Zou Y F, Chen M S, Fu Y P, et al, 2021. Characterization of an antioxidant pectic polysaccharide from Platycodon grandiflorus [J]. Int J Biol Macromol, 175: 473-480.